Bluthochdruck
für Dummies

Alan L. Rubin

# Bluthochdruck für Dummies

Übersetzung aus dem Amerikanischen
von Katharina Dahl

WILEY-VCH

WILEY-VCH Verlag GmbH & Co. KGaA

**Bibliografische Information Der Deutschen Bibliothek**
Die Deutsche Bibliothek verzeichnet diese Publikation
in der Deutschen Nationalbibliografie;
detaillierte bibliografische Daten sind im Internet über
http://dnb.ddb.de abrufbar.

1. Auflage 2006



Printed in Italy

Gedruckt auf säurefreiem Papier

Fachkorrektur Dr. Cordula Loggen
Korrektur Petra Heubach-Erdmann und Jürgen Erdmann, Düsseldorf
Satz Conrad und Lieselotte Neumann, München
Druck und Bindung Legoprint S.p.A., Trento
Cover-Illustration Mit freundlicher Genehmigung von Panasonic

ISBN-13: 978-3-527-70255-8
ISBN-10: 3-527-70255-5

# Über den Autor

Alan L. Rubin ist Arzt und arbeitet schon seit mehr als 30 Jahren mit Bluthochdruckpatienten. Er ist außerdem Bestseller-Autor – seine Bücher (unter anderem *Diabetes für Dummies*) sind in den USA und in Deutschland sehr erfolgreich. Das vorliegende Buch versorgt Sie mit den neuesten Informationen zum Thema Bluthochdruck und ist dabei in einer allgemeinverständlichen Sprache geschrieben, gespickt mit Wissen und Humor.

Dr. Rubin ist seit 1973 als Stoffwechselexperte tätig. Er unterrichtet Ärzte, Medizinstudenten und Laien in Seminaren, hält Vorträge und schreibt Artikel. In Fernseh- und Radiosendungen beantwortet er Fragen über Diabetes, Schilddrüsenerkrankungen und Bluthochdruck. Weiterhin berät er Pharmafirmen und Hersteller von medizinischen Produkten, die im Sektor Bluthochdruck tätig sind.

# Cartoons im Überblick

*von Rich Tennant*

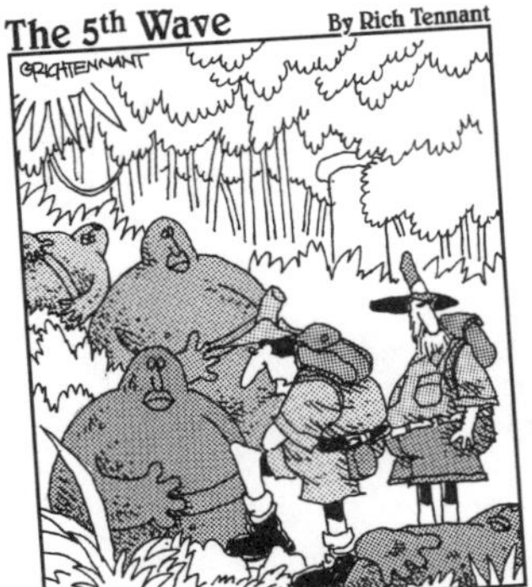


»Es ist ein Rätsel, warum diese frühen Einwohner ausgestorben sind. Sie hatten unendliche Nahrungsvorräte: Der ganze Wald steht voll mit Nougatbäumen und der Fluss quillt über von Speckschwarten.«

Seite 27

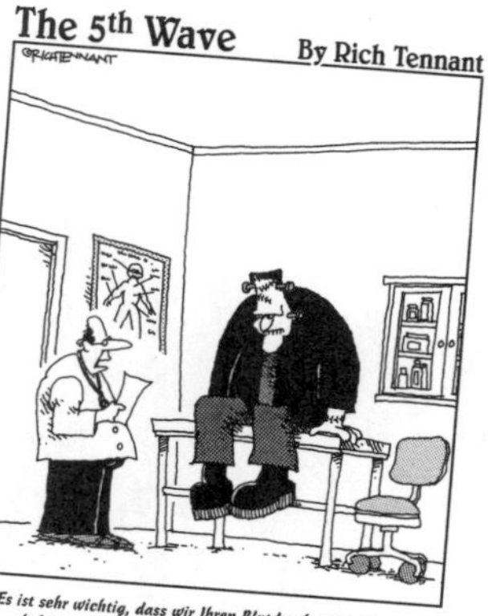


»Es ist sehr wichtig, dass wir Ihren Blutdruck unter Kontrolle bekommen. Er gefährdet nicht nur Herz und Nieren, sondern vor allem auch Ihr derzeitiges Gehirn.«

Seite 77

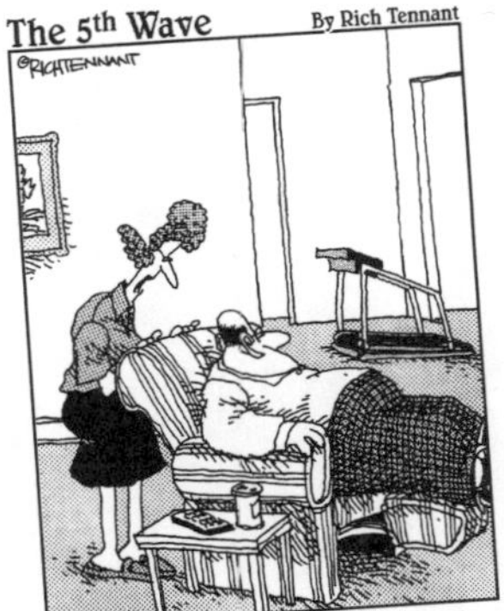


»Weißt du, Schatz, wenn du eine Fernbedienung für dein Laufband haben möchtest, dann hast du wohl nicht verstanden, warum der Doktor dir das Gerät empfohlen hat.«

Seite 125

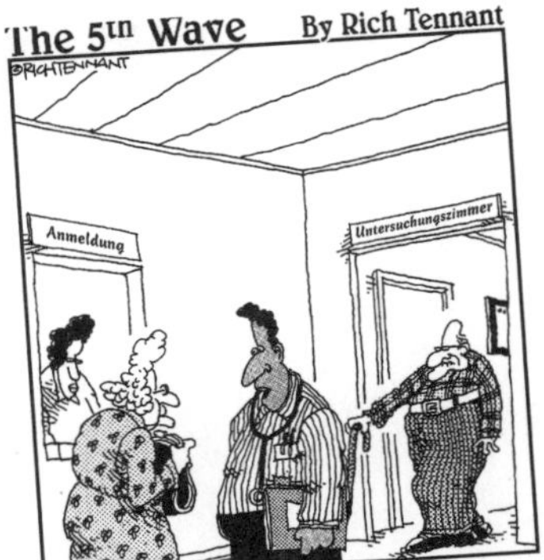


»Ein Engegefühl in der Brust kann ein Zeichen für Bluthochdruck sein. Aber Sie müssen sich keine Sorgen machen, bei Ihrem Mann lag es lediglich an dem zu engen Gürtel.«

Seite 225

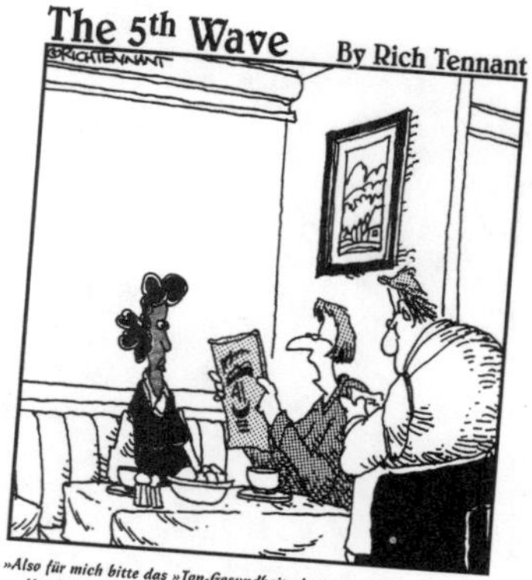


»Also für mich bitte das »Top-Gesundheits-fettarme-ballaststoffreiche-Herzfrühstück für Leute, die eigentlich nichts essen und nur mal bei ihrem Nachbarn naschen wollen.«

Seite 257

**Fax:** 001-978-546-7747
**Internet:** www.the5thwave.com
**E-Mail:** richtennant@the5thwave.com

# Inhaltsverzeichnis

## Teil V Der Top-Ten-Teil 257

### Kapitel 17 Zehn einfache Wege, den Blutdruck zu senken 259



### ZKapitel 18 ehn Märchen über Hypertonie 273

# Einführung

Als ich ein Kind war, benutzte meine Mutter häufig einen Schnellkochtopf, um unser Essen zuzubereiten. Das Prinzip des Schnellkochtopfs beruht darauf, dass das Essen bei dem hohen Druck, der im Topf erzeugt wird, schneller fertig ist. Genauso ist das auch mit dem Blutdruck. Menschen mit einem hohen Blutdruck sind schneller fertig. Was meine ich mit *fertig*? Nun, dabei denke ich an all die medizinischen Komplikationen wie zum Beispiel Herzinfarkt, Schlaganfall, Nierenversagen und die insgesamt verkürzte Lebenszeit bei Menschen, die einen unbehandelten oder schlecht eingestellten Bluthochdruck haben.

Ein hoher Blutdruck – oder ein *Hypertonus*, wie die Mediziner es auch nennen – betrifft laut WHO (World Health Organization) *weltweit* zwischen 15 und 25 Prozent aller Erwachsenen. In Industrieländern wie Deutschland liegt der Anteil höher. Das heißt, wenn Sie mit drei anderen Erwachsenen in einem Raum sind, leidet wahrscheinlich einer von Ihnen an Bluthochdruck. Eines der großen Probleme von Bluthochdruck ist, dass ein Drittel der Betroffenen gar nicht weiß, dass sie Betroffene sind. Ein hoher Blutdruck zeigt zunächst einmal keine Symptome, schädigt aber trotzdem schon verschiedene Organe. Man könnte Bluthochdruck deshalb auch *Stiller Killer* nennen.

Ein anderes großes Problem beim Bluthochdruck ist, dass von den zwei Dritteln, die von ihrem Bluthochdruck wissen, weniger als 40 Prozent adäquat behandelt werden. Knapp ein Viertel dieser Menschen wird gar nicht behandelt und weit über ein Drittel erhält eine unzureichende Therapie.

Mehrere Jahrzehnte lang sah es so aus, als ob man den Bluthochdruck erfolgreich bekämpfen könnte. Inzwischen müssen wir aber feststellen, dass es noch sehr viel Zeit, Energie und Geld braucht, um dieses Ziel dauerhaft zu erreichen.

Wie Diabetes ist auch Bluthochdruck eine Wohlstandskrankheit. Hypertonus kommt vor allem in Ländern mit einem Überangebot an Nahrung und wenig körperlich harter Arbeit vor. Diese Tatsache ist sowohl ein Problem als auch eine Herausforderung. Einerseits möchten die Wohlstandsgesellschaften ihre Errungenschaften nicht aufgeben, andererseits möchten die Menschen den Wohlstand aber auch genießen können, ohne ihre Gesundheit zu ruinieren.

In diesem Buch finden Sie alles, was Sie benötigen, um das Phänomen des Bluthochdrucks zu verstehen: Ursachen, Folgen, Behandlung. Sie werden schnell herausfinden, dass Bluthochdruck einfach zu diagnostizieren und fast ebenso einfach zu behandeln ist. Klar, es gibt gute Medikamente, die Blutdruck senken. Aber jedes Medikament, das Ihnen hilft, Blutdruck zu senken, hat seine Nachteile: Arztbesuche, Nebenwirkungen, eventuell Zuzahlungen usw. Sehr viel besser und preiswerter ist es da, den Lebensstil so zu ändern, dass die Ursachen für den Bluthochdruck wegfallen. Wie Sie das machen können, erfahren Sie in diesem Buch, und zwar besonders im dritten Teil.

Ich fasse immer gerne alles in einer Art Fazit zusammen – und für dieses Buch lautet mein Fazit: Sie müssen nicht an irgendeiner Folgeerkrankung von Bluthochdruck leiden. Sie haben es in der Hand, Bluthochdruck zu verhindern oder erfolgreich zu bekämpfen, falls Sie daran leiden. Stellen Sie sich nur einmal vor, wie es wäre, wenn alle Menschen sich an die Ratschläge und Empfehlungen halten würden: Viele tausend Menschenleben könnten gerettet werden. Ganz zu schweigen von der weitaus größeren Zahl derer, die durch einen niedrigeren Blutdruck eine bessere Lebensqualität haben würden.

Wenn Sie schon eines meiner Bücher gelesen haben, wissen Sie, dass ich die Informationen in den Büchern gerne mit ein wenig Humor verknüpfe, wie das ja auch bei der ganzen »*...für Dummies*«-Reihe ist. Ich möchte hier noch einmal betonen, dass ich keineswegs die Krankheiten lächerlich machen möchte, indem ich Witze darüber mache. Eine positive Einstellung und Humor helfen uns aber, gesünder zu sein, und das möchte ich gerne nutzen und betonen.

## Über dieses Buch

Niemand erwartet, dass Sie dieses Buch von vorne bis hinten durchlesen. Die ersten Kapitel beschäftigen sich mit allgemeinen Informationen zum Thema Bluthochdruck und deshalb fangen Sie vielleicht dort an zu lesen. Sie können aber auch sofort bei den Abschnitten über die Behandlung anfangen, wenn Sie mögen.

Jedes Kapitel ist in sich abgeschlossen. Sie müssen nicht unbedingt Kapitel 3 gelesen haben, um Kapitel 12 zu verstehen. Sie können das Ende lesen, ohne den Anfang zu kennen. Dies Buch ist kein Roman, sondern eher eine Hilfe beim Umgang mit dem Bluthochdruck.

## Konventionen in diesem Buch

Ich würde ja gerne auf die medizinischen Fachbegriffe verzichten. Allerdings halte ich es auch für sehr wichtig, dass Ihnen die Fachbegriffe geläufig sind, damit Sie sich problemlos mit Ihrem Arzt unterhalten können. Ich werde aber jedes Mal, wenn ich einen neuen lateinischen oder medizinischen Begriff einführe, diesen ausreichend erklären.

Zum Beispiel verwende ich statt Bluthochdruck sowohl den Begriff *Hypertonus* also auch *Hypertonie*.

## Was Sie nicht lesen müssen

Im ganzen Buch gibt es immer wieder Kästen, in denen Sie interessante Hintergrundinformationen finden. Diese Informationen sind für das Verständnis der Krankheit nicht unbedingt notwendig – Sie müssen sie also nicht lesen.

## Törichte Annahmen über den Leser

In diesem Buch gehe ich erst einmal davon aus, dass Sie keine Ahnung von Bluthochdruck haben. Wenn Sie schon einiges wissen, gibt es auch weitergehende Informationen zum Thema. Vermutlich gehören Sie einer der drei folgenden Gruppen an:

- ✔ Sie haben Bluthochdruck, aber bisher haben Sie noch keine Behandlung begonnen.
- ✔ Sie werden wegen Bluthochdruck behandelt, sind aber unzufrieden mit der Therapie oder dem Ergebnis.
- ✔ Ein guter Freund oder naher Verwandter von Ihnen hat Bluthochdruck.

## Wie dieses Buch aufgebaut ist

Das Buch besteht aus sechs Teilen, die es Ihnen erleichtern sollen, alles über Bluthochdruck in Erfahrung zu bringen.

### Teil I: Bluthochdruck verstehen

Dieser Teil bildet die Einführung in das Thema. Hier finden Sie die Definition von Bluthochdruck, wie man den Blutdruck misst, welche Ursachen dafür in Frage kommen und so weiter.

### Teil II: Die medizinischen Folgen kennen lernen

Bluthochdruck kann viele Organe im Körper schädigen, vor allem Herz, Nieren und Gehirn. In diesem Teil erkläre ich, wie diese Organschäden entstehen und was die Folgen sind.

### Teil III: Die Behandlung von Bluthochdruck

Hier besprechen wir, was alles zur Behandlung einer Hypertonie in Frage kommt. Bluthochdruck ist recht gut zu behandeln. Auch die Ziele einer Behandlung werden in diesem Teil durchgesprochen, denn es geht nicht darum, eine Behandlung durchzuführen, sondern vielmehr ein Ziel zu erreichen.

### Teil IV: Besondere Bevölkerungsgruppen mit Bluthochdruck

Drei Bevölkerungsgruppen verdienen unsere besondere Aufmerksamkeit, weil bei Ihnen ein Bluthochdruck andere Konsequenzen hat: Schwangere, Kinder und Ältere. In diesem Teil wird auf die Besonderheiten dieser drei Gruppen eingegangen.

## Teil V: Der Top Ten-Teil

Wie bei vielen Krankheiten kursieren auch bei Bluthochdruck viele unsinnige Informationen. Im Top Ten-Teil räume ich mit einem Teil dieser Fehlinformationen auf – leider kann das nie vollständig passieren, weil solche Gerüchte schneller entstehen als ich darauf reagieren kann. Im Top-Ten-Teil fasse ich auch noch einmal die einfachen Therapiemaßnahmen zusammen.

Die Entwicklung im Medizinsektor ist rasant. Wenn dieses Buch gedruckt ist, können neue Informationen erst wieder in der nächsten Auflage eingearbeitet werden. Zwar stelle ich Ihnen zehn der neuesten Informationen ebenfalls in diesem Teil vor, aber dennoch sollten Sie wissen, wo Sie auch Brandaktuelles zum Thema finden. Zehn der wichtigsten Informationsquellen stelle ich Ihnen deshalb ebenfalls vor.

# Symbole in diesem Buch

In der *»... für Dummies«*-Reihe finden Sie immer wieder Symbole, die Ihnen den Weg zu besonders interessanten oder wichtigen Informationen weisen. Die Bedeutung der Symbole stelle ich Ihnen kurz vor:

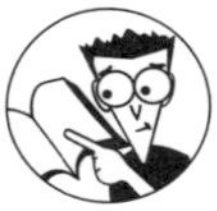

Neben diesem Symbol finden Sie Definitionen oder Erklärungen von medizinischen Fachausdrücken.

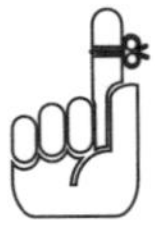

Bei diesem Zeichen finden Sie besonders wichtige Informationen. Diese sollten Sie wirklich gelesen und verstanden haben.

Hier sind Dinge erläutert, die Sie unbedingt mit Ihrem Arzt besprechen sollten,

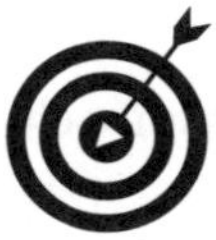

Hinter diesem Zeichen verbergen sich wichtige Informationen. Wenn Sie die lesen, sparen Sie Zeit und Energie.

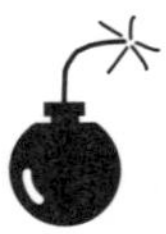

Das Symbol warnt vor möglichen Schwierigkeiten – zum Beispiel, wenn Sie die falschen Medikamente kombinieren.

## Und so geht's weiter

Wo im Buch Sie jetzt anfangen sollten, hängt ganz von Ihnen und Ihren Wünschen ab. Wenn Sie erst einmal die Ursachen und Hintergründe von Bluthochdruck verstehen möchten, sollten Sie mit Teil I anfangen. Sofern Sie sich über die Komplikationen informieren möchten, können Sie sofort mit Teil II anfangen. Interessieren Sie sich vor allem für die Behandlung, dann ist Teil III das richtige Kapitel. Sofern Sie schwanger sind, ein Kind mit Bluthochdruck haben oder zur Gruppe der Senioren gehören, ist Teil IV der richtige für Sie. Um einen Überblick zu erhalten und die neuesten Entwicklungen zu erfahren, sollten Sie sich dem letzten Teil zuwenden.

# Teil I

# Bluthochdruck verstehen

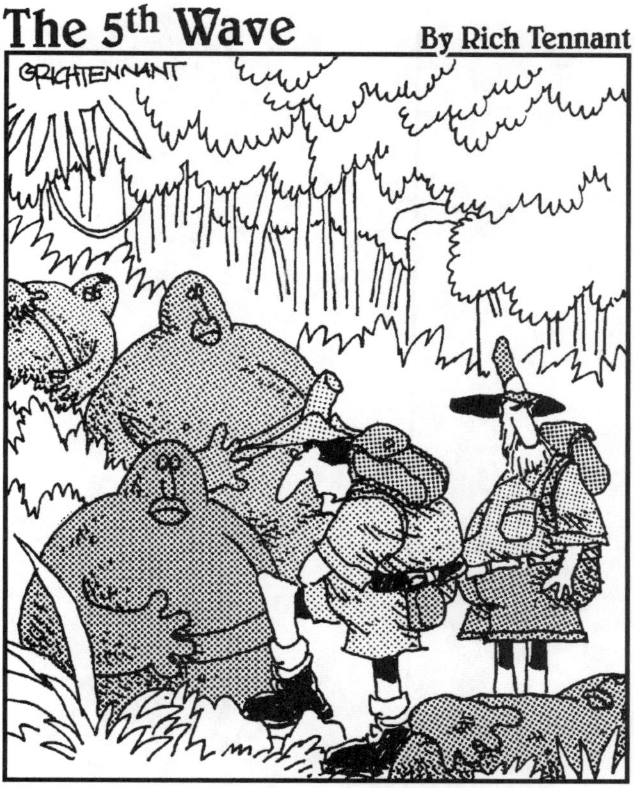


*»Es ist ein Rätsel, warum diese frühen Einwohner ausgestorben sind. Sie hatten unendliche Nahrungsvorräte: Der ganze Wald steht voll mit Nougatbäumen und der Fluss quillt über von Speckschwarten.«*

## In diesem Teil ...

Was bedeuten diese zwei Zahlen, die Sie von Ihrem Arzt hören, wenn er den Blutdruck gemessen hat? Diese Frage werde ich Ihnen in diesem Teil beantworten, außerdem beschreibe ich die korrekte Technik, um den Blutdruck zu messen – sowohl zu Hause als auch in der Praxis. Ich werde auch darstellen, wer am ehesten zu Bluthochdruck neigt und was ein sekundärer Bluthochdruck ist.

# Sich mit hohem Blutdruck vertraut machen

1

## In diesem Kapitel

- Das Blut durch das Herzkreislaufsystem bewegen
- Wie Bluthochdruck und seine Folgen entstehen
- Bluthochdruck vermeiden und behandeln
- Blutdrucktherapie in bestimmten Bevölkerungsgruppen
- Die neuesten Informationen zu Bluthochdruck

Wenn Sie unter Bluthochdruck leiden, sind Sie in guter Gesellschaft. Ungefähr 25 bis 50 Prozent aller erwachsenen Deutschen haben Bluthochdruck. Der Anteil steigt mit zunehmendem Alter. Die Liste derjenigen mit Hypertonus liest sich wie ein »Who is who«. Das Problem ist: Ohne eine gute Behandlung werden viele dieser Personen bald auf einer »Who *was* who«-Liste sein. Sehen Sie nicht kampflos zu, wie Sie oder jemand, der Ihnen nahe steht, auf der »Who was who«-Liste auftaucht.

Sie können so viel unternehmen gegen hohen Blutdruck. Als Erstes können Sie ihn verhindern. Falls Ihr Blutdruck bereits erhöht ist, können Sie ihn wieder in den Griff bekommen. Bevor Sie das allerdings können, müssen Sie wissen, was ein hoher Blutdruck ist und wie man ihn misst. Dann ist es wichtig zu verstehen, wodurch der Blutdruck steigt und wie man ihn erfolgreich behandelt. Dieses Buch ist Ihre persönliche Blutdruckanleitung. Es versorgt Sie mit allen wichtigen Informationen: Wie der hohe Blutdruck den Körper schädigt – Organ für Organ –, wer ein besonders hohes Risiko für einen hohen Blutdruck hat, wie man eine Hypertonie verhindern kann und was nach der Diagnosestellung zu tun ist. Außerdem stelle ich die Besonderheiten von Hypertonie bei Kindern, Schwangeren und Senioren vor. Schließlich finden Sie einige Informationen zu Mythen um den Bluthochdruck und die neuesten Entwicklungen zum Thema im Top-Ten-Teil.

Sie werden sehen, dass ein paar einfache Änderungen im Lebensstil genügen, um einen hohen Blutdruck zu verhindern. Meine Hoffnung ist, dass allein das Lesen dieses Buches Sie anspornt, diese Änderungen durchzuführen – und zwar nicht nur für eine kurze Zeit, sondern dauerhaft. Hypertonie ist eine chronische Erkrankung. Das Ziel ist es deshalb, den Blutdruck dauerhaft zu senken, um so die medizinischen Konsequenzen und Folgeschäden zu verringern (mehr zu den Konsequenzen in Teil II).

Übernehmen Sie jetzt die Verantwortung für Ihren Blutdruck und Sie müssen sich in Zukunft weniger Sorgen um Ihre Gesundheit machen.

# Das Herzkreislaufsystem verstehen

Um zu verstehen, wie ein erhöhter Blutdruck viele verschiedene Organe beeinflussen kann, ist es notwendig, das Herzkreislaufsystem überhaupt zu verstehen. Zum Herzkreislaufsystem gehören das Herz, Arterien, Venen, Kapillaren und das Blut. All dies dient dazu, alle Teile unseres Körpers zu ernähren. Das Herzkreislaufsystem transportiert deshalb

- ✔ **Nährstoffe** in Form von Kohlenhydraten, Eiweiß, Fett, Vitaminen und Mineralien, die wir über den Magen-Darm-Trakt aufnehmen, zu allen Organen, Muskeln und Geweben im gesamten Körper
- ✔ **Sauerstoff**, den wir durch die Lungen aufnehmen und der im Blut gelöst ist, zu allen Organen
- ✔ **Abfallprodukte**, die überall im Körper durch Stoffwechselvorgänge entstehen, zu den entsprechenden Entsorgungsorten – zum Beispiel Kohlendioxid zur Lunge, wo er abgeatmet wird, andere Stoffe zu Leber und Niere, über die sie ausgeschieden werden

Ein gewisser Druck ist notwendig, um das Blut durch das Gefäßsystem zu den Organen zu bekommen. Sonst würde sich zum Beispiel im Stehen alles Blut in den Beinen ansammeln. Das Herzkreislaufsystem funktioniert da ähnlich wie die Trinkwasserversorgung bei Ihnen zu Hause – der Druck bringt das Wasser auch bis in die oberen Stockwerke. Der Herzmuskel pumpt das Blut kraftvoll in die Arterien, so dass nicht nur die Schwerkraft überwunden wird, sondern das Blut auch bis in die kleinsten Kapillaren gelangt. In den Kapillaren findet der Austausch von Sauerstoff gegen Kohlendioxid und Nährstoffen gegen Abfallprodukte statt – dadurch wird das Gewebe, in das die Kapillaren eingebettet sind, versorgt.

Wenn lebenswichtige Organe, wie zum Beispiel die Nieren, nicht mit einem ausreichenden Blutdruck versorgt werden, können sie nicht normal arbeiten und signalisieren dem Herzen, dass es kräftiger pumpen muss. Aber was für die Nieren gut ist, muss noch lange nicht für das Gehirn gut sein oder für die Blutgefäße selbst. In Teil II werden diese Konsequenzen von hohem Blutdruck näher beschrieben.

# Wie Blutdruckmessen funktioniert

Wenn die Sprechstundenhilfe bei Ihrem Arzt den Blutdruck misst, dann kommt sie mit diesem komischen Apparat mit Manschette, Schlauch, Ventil und so weiter. Sie legt die Manschette um Ihren Oberarm und pumpt sie mit Luft auf. Mit einem Stethoskop hört sie dann etwas in der Ellenbeuge ab, während sie mit einer kleinen Schraube langsam den Druck aus der Manschette lässt. Danach notiert sie zwei Zahlen, die spätestens der Arzt dann kommentiert mit »ganz gut«, »ausgezeichnet«, »normal« oder auch »zu hoch«. Aber was genau ist dieser Apparat? Was bedeuten die Zahlen? Wie kann diese Messung so bedeutenden Einfluss auf Ihr weiteres Leben haben? Der Apparat – also das Blutdruckmessgerät mit der Manschette ist ein so genanntes *Sphygmomanometer*, ein Messgerät für den Druck des Pulses. Es misst den Blutdruck indirekt nach der Methode von Riva Rocci (Scipione Riva Rocci [1863–1937] war Internist im italienischen Pavia), weshalb der Blutdruckwert auch heute noch mit *RR* angeben wird. Wenn der Arzt den Blutdruck zum Beispiel mit 120 zu 80 angibt, dann heißt das, der obere Wert – *systolischer Blutdruck* – ist 120 mmHg, der untere – *diastolischer Blutdruck* – ist 80 mmHg. In Kapitel 2 gehe ich ausführlicher auf die Bedeutung dieser Werte ein.

## Risikofaktoren für einen Bluthochdruck einschätzen

Es gibt eine Vielzahl von Untersuchungen zu den Gründen und Risikofaktoren für eine Hypertonie. Manche dieser Faktoren sind nicht zu beeinflussen (Alter, Geschlecht, Familiengeschichte), obwohl man inzwischen ganz gut versteht, wie sie zu einem Bluthochdruck beitragen. Welches dieser Merkmale den größten Einfluss hat, ist allerdings auch nicht bekannt. In Kapitel 3 finden Sie weitere Informationen zu diesem Thema.

Andere beeinflussbare Faktoren (z.B. Ernährung, Bewegung und Stress) können Ihr Risiko, Bluthochdruck zu entwickeln, ebenfalls beeinflussen. Stellen Sie sich doch einmal die folgenden Fragen:

- ✔ Könnte ich mich im Alltag mehr sportlich betätigen?
- ✔ Wiege ich zu viel?
- ✔ Esse ich zu viel Salz?
- ✔ Führe ich ein stressiges Leben?
- ✔ Rauche oder trinke ich?

Wenn Sie eine dieser Fragen mit »Ja« beantwortet haben, dann haben Sie ein erhöhtes Risiko für Bluthochdruck. Je mehr Fragen Sie mit »Ja« beantworten, desto größer das Risiko. Allerdings können Sie das Risiko auch reduzieren, indem Sie weniger Salz essen, mehr Sport treiben oder eben einen der anderen Faktoren ausschalten (in Kapitel 3 gehe ich noch ausführlicher auf die Prävention von Bluthochdruck ein).

In 85 bis 95 Prozent der Fälle wird der Bluthochdruck als *essenzieller oder primärer Hypertonus* eingestuft, das heißt, dass keine konkrete Ursache für den erhöhten Blutdruck gefunden wurde. Der Rest lässt sich durch andere Erkrankungen erklären, deren Behandlung meist gleichzeitig den Blutdruck senkt. Die Ursachen eines solchen *sekundären Hypertonus* beleuchte ich in Kapitel 4. In Teil IV gehe ich auch näher auf die Personengruppen ein, bei denen Bluthochdruck eine besondere Rolle spielt.

## Die Folgen des erhöhten Blutdrucks

Bluthochdruck kann verheerende Wirkung auf Herz, Nieren und Gehirn haben, wenn er nicht behandelt wird. Am Herzen verursacht er vor allem Infarkte und Herzschwäche (siehe Kapitel 5). Die Nieren können durch Bluthochdruck ihre Funktion aufgeben (siehe Kapitel 6). Im Gehirn kann es durch einen Schlaganfall zum Verlust wichtiger Areale kommen, wodurch zum Beispiel Lähmungen oder Sprachstörungen entstehen (siehe Kapitel 7).

Es gibt Todesfälle durch diese Folge-Erkrankungen, aber viel häufiger führt der hohe Blutdruck zu lebenslangen körperlichen Behinderungen durch diese Ereignisse. Viele Patienten, die einen Schlaganfall, ein Nierenversagen oder einen schweren Herzinfarkt überlebt haben, benötigen danach lebenslange Unterstützung durch Familie oder Pflegepersonal.

Die meisten Erkrankungen und Todesfälle, die durch Bluthochdruck entstehen, sind zu vermeiden. In Teil III stelle ich Ihnen alle Hilfen vor, die Sie dazu benötigen. Manchmal müssen Sie eine Menge Zeit und vielleicht auch Geld investieren, aber im Endeffekt lohnt sich der Aufwand, da Sie mit einem längeren Leben in besserer Gesundheit belohnt werden.

### Schlagvolumen und peripherer Widerstand

Wenn mehr Blut im Körper ist, erhöht sich das Schlagvolumen – also die Menge Blut, die das Herz pro Herzschlag in das Gefäßsystem pumpt. Das Blutvolumen wird zum Beispiel größer, wenn der Körper weniger Wasser ausscheidet, weil wir viel Salz zu uns nehmen. Die Verteilung des Blutes im Körper ist dabei nicht unbedingt gleichmäßig, sondern eher so, dass im Körperinneren mehr Blut fließt und in Armen und Beinen (*Peripherie*) weniger. Der Körper versucht nämlich, das Schlagvolumen zu drosseln, indem er den peripheren Widerstand erhöht. Die kleinen Gefäße in der Peripherie verengen sich und so fließt nicht mehr so viel Blut durch das Gewebe. Durch die Verengung der Gefäße und den erhöhten Widerstand steigt der Blutdruck an.

Für einen dauerhaften Bluthochdruck reicht manchmal schon eine kleine Änderung im Chemiehaushalt des Körpers aus. Zum Beispiel führt ein geringer Anstieg von Angiotensin II eventuell zu dauerhaft verengten Blutgefäßen mit daraus resultierendem Bluthochdruck. *Angiotensin II* ist ein Hormon, das der Körper normalerweise dann produziert, wenn der Blutdruck zu niedrig ist, um die Nieren ausreichend zu durchbluten. Auch andere Hormone – Wachstumshormone – sind in der Lage, Gefäße zu verengen und den peripheren Widerstand zu erhöhen.

Andererseits gibt es aber auch chemische Mittel, die das Gegenteil bewirken. Zum Beispiel ist ein Stickoxid (*Nitratoxid*), das aus den Zellen stammt, welche die Blutgefäße von innen auskleiden (*Endothelzellen*) der stärkste *Vasodilatator* (Gefäßerweiterer), den wir kennen. Wenn durch irgendetwas die Produktion von Nitratoxid gehemmt wird, dann steigt der Blutdruck an. Es ist bekannt, dass Nitratoxid bei Menschen mit Bluthochdruck vermindert ist. Das könnte ein weiterer Grund für den erhöhten peripheren Widerstand sein.

## Bluthochdruck behandeln

Die Behandlung von Bluthochdruck umfasst alle möglichen Mittel, die ich Ihnen in Teil III vorstellen werde. Eine salz- und fettreiche Ernährung begünstigt einen hohen Blutdruck. Die Umstellung auf eine ausgewogene Ernährung mit reichlich Obst, Gemüse und Ballaststoffen verbessert Ihren Lebensstil erheblich.

Und dann fangen Sie an, sich regelmäßig zu bewegen. Ein kleines Programm von aeroben Übungen (siehe Kapitel 12) sollten Sie mindestens vier Mal in der Woche durchführen.

Schließlich verbannen Sie noch die Gifte wie Tabak, Alkohol und Koffein (siehe Kapitel 11). Dieses Programm kann schon ausreichend sein, um den Blutdruck in normale Bereiche zu senken. Wenn nicht, kann der Einsatz von ein oder zwei Medikamenten sinnvoll sein (siehe Kapitel 13). Medikamente sollten nicht die notwendigen Änderungen im Lebensstil ersetzen, aber sie können zusätzlich zu diesen Änderungen notwendig und sinnvoll sein.

## Kinder, Schwangere und Senioren

Bei drei Gruppen von Personen muss der Bluthochdruck mit anderen Augen betrachtet werden: Bei Kindern, Schwangeren und Senioren.

Die Senioren (in Kapitel 14 finden Sie weitere Informationen) haben häufig noch weitere Erkrankungen, entwickeln andere Komplikationen und nehmen nicht selten mehrere Medikamente. Senioren haben manchmal spezielle Ernährungsgewohnheiten oder -erfordernisse und sie reagieren eventuell auch anders auf die Medikamente. Deshalb gibt es zu dem Thema Bluthochdruck bei Senioren ein Extra-Kapitel.

Ähnlich ist es auch mit Kindern – auch sie haben spezielle Begebenheiten (siehe Kapitel 15): Die Ursachen des Bluthochdrucks sind andere, sie wachsen und reifen und sind stark eingebunden in ihren Freundeskreis (*peer group*). Kinder möchten nicht krank sein oder als krank eingestuft werden. Diejenigen unter Ihnen, die Kinder haben, wissen sicher sehr genau, wie schwierig das Leben für Ihr Kind und Sie selbst sein kann, wenn irgendetwas nicht mehr »normal« läuft. Für Kinder mit Bluthochdruck gibt es deshalb ein eigenes Kapitel.

Während der Schwangerschaft produziert der Körper neue Hormone, während im gesamten Körper unglaubliche Veränderungen geschehen. Der Bluthochdruck, der sich manchmal aufgrund der Schwangerschaft entwickelt, kann für Mutter und Kind schlimme Folgen haben. Die besonderen Bedürfnisse von Schwangeren sind deshalb in Kapitel 16 angesprochen, wo Sie auch Informationen zum Thema Bluthochdruck und *Menopause* (Wechseljahre) finden.

## Informiert bleiben

Im Top-Ten-Teil finden Sie hilfreiche Tipps, um den Blutdruck zu reduzieren. Außerdem werden Märchen zum Thema Bluthochdruck entmystifiziert und stets aktuelle Informationsquellen dargestellt.

In Kapitel 17 stelle ich Ihnen zehn einfache Wege vor, wie Sie Ihren Hypertonus bekämpfen können. Einzeln durchgeführt senken sie den Blutdruck jeweils um ein paar mmHg. Zusammen können die Tipps Ihnen helfen, die medizinischen Komplikationen zu verringern. Vielleicht fügen Sie einen nach dem anderen in Ihren Alltag ein. Wenn Sie möchten, können Sie aber auch alle auf einmal übernehmen. Wichtig ist, dass Sie dauerhaft Ihre Gewohnheiten umstellen und nicht wieder in den alten Trott zurückfallen.

Es gibt zahlreiche Geschichten von angeblichen Wundermitteln und Heilungsmethoden zu Bluthochdruck. Zehn davon habe ich mir in Kapitel 18 ausgesucht und beschreibe, was dahinter steckt. Das ist nur eine kleine Auswahl, aber ich denke, es sind die wichtigsten und vor allem die, die am meisten Schaden anrichten können.

Bei allen Krankheiten, die eine große Zahl von Menschen betreffen, ist die Forschung sehr aktiv. So ist es auch bei Hypertonie. In Kapitel 19 beschreibe ich einige der brandaktuellen Entwicklungen, die in Zukunft eventuell Ihr Leben retten könnten. Verpassen Sie dieses Kapitel nicht, es ist spannend.

Ein Buch hat immer eine Deadline, nach der keine Texte mehr verändert werden können, die Entwicklung und Forschung geht aber immer schneller und immer weiter. Deshalb habe ich in Kapitel 20 ein paar Möglichkeiten für Sie zusammengestellt, wo Sie sich weiter informieren können. Dies sind Webseiten, auf denen Sie mit zuverlässigen und aktuellen Informationen rechnen können.

# Bluthochdruck erkennen

2

### In diesem Kapitel

- Eine genaue Messung durchführen
- Die Zahlen deuten können
- Zu Hause den Blutdruck messen
- Messergebnisse auswerten

Die Diagnose eines Bluthochdrucks basiert auf der Messung des Blutdrucks. Sie selbst oder andere geschulte Personen können eine solche Messung vornehmen. Da die Messwerte Ausgangspunkt für jede weitere Therapie sind, ist eine exakte Messung sehr wichtig. Dieses Kapitel zeigt, wie eine richtige Messung durchgeführt wird. Wenn Sie den Eindruck haben, dass jemand Ihren Blutdruck nicht korrekt misst, fragen Sie ruhig einmal nach. Es geht schließlich um Ihre Gesundheit, um Ihr Leben und Ihre Zukunft.

Zu einer korrekten Messung gehört einiges dazu:

- ✔ Ein akkurat funktionierendes Gerät
- ✔ Ein Patient, der körperlich und mental auf die Messung eingestellt ist
- ✔ Eine Person, die in der Lage ist, den Blutdruck korrekt zu messen
- ✔ Eine Wiederholungsmessung, um die Ergebnisse zu bestätigen

Nach der Diagnose eines Bluthochdrucks muss zunächst einmal nach einer möglichen Ursache für die auffälligen Werte gesucht werden. Wenn eine Ursache gefunden wird, liegt ein so genannter *sekundärer* Bluthochdruck vor (mehr Informationen dazu finden Sie in Kapitel 4). Welche möglichen Ursachen wie abgeklärt werden müssen, finden Sie am Ende dieses Kapitels, damit Sie sich sicher sein können, dass wirklich alles genau untersucht wurde.

## Sich auf das Wesentliche konzentrieren

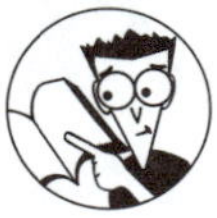

Das Gerät, mit dem der Blutdruck gemessen wird, heißt in der Fachsprache auch manchmal *Phygmomanometer*. Allerdings ist das ein sehr seltener Begriff und »Blutdruckmessgerät« verstehen bestimmt mehr Menschen.

Das Gerät sbesteht aus einer Manschette, die um den Oberarm gelegt und mit Luft aufgeblasen wird. Ein Schlauch verbindet die Manschette einerseits mit einem Gummiball, der durch ein Ventil die Manschette aufbläst und so einen bestimmten Druck erzeugt. Mit einem weiteren Schlauch ist die Manschette mit dem eigentlichen Druckmesser verbunden – einer Quecksilbersäule, die ein bisschen aussieht wie ein großes Thermometer.

## Quecksilber- oder Luftmanometer

Bei diesen Geräten wird der Druck in der Manschette über den Schlauch und eine Feder an den Zeiger übermittelt, der sich entsprechend bewegt und den Druck auf der Skala anzeigt. Die Skala entspricht dabei immer noch den alten Angaben des Quecksilbermanometers und zeigt den Wert in mmHg an, wobei Hg die chemische Abkürzung für Quecksilber ist.

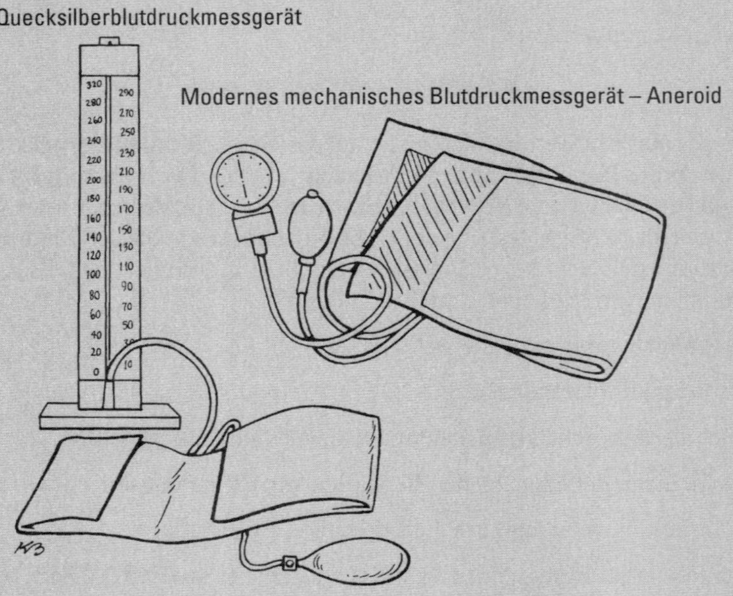


*Mechanische Blutdruckmessgeräte*

Beide Geräte benötigen ein wenig Pflege und Kontrolle. So sollte zum Beispiel regelmäßig überprüft werden, ob in der Ausgangsstellung auch tatsächlich ein Druck von null mmHg angegeben wird. Am besten nehmen Sie Ihr Blutdruckmessgerät zweimal im Jahr mit zum Arzt und lassen es überprüfen. Gerade beim Aneroid sind zahlreiche Federn und Schrauben eingebaut, die sich möglicherweise verstellen können. Laut einer klinischen Studie aus der *MayoClinic* in den USA sind sie aber genau so zuverlässig wie die Quecksilbergeräte, wenn sie gut gepflegt werden.

Immer noch gilt das Quecksilbermanometer als *Goldstandard* für die Blutdruckmessung. Das Gerät ist robust gegen Einflüsse, die den abzulesenden Wert verändern. Der Luftdruck in der Manschette bewegt die Quecksilbersäule im Manometer – und mehr bewegt sich auch nicht bei diesem Gerät. Der Nachteil ist allerdings, dass Quecksilber giftig ist und von diesen Geräten (ähnlich wie bei alten Fieberthermometern) somit am Ende das giftige Quecksilber übrig bleibt und die Umwelt verschmutzt. Darum werden diese Messgeräte immer weniger benutzt und durch Geräte ersetzt, die den Blutdruck mittels Luftdruck messen: Aneroide.

## Den Blutdruck korrekt messen

Ob Sie Ihren Blutdruck mit einem Quecksilbergerät, einem modernen mechanischen (Aneroid) oder auch einem elektronischen Blutdruckmessgerät messen, ist egal, sofern das Gerät regelmäßig geeicht und gewartet wird. Den Unterschied zwischen den mechanischen Geräten beschreibe ich in dem Kasten *Quecksilber- oder Luftmanometer*, auf elektronische Geräte gehe ich weiter unten in dem Abschnitt *Den Blutdruck zu Hause messen* näher ein.

Um den Blutdruck richtig zu messen, sollten Sie die folgenden Regeln beachten.

- ✔ Sie sollten 15 Minuten vor dem Messen weder rauchen noch Kaffee oder Alkohol trinken.
- ✔ Die Manschette sollte etwas kleiner sein als der Oberarmumfang – ungefähr 80 Prozent seiner Größe. Das muss nicht ganz genau stimmen, bedeutet aber, dass besonders muskulöse oder übergewichtige Menschen eine größere und kleinere Kinder eine kleinere Manschette brauchen.
- ✔ Die Position beim Messen ist wichtig – lehnen Sie sich an und stützen Sie den Ellenbogen ungefähr auf Herzhöhe auf. Die Beine sollten aufgestellt sein. Entspannen Sie sich ein paar Minuten vor der Messung und reden Sie nicht beim Messen.

Danach ist folgendes Vorgehen zu empfehlen:

1. **Legen Sie die Manschette etwa zwei Finger breit über der Ellenbeuge um den nackten Oberarm. Schließen Sie die Manschette.**
2. **Stecken Sie sich die Ohrstöpsel des Stethoskops in die Ohren und legen Sie die Seite zum Abhören in der Ellenbeuge auf die Armarterie (siehe Abbildung 2.1).**

   Das Stethoskop ermöglicht es der messenden Person, die Geräusche zu hören, die das Blut in der Arterie macht, wenn es durch den Druck der Manschette verwirbelt wird.
3. **Drehen Sie die Schraube an der Seite des Gummiballs zu und pumpen Sie mit dem Ball die Manschette auf.**

   Wenn die Manschette weit genug aufgeblasen ist, stoppt sie den Blutfluss in der Armarterie und Sie hören keinen Puls durch das Stethoskop.
4. **Lösen Sie nun die Schraube an der Seite des Gummiballs, um den Druck langsam aus der Manschette zu lassen – und zwar ungefähr zwei mmHg pro Sekunde.**

   Wenn der Druck so niedrig ist, dass wieder Blut durch die Armarterie fließen kann, dann hören Sie ein Pulsgeräusch.

5. **Merken Sie sich genau diesen Wert, bei dem Sie das erste Pulsgeräusch hören – das ist der systolische Blutdruck – der erste oder höhere Wert, der beim Blutdruck angegeben wird.**

   Mehr zu diesen Werten finden Sie im Abschnitt *Die Zahlen deuten können* weiter unten in diesem Kapitel.

6. **Lassen Sie den Druck weiter ab. Wenn der Druck so gering ist, dass das Blut wieder frei durch die Arterie fließen kann, hört man kein Fließgeräusch mehr über das Stethoskop.**

7. **Merken Sie sich nun den Druckwert, bei dem Sie kein Geräusch mehr hören – das ist der diastolische Blutdruck – der zweite oder niedrigere Wert.**

8. **Schreiben Sie beide Werte sofort auf, damit Sie sie nicht vergessen. Notieren Sie sich auch, ob Sie am rechten oder linken Arm gemessen haben.**

9. **Falls diese erste Messung erhöhte Werte ergeben hat, sollten Sie nach einer Minute eine zweite Messung am gleichen Arm durchführen und dann eine weitere am anderen Arm.**

   In Zukunft sollten Sie dann immer an dem Arm messen, bei dem die höheren Werte ermittelt wurden, aber häufig sind die Werte auch gleich. Wenn an einem Arm mehrere verschiedene Werte gemessen wurden, dann mittelt man die Werte und schreibt diese auf.

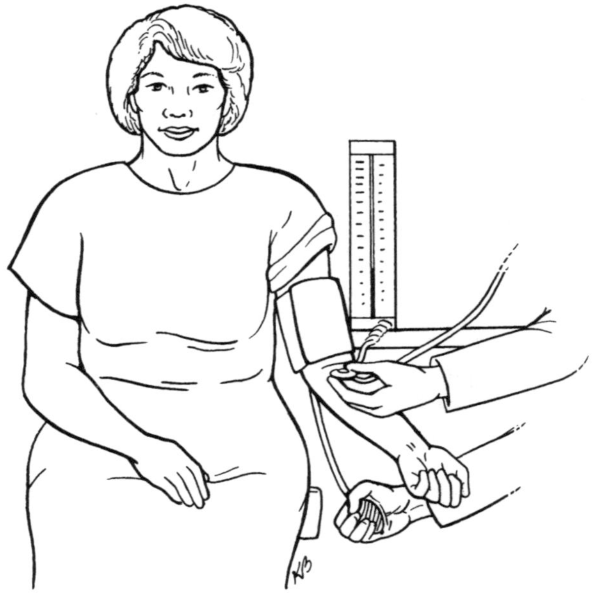

*Abbildung 2.1: Richtiges Blutdruckmessen mit einem Quecksilbermessgerät*

Sie sollten auch einmal den Blutdruck im Stehen messen, vor allem falls Ihnen schon mal schwindelig wird, wenn Sie aufstehen. Ein Abfall des systolischen Wertes von 20 mmHg oder mehr vom Sitzen zum Stehen deutet auf eine *orthostatische Hypotension* hin, ein ungewöhnlich starker Blutdruckabfall beim Lagewechsel zum Stehen – das Gleiche gilt auch bei einem Abfall des diastolischen Wertes um zehn mmHg oder mehr.

Falls Ihr Blutdruck nicht normal ist, sollten Sie auf gar keinen Fall eigenständig mit einer Therapie anfangen, bevor der Verdacht eines Bluthochdrucks durch mehrfaches Messen mit zeitlichem Abstand durch den Arzt bestätigt wurde. Eine Therapie muss ein Leben lang beibehalten werden und sollte deshalb erst nach einem zweiten oder dritten Arztbesuch mit Bestätigung der Verdachtsdiagnose »Hypertonus« begonnen werden. Sollte der gemessene Druck allerdings über 180/120 (sprich: 180 zu 120) mmHg liegen, sollte Ihr Arzt sofort aktiv werden.

## Ungenaues Blutdruckmessen vermeiden

Beim Blutdruckmessen können viele Probleme auftauchen, die zu einem ungenauen Ergebnis führen. Da eine solche Ungenauigkeit zwischen einer lebenslangen Therapie und einem Leben ohne Medikamente und Einschränkungen entscheiden kann, ist es sehr wichtig, diese Probleme zu vermeiden. Schwierigkeiten können an jedem Punkt der Messung auftreten, sie können durch Fehler des Gerätes, falsches Ablesen oder schlechte Messbedingungen entstehen. Achten Sie beim Blutdruckmessen auf die Punkte in den nächsten beiden Abschnitten – egal ob Sie selber messen oder jemand anderes bei Ihnen misst.

## Probleme mit der Ausrüstung vermeiden

Ein kaputtes Stethoskop kann eine Messung ungenau machen. Für einen exakten Wert vergewissern Sie sich, dass

- ✔ die Ohrstücke nicht verstopft sind und Geräusche klar gehört werden. Ein kaputtes Ohrstück sollte sofort ersetzt werden.
- ✔ die Membran zum Abhören nicht zerrissen ist
- ✔ der Schlauch des Stethoskops eine angemessene Länge hat: Durch sehr lange Schläuche hört man das Geräusch nur abgeschwächt, zu kurze sind unbequem.

Wenn Sie ein Quecksilbermessgerät benutzen, achten Sie darauf, dass

- ✔ das obere Ende der Quecksilbersäule genau bei null steht, wenn kein Druck im System ist
- ✔ die Quecksilbersäule genau senkrecht steht

✔ die Verbindungsschläuche zwischen Blaseball, Manschette und Quecksilbersäule frei durchgängig sind. Wenn Sie die Schläuche abschrauben, sollten Sie leicht Luft durchblasen können. Wenn das nicht geht, ersetzen Sie die Schläuche.

✔ die Größe der Manschette richtig ist:

- Eine zu kleine Manschette ermittelt zu hohe Werte.
- Eine zu große Manschette gibt zu niedrige Werte an.

## Die perfekte Messsituation und richtiges Ablesen

Um keine falschen Werte entstehen zu lassen, sollten Sie darauf achten, dass die messende Person

✔ nicht schon einen bestimmten Blutdruck erwartet und deshalb unpräzise misst

✔ die Werte sofort notiert und sich nicht nur merkt. Ein schlechtes Erinnerungsvermögen führt nicht selten zu falschen Werten.

Um Fehler auf der Seite des Patienten zu vermeiden, ist es wichtig, dass

✔ sich die Butdruckmanschette bei der Messung auf Herzhöhe befindet. Wenn der Arm zu hoch oder zu tief liegt, verfälscht dies die Werte ein wenig.

✔ der Patient sich anlehnt und die Füße auf dem Boden stehen

✔ bei einem sehr dicken und muskulösen Arm eine größere Manschette benutzt wird, da sonst zu hohe Werte gemessen werden

✔ bei sehr mageren Armen auf andere Methoden der Blutdruckmessung zurückgegriffen werden muss, da nicht genug Masse zum Komprimieren (Zusammendrücken) der Arterie vorhanden ist. Hier muss unter Umständen die so genannte »blutige Messung« genutzt werden, bei der über eine Nadel in der Arterie der Druck direkt gemessen wird.

Puh – da müssen Sie sich eine ganz schöne Menge merken. Aber am Ende haben Sie dann auch sehr genaue Messwerte, mit denen Sie »weiterarbeiten« können. Was genau die Werte bedeuten, das sehen Sie in den nächsten Abschnitten.

# Die Zahlen deuten können

Wenn Ihr Arzt Ihnen sagt, dass Ihr Blutdruck »135 zu 85« ist, was heißt das dann überhaupt?

Die erste Zahl ist der *systolische Blutdruck* – der Druck, der in den Arterien herrscht, wenn das Herz pumpt. Die *Systole* ist die rhythmische Kontraktion (Zusammenziehen) des Herzmuskels, um das Blut aus der linken Herzkammer (*Ventrikel*) herauszupumpen. Die Aortenklappe sitzt zwischen dem linken Ventrikel und der Aorta (Hauptschlagader), die das Blut aus dem Herzen in alle Teile des Körpers bringt. Während der Systole ist die Aortenklappe geöffnet und das Blut fließt aus der linken Herzkammer in den Körper.

Die zweite Zahl ist der *diastolische Blutdruck*. Die Diastole ist die Phase, nachdem das Herz das Blut in den Kreislauf gepumpt hat: Die Aortenklappe schließt sich, damit das Blut nicht zurückfließt. Der Herzmuskel entspannt sich und die Herzkammer wird wieder weit. So kann das Blut aus dem linken Vorhof (*Atrium*) in die Kammer fließen. Dieses Blut wurde zuvor in der Lunge mit Sauerstoff angereichert. In den Arterien sinkt in dieser Phase des Herzrhythmus' der Druck schnell auf niedrige Werte ab. Der diastolische Wert des Blutdrucks gibt diesen niedrigsten Punkt an. Danach zieht sich der Herzmuskel wieder zusammen und stößt erneut Blut mit hohem Druck in die Arterien.

Wenn Sie systolischen und diastolischen Blutdruck kennen, sollte erst einmal geschaut werden, ob die Werte erhöht sind oder nicht. Aber wie hoch ist zu hoch?

Als neugeborenes Kind hatten Sie einen Blutdruck von ungefähr 90/60 mmHg oder vielleicht noch niedriger. Mit zunehmendem Alter stieg Ihr Blutdruck langsam an. Der Blutdruck eines Erwachsenen liegt zwischen 120/80 und 139/89 mmHg. Alles was darüber liegt, ist ein zu hoher Blutdruck.

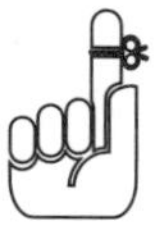

Es existiert keine natürlich vorgegebene Grenze, ab der ein Blutdruck unbedingt schädlich ist. Nach vielen Studien und jahrzehntelangen Erfahrungen wurde 140 mmHg systolisch als der Punkt definiert, ab dem man handeln, also therapieren, sollte. Das bedeutet aber nicht, dass ab diesem Punkt schlagartig Folgeerkrankungen drohen. Aber es ist so, dass jemand mit einem Blutdruck von 120/80 mmHg ein sehr viel geringeres Risiko für Komplikationen hat als jemand mit 130/85 mmHg.

Die genaue Einteilung des Blutdrucks können Sie in Tabelle 2.1 sehen. Wenn bei Ihnen diastolischer und systolischer Blutdruck in verschiedene Kategorien fallen, so ist von der Kategorie des höheren Drucks auszugehen. Ab einem »noch normalen« Blutdruck sollten Sie mit Ihrem Arzt besprechen, ob eine Therapie notwendig ist (in Teil III erfahren Sie mehr zu Nutzen und Wirkung der verschiedenen Therapien).

| Kategorie | Systolischer Blutdruck (mmHg) | Diastolischer Blutdruck (mmHg) |
|---|---|---|
| Optimal | < 120 | < 80 |
| Normal | < 130 | < 85 |
| »noch normal« | 130–139 | 85–89 |
| leichte Hypertonie (Schweregrad 1) | 140–159 | 90–99 |
| mittelschwere Hypertonie (Schweregrad 2) | 160–179 | 100–109 |
| schwere Hypertonie (Schweregrad 3) | > 180 | > 110 |
| Isolierte systolische Hypertonie | > 140 | < 90 |

*Tabelle 2.1: Klassifikation des Blutdrucks bei Erwachsenen, Quelle: AWMF-Leitlinien 2003*

## Kann der Blutdruck zu niedrig sein?

Nun, es gibt schon einige Situationen, in denen der Blutdruck zu niedrig ist. Zum Beispiel wenn zu viel blutdrucksenkende Medikamente *(Antihypertensiva)* genommen wurden. Wir Menschen kommen allerdings mit einer großen Bandbreite von verschiedenen Blutdrucken klar, ohne dass es uns damit sofort schlecht geht. Die Symptome, die wir bemerken, wenn der Blutdruck zu niedrig ist, sind vor allem Schwindel beim Aufstehen – weil dann zu viel Blut in den Beinen versackt. In solchen Fällen hilft es meist schon, wenn wir langsam aufstehen oder die Füße und Beine ein bisschen bewegen. Der Blutdruck kann auch zu niedrig sein, wenn wir Blut verloren haben oder zu wenig Wasser im Körper ist *(Dehydration)*. Dies sind Situationen, die eventuell ein Eingreifen erfordern. Auch nach langer Bettruhe braucht der Blutdruck manchmal etwas Zeit, um wieder in Schwung zu kommen. Insgesamt lässt sich sagen, dass ein zu niedriger Blutdruck selbst keiner Therapie bedarf, solange sich der Mensch damit noch gut fühlt. Es gibt keine Komplikationen wie bei einem Bluthochdruck.

## Unterschiede beim Blutdruckmessen feststellen

Unser Blutdruck schwankt sehr. Wenn Sie bei einer Gruppe von Leuten den Blutdruck mal tagsüber und mal nachts messen, kommen Sie zu sehr unterschiedlichen Ergebnissen. Der Blutdruck einer Person kann zum Beispiel von 105/60 bis 175/100 mmHg schwanken. Als Ursache für diese Unterschiede gibt es mehrere Gründe:

- Der Blutdruck ist beim Schlafen eher niedriger.
- Bei Senioren und Diabetikern ist der nächtliche Blutdruckabfall nicht so stark.
- Mit dem Aufwachen steigt der Blutdruck rasch wieder an.
- Sowohl Atmung als auch der Herzschlag beeinflussen den Blutdruck.
- Körperliche und auch geistige Tätigkeiten haben einen Einfluss.
- Jede Zigarette hebt den Blutdruck.
- Schlafmangel führt zu höherem Blutdruck.
- Stuhlgang und eine volle Blase können eventuell den Blutdruck heben.
- Der Blutdruck steigt bei regelmäßigem Alkoholkonsum.

Ein weiterer Umstand, der den Blutdruck oft hebt, ist die Begegnung mit dem Arzt. Bei manchen Patienten reicht der Anblick des Arztes aus, den systolischen Blutdruck um 10 mmHg zu heben. Dieser auch *Weißkittelhypertonie* genannte Effekt ist nicht so stark, wenn die Sprechstundenhilfe oder Schwester die Messung vornimmt. Aber am wenigsten wird der Blutdruck von solchen Umständen beeinflusst, wenn Sie ihn selbst zu Hause messen.

Allerdings dürfen Sie nicht davon ausgehen, dass deshalb der Blutdruck zu Hause maßgeblich ist. Alle Studien, die es zu diesem Thema gibt, basieren auf Messungen, die in einer Praxis oder im Krankenhaus durchgeführt wurden. Menschen mit Weißkittelhypertonie haben meist auch weitere Gesundheitsprobleme: Blutzucker und Cholesterin sind erhöht. Also ist der Bluthochdruck in der Praxis ein ernst zu nehmendes Zeichen, auch wenn der Blutdruck zu Hause in Ordnung ist.

## Den Blutdruck zu Hause messen

Es ist gar nicht so selten, dass Patienten in der Praxis einen erhöhten und zu Hause einen normalen Blutdruck haben. Auch wenn die normalen Werte zu Hause nicht unbedingt eine Behandlung überflüssig machen, so ist es doch sehr vorteilhaft, den Blutdruck zu Hause zu messen. Erstens kann so eine Weißkittelhypertonie diagnostiziert werden (siehe oben im Abschnitt *Unterschiede beim Blutdruckmessen feststellen*). Zweitens geben erst regelmäßige und häufige Messungen Auskunft darüber, ob eine Therapie wirkt. Wenn nur wenige Messergebnisse vorliegen, kann man zufällig hohe oder niedrige Werte schlechter erkennen, bei einer großen Zahl von Ergebnissen fallen ein paar Ausreißer nicht so ins Gewicht.

Die Selbstmessung zu Hause hilft auch vielen Menschen dabei, an der Medikation festzuhalten, weil sie so eine schnelle Rückmeldung über die Wirkung bekommen. Sie können außerdem selbst sehen, wenn Sie Ihren Arzt wieder aufsuchen sollten, weil die Tabletten doch nicht helfen. Und wenn der Blutdruck einmal gut eingestellt ist, dann können die Messungen zu Hause Ihnen und dem Gesundheitssystem Kosten und Mühen ersparen, weil Sie selbst den Verlauf kontrollieren können und nicht so oft zum Arzt gehen müssen.

Da erfahrungsgemäß der Blutdruck zu Hause eher niedriger ist, gilt dort auch ein anderer Grenzwert: Zu Hause gemessen liegt ein normaler Blutdruck unter 135/85 mmHg.

Es gibt eine ganze Reihe von Blutdruckmessgeräten auf dem Markt. Bei manchen kann man auch den Finger oder das Handgelenk für die Messung benutzen. Diese Geräte sind aber meiner Meinung nach etwas ungenauer. Ich würde an Ihrer Stelle auch kein Quecksilbermessgerät für zu Hause nehmen. Die Messgeräte, die mit Luftdruck arbeiten (Aneroide) sind genauso präzise – und dabei sind sie handlicher und ungefährlicher –, kein Quecksilber tritt aus, wenn sie kaputt gehen.

Für zu Hause nehmen Sie am besten ein elektronisches Blutdruckmessgerät, das an der Ellenbeuge angesetzt wird. Dann müssen Sie lediglich die Manschette ordentlich anlegen und einen Knopf drücken – den Rest erledigt das Gerät von alleine. Es bläst die Manschette auf, lässt die Luft langsam wieder ab, misst systolischen und diastolischen Wert und zeigt beide auf dem Display an.

Auch wenn Sie ein sehr hochwertiges Blutdruckmessgerät kaufen, Sie müssen es mindestens einmal im Jahr mit in die Praxis nehmen und mit dem (Quecksilber-)Messgerät Ihres Arztes vergleichen. Genauigkeit ist sehr wichtig.

## 24-Stunden Blutdruckmessung

Eventuell gibt der Arzt Ihnen ein Blutdruckmessgerät mit, das regelmäßig Ihren Blutdruck über einen ganzen Tag misst (ABDM – ambulante 24-Stunden-Blutdruckmessung). Das Gerät misst selbstständig alle 15 bis 30 (bzw. nachts alle 30 bis 60) Minuten Ihren Blutdruck. Die Ergebnisse werden gespeichert und beim Arzt mit einem Computer ausgewertet.

Anlass für eine solche 24-Stunden-Blutdruckmessung kann sein:

- ✔ Die Abgrenzung einer Weißkittelhypertonie
- ✔ Den Einfluss von Medikamenten feststellen und eventuell auch die Gründe dafür, warum ein Medikament nicht wirkt
- ✔ Symptome von zu niedrigem Blutdruck zuordnen
- ✔ Blutdruckspitzen erkennen

Interessanterweise zeigen diese 24-Stunden-Messungen, dass bis zu 30 Prozent aller erhöhten Blutdruckwerte zumindest teilweise durch Weißkittelhypertonien zu erklären sind.

## Die Diagnose sichern

Wenn Ihr Blutdruck also tatsächlich regelmäßig zu hoch ist, dann sollte eine Reihe von weiteren Untersuchungen durchgeführt werden, um der Ursache und den Umständen auf die Schliche zu kommen. Vor allem sollte eine Anamnese gemacht werden, eine körperliche Untersuchung und ein paar Laboruntersuchungen sind auch wichtig.

### Die Anamnese

Der Arzt wird Sie nach allen möglichen Erkrankungen und Umständen fragen, die in Zusammenhang mit dem Blutdruck stehen. Wie bei anderen Erkrankungen auch gibt es ein paar allgemeine Fragen und ein paar, die speziell bei Hypertonus interessant sind. Zum Beispiel ist es wichtig, zu wissen:

- ✔ Wie lange der Hypertonus schon besteht bzw. wann er zum ersten Mal entdeckt wurde
- ✔ Ob es im Verlauf Schwankungen im Blutdruck gab oder ob er immer solche Werte wie jetzt zeigt
- ✔ Ob schon Behandlungen eingeleitet bzw. versucht wurden (Diät, Bewegung, Medikamente, anderes)
- ✔ Ob Sie irgendwelche anderen Medikamente nehmen, die möglicherweise den Blutdruck erhöhen (Kortikosteroide, die Pille, nichtsteroidale Antirheumatika)
- ✔ Ob es in der Familie Bluthochdruck gibt

- ✔ Ob es Symptome gibt, die auf einen sekundären Bluthochdruck hinweisen (siehe Kapitel 4)
- ✔ Ob es Hinweise auf Folge-Erkrankungen des Bluthochdrucks gibt (siehe Teil II)
- ✔ Ob Risikofaktoren für einen Bluthochdruck vorliegen (Rauchen, Diabetes, Cholesterinerhöhung)
- ✔ Ob soziale Faktoren wie die Familienstruktur, Arbeit, Ausbildung usw. den Bluthochdruck begünstigen
- ✔ Ob die Ernährung zu einem hohen Blutdruck beiträgt
- ✔ Wie das Sexleben ist, bevor Medikamente gegeben werden, die es möglicherweise beeinflussen
- ✔ Ob eventuelle ein Schlafapnoe besteht, eine Störung, bei welcher der Patient im Schlaf schnarcht, Atemaussetzer hat und dann plötzlich nach Luft schnappt

## Die körperliche Untersuchung

Nach der Befragung sollte eine körperliche Untersuchung erfolgen. Auch hier gilt, dass diese Untersuchung sich nur in wenigen Punkten von einer allgemeinen Untersuchung unterscheidet. Insbesondere sind folgende Punkte wichtig:

- ✔ Abtasten des Bauchraums, um Tumoren zu entdecken
- ✔ Abhören der Blutversorgung im Bauch, um Verengungen der Gefäße zu hören
- ✔ Blutdruckmessung – wie weiter oben beschrieben
- ✔ Körperfettverteilung einschätzen
- ✔ Untersuchung der Halsregion wegen Schilddrüsenerkrankungen und wiederum Gefäßverengungen
- ✔ Tasten aller möglichen Pulse an Armen und Beinen
- ✔ Abhören des Herzens
- ✔ Gründliche Untersuchung der Augen
- ✔ Abhören der Lunge
- ✔ Neurologische Untersuchung: Reflexe, Sensibilität usw.

## Blutuntersuchung

Die Anamnese und die körperliche Untersuchung lassen schon erkennen, wie schwer der Hypertonus ist und ob er eventuell aufgrund einer anderen Erkrankung vorliegt (sekundärer

Bluthochdruck). Die Untersuchung des Blutes ergänzt das Bild und steuert Hinweise auf den gesamten Gesundheitszustand bei. Wichtig sind vor allem folgende Punkte:

- ✔ Ein Blutbild, bei dem die roten und weißen Blutkörperchen gezählt werden
- ✔ Werte für Natrium, Kalium, Leber- und Nierenfunktion
- ✔ Blutfette mit genauer Bestimmung der verschiedenen Cholesterinfraktionen und Triglyceriden
- ✔ Mikroalbumine, um frühe Nierenschäden festzustellen

Sofern der Verdacht auf bereits bestehende Schädigungen durch den Blutdruck besteht, sollte Ihr Arzt eventuell zusätzlich weitere Untersuchungen veranlassen:

- ✔ Durch eine Dopplersonographie der Halsgefäße kann die Blutversorgung des Gehirns beurteilt werden.
- ✔ Ein EKG und eine Röntgenaufnahme des Brustkorbs geben Aufschluss über das Herz.
- ✔ Ein spezieller Bluttest auf Harnsäure gibt Hinweise auf Nierenschäden.

In Kapitel 4 finden Sie weitere spezielle Tests, die durchgeführt werden sollten, wenn ein sekundärer Bluthochdruck vermutet wird. Zum Beispiel ist ein sehr plötzlich einsetzender Bluthochdruck (insbesondere bei Patienten unter 20 oder über 50 Jahren) oder ein extrem hoher Blutdruck ein Hinweis auf eine sekundäre Erkrankung.

Die oben genannten Untersuchungen sollen Ihnen einen Anhaltspunkt geben, damit Sie nachvollziehen können, ob Ihr Arzt an alles Wichtige gedacht hat. Wenn Sie irgendetwas vermissen, sollten Sie sich nicht scheuen, Ihren Arzt zu fragen. Sicher können Sie in einem Gespräch alles klären.

# Das eigene Risiko ermitteln

3

### In diesem Kapitel

- Auf die Demographie von Bluthochdruck schauen
- Was Sie tun können, um den Blutdruck zu senken, und was nicht
- Schauen, inwieweit die Gene Schuld sind
- Bluthochdruck bei Frauen und Männern

Bei der Entwicklung von Bluthochdruck spielen viele Faktoren eine Rolle. Manche davon – wie zum Beispiel die Familiengeschichte, die Herkunft, das Geschlecht, das Alter usw. – kann man nicht verändern. Aber andere Dinge stehen sehr wohl in unserer Macht: Ernährung, Stress, Bewegung, Trink- und Rauchverhalten. Diese Verhaltensweisen sind nicht überall auf der Welt gleichmäßig verteilt, so dass in manchen Gebieten Bluthochdruck sehr selten ist und in anderen sehr häufig – dort sind auch die gesamten Konsequenzen bedeutsamer.

In diesem Kapitel werde ich auf alle Risikofaktoren eingehen – die, die wir beeinflussen können, und die gegebenen, die wir hinnehmen müssen. Auch wenn bei Ihnen kein Bluthochdruck diagnostiziert wurde, sollten Sie sich auf jeden Fall mit den kontrollierbaren Risiken beschäftigen – denn wenn Sie diese Risiken vermeiden, verbessern Sie Ihre Chancen, gesund zu bleiben. Falls bei Ihnen die Diagnose einer Hypertonie schon steht, sollten Sie unbedingt Teil III lesen, wo ich auf den Zusammenhang von diesen veränderbaren Risikofaktoren und der Therapie des Bluthochdrucks eingehe.

Es gibt einige Dinge, die unseren Blutdruck auf Trab bringen – zum Beispiel wenn wir den Hochzeitstag vergessen haben oder beim Rückwärts-in-die-Garage-Fahren den Roller unseres Jüngsten erwischen. Ich will nicht sagen, dass diese Situationen nicht schlimm sind, und ganz sicher ist es besser, sie zu vermeiden, aber in Bezug auf den Blutdruck sind sie unbedenklich, weil sie ihn nur für einen kurzen Augenblick hochtreiben.

## Risiken, die Sie nicht beeinflussen können

Kümmern wir uns erst einmal um die Risiken, die Sie hinnehmen müssen. Familiengeschichte, Alter und auch Ihr Geschlecht können Sie nicht wirklich verändern. Aber auch wenn Sie sie nicht beeinflussen können, ist es doch interessant zu wissen, wie diese Tatsachen sich auf Ihren Blutdruck auswirken. Und glauben Sie bitte nicht, dass Sie sich alle Sünden erlauben können, wenn Sie bei den jetzt genannten Risikofaktoren gut davonkommen. Schon ein einziger Faktor kann ausreichend sein, um Bluthochdruck zu verursachen.

## Die Verteilung der Hypertonie in der Welt

Die Häufigkeit von Bluthochdruck auf der Welt kann ganz gut durch die Einteilung in vier Zonen wiedergegeben werden:

- ✔ **Null:** Ein paar isolierte Gruppen – zum Beispiel am Amazonas – haben fast gar kein Risiko für eine Hypertonie.
- ✔ **Niedrig:** Das Auftreten von Bluthochdruck ist niedrig (unter 15 Prozent) in der Landbevölkerung von Latein- und Südamerika, China und Afrika.
- ✔ **Normal:** Meist kommt Bluthochdruck bei 15 bis 30 Prozent der Bevölkerung vor – so ist es auch in den meisten industrialisierten Gegenden – Japan, der Großteil Europas, USA.
- ✔ **Hoch:** Ein höherer Anteil an Hypertonikern (30 bis 40 Prozent) findet sich in der russischen Bevölkerung, in Finnland, Polen und bei Amerikanern afrikanischer Herkunft.

In manchen Bevölkerungsgruppen kommt also ein erhöhter Blutdruck häufiger vor und gleichzeitig sind dann auch Herz-, Gehirn- und Nierenkomplikationen häufig. In Japan sind Schlaganfälle, die normalerweise durch Hypertonie ausgelöst werden, die zweithäufigste Todesursache.

Es gibt zahlreiche Studien aus verschiedenen Ländern, die gezeigt haben, dass gerade die Menschen, die ein erhöhtes Risiko für einen Hypertonus haben, dem Thema wenig Aufmerksamkeit schenken und auch zu selten in Behandlung sind. Bei einer brasilianischen Studie stellten die Wissenschaftler fest, dass Brasilianer mit Bluthochdruck sehr viel seltener gut eingestellt sind als zum Beispiel vergleichbare Patienten in den USA. Auch in Europa sind viele Patienten nicht gut genug eingestellt. In manchen Ländern gelten auch noch andere Grenzwerte für Bluthochdruck. In Frankreich wissen viele Hypertoniker nichts von ihrer Erkrankung. In Südkorea ist zwar ein großer Teil der Patienten in Behandlung, die Ergebnisse sind aber nicht befriedigend – viel zu viele haben trotz Medikamenten noch einen zu hohen Blutdruck.

Bevor Sie aber jetzt ins Amazonasgebiet auswandern, weil dort der Blutdruck nur selten erhöht ist, und Sie auf ein langes, gesundes Leben im tropischen Paradies hoffen, muss ich Ihnen sagen: Sie können Ihrem Blutdruck nicht entkommen, zumindest nicht auf diese Weise. Das Gegenteil ist sinnvoll: Setzen Sie sich damit auseinander, lernen Sie die Erkrankung kennen. Denn meist ist der Blutdruck bei den Menschen sehr hoch und spricht nicht gut auf eine Therapie an, die sich über Erkrankung und Therapie nicht viele Gedanken machen. Also setzen wir darauf, dass es auch umgekehrt klappt: Wer sich bewusst mit seiner Hypertonie beschäftigt und ausreichend therapeutisch versorgt wird, kann seinen Blutdruck senken.

## Der Beitrag der Gene

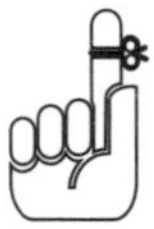

Die Hypertonie tritt familiär gehäuft auf. Daraus kann man schließen, dass Ihr Risiko erhöht ist, wenn ein Bluthochdruck in der Familie vorkommt. Wenn zwei oder mehr Verwandte von Ihnen vor dem 56. Lebensjahr einen hohen Blutdruck hatten, ist Ihr Risiko stark erhöht.

### Die wahren Übeltäter erkennen: Salz und Fett

Wissenschaftler fragten sich, warum Afrikaner in Nigeria so viel weniger unter Bluthochdruck leiden als in Amerika. Vergleichende Studien von Afrikanern in Jamaika, Nigeria und den USA brachten erstaunliche Ergebnisse zutage.

- ✔ Nigerianer arbeiten sehr viel körperlich und sind im Allgemeinen recht schlank. Sie essen häufig traditionell nigerianisches Essen mit Reis, Gemüse und Obst. Der Blutdruck steigt auch im Alter normalerweise nicht an, und nur sehr wenige haben einen Hypertonus.
- ✔ In Jamaika ist die Ernährung eine Mischung aus den Produkten, welche die Menschen selbst anbauen, und gekauften Waren. Die Menschen hier leben im Schnitt sechs Jahre länger als Afro-Amerikaner, weil sie seltener an Krebs und Herz-Kreislauf-Erkrankungen sterben.
- ✔ Eine Gruppe von Afro-Amerikanern in einer Vorstadt von Chicago nahm mit der Nahrung sehr viel Salz und Fett zu sich.
- ✔ Obwohl diese untersuchten Gruppen genetisch große Übereinstimmungen aufwiesen, waren die Zahlen für Bluthochdruck sehr unterschiedlich:
  - Bei den Nigerianern fanden sich 7 Prozent mit einem Bluthochdruck.
  - Auf Jamaika hatten die Afrikaner immerhin zu 26 Prozent eine Hypertonie.
  - Den höchsten Anteil an Hypertonikern fand man in dieser Studie aber in der Vorstadt von Chicago – dort zeigten 33 Prozent erhöhte Werte. Diese Gruppe war außerdem im Schnitt schwerer als die anderen und nahm mehr Salz und weniger Kalium zu sich als die Afrikaner in Afrika.

Die Autoren dieser Studie schlossen daraus, dass die Gene keine so große Rolle bei der Entwicklung von Bluthochdruck spielen. Die Unterschiede in den verschiedenen Gruppen lassen sich viel mehr durch die Verhaltensweisen und die Ernährung erklären.

In den USA sind Afro-Amerikaner die am stärksten von Bluthochdruck betroffene Bevölkerungsgruppe. Allerdings ist bei ihnen auch der Erfolg einer Ernährungsumstellung besonders groß: Die DASH-Diät (**D**iät-**A**nleitung zur **S**enkung des Blutdrucks bei **H**ypertonie), über die Sie in Kapitel 9 noch mehr erfahren, besteht aus viel Obst, Gemüse, fettarmen Milchprodukten, Getreide und Proteinen mit wenig Fett und gesättigten Fettsäuren.

Zu diesem Thema gibt es auch ein paar Untersuchungen, bei denen die Wissenschaftler feststellten, dass adoptierte im Gegensatz zu leiblichen Kindern nicht den hohen Blutdruck von den gemeinsamen Eltern übernommen hatten.

Aber die Herkunft beeinflusst nicht nur den Blutdruck, sondern zum Beispiel auch das Körpergewicht. Nahe Verwandte sind sich oft auch in Bezug auf ihr Übergewicht sehr ähnlich – und das spielt beim Bluthochdruck eine entscheidende Rolle (mehr dazu finden Sie im Abschnitt *Bewegung und Gewichtskontrolle* weiter unten in diesem Kapitel).

Das Metabolische Syndrom zeigt sehr gut, wie wichtig die Vererbung beim Bluthochdruck ist. Menschen mit diesem Syndrom haben durch eine verminderte Empfindlichkeit gegenüber Insulin erhöhte Insulinwerte im Blut (Insulin ist das Hormon in unserem Körper, das den Blutzucker regelt). Menschen mit diesem Syndrom zeigen außerdem ein typisches Blutfettmuster: *Triglyceride* (das Fett, das man typischerweise in Fleisch findet) sind erhöht (ca. 200 mg/dl) während das *HDL-Cholesterin* (Blutfettbestandteil, der eher vor Herzinfarkt schützt) niedrig ist (< 30 mg/dl). Meist sind diese Menschen auch übergewichtig (mit einem typischen Speckring um die Taille herum) und haben ein erhöhtes Risiko, an einem Herzinfarkt zu sterben. Ungefähr 20 Prozent aller Hypertoniker haben ein Metabolisches Syndrom.

## Die Rolle des Geschlechts

Wenn man sich die Gruppe der jungen Erwachsenen ansieht, dann findet man bei Männern häufiger hohen Blutdruck als bei Frauen. Dieses Verhältnis dreht sich allerdings um: Frauen entwickeln nach ihrem 50. Lebensjahr häufiger Bluthochdruck – offensichtlich im Zusammenhang mit den Wechseljahren, wenn weniger Östrogen produziert wird.

Allerdings ist es auch so, dass Frauen sich eher ihres Blutdrucks bewusst sind, sich deshalb behandeln lassen und so den Druck gut in den Griff bekommen. Die Gründe hierfür sind nicht ganz klar, vielleicht liegt es aber auch daran, dass Frauen sowieso häufiger zum Arzt gehen, wenn sie zum Beispiel schwanger sind oder Vorsorgeuntersuchungen wahrnehmen.

In Bezug auf Behandlung und Folge gibt es keine Unterschiede zwischen den Geschlechtern: Beide reduzieren das Risiko eines Schlaganfalls durch eine gute Einstellung des Blutdrucks – eine Therapie und regelmäßige Kontrollen sind also bei Frauen und Männern gleichermaßen wichtig.

### Der Einfluss der Wechseljahre

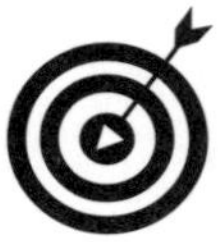

Frauen nach der Menopause reagieren auf Stress viel häufiger mit einem Anstieg des Blutdrucks als vor den Wechseljahren. Vermutlich ist diese Veränderung nicht nur auf den Verlust von Östrogen zurückzuführen, sondern auch auf die Gewichtszunahme, die gerade in diesem Alter häufig ist, sowie weitere, bisher noch nicht bekannte Faktoren.

Die Reaktion des Körpers auf Salz ist nach der Menopause stärker als bei Männern – ein weiterer Faktor in der Entstehung des Bluthochdrucks.

Östrogengaben haben keinen negativen Einfluss auf den Blutdruck oder die Salzempfindlichkeit. Hormongaben im Rahmen der Menopause steht eine Hypertonie deshalb nicht im Wege.

## Die Pille

Früher enthielten Pillen zur Empfängnisverhütung mehr Östrogen und Progesteron, die Einnahme war mit einem erhöhten Risiko von Herzinfarkten, Schlaganfällen und Todesfällen insgesamt verbunden. Moderne Pillen enthalten weniger Hormone und sind sehr viel sicherer – vor allem im Vergleich mit anderen Methoden der Empfängnisverhütung. Trotzdem steigt mit der Einnahme der Pille die Wahrscheinlichkeit für Thrombosen (durch Blutgerinnsel verstopfte Gefäße) und Brustkrebs. Deshalb sollten Frauen mit ohnehin schon erhöhtem Risiko auf andere Verhütungsmittel zurückgreifen.

Orale Verhütungsmittel können auch zu einem Anstieg des Blutdrucks führen, der sich jedoch nach Absetzen der Pille wieder normalisiert. Sehr selten kommt es unter der Pille auch mal zu einem sehr starken Blutdruckanstieg. Gerade Frauen mit einer Familiengeschichte von Hypertonus sollten die Pille nur unter regelmäßigen Kontrollen des Blutdrucks einnehmen.

Bisher ist noch nicht bekannt, was genau im Körper passiert, wenn die Pille den Blutdruck anhebt. Eventuell spielt die Menge von Progesteron eine Rolle, denn wenn weniger Progesteron in den Tabletten ist, dann kommt es auch seltener zum Hypertonus.

Falls der Blutdruck nach dem Absetzen der Pille nicht auf Normalwerte zurückgeht, gibt es eventuell auch andere Ursachen für den Blutdruckanstieg als die Pille. Falls die Pille trotz Hypertonie nicht abgesetzt werden kann, ist unter Umständen die Kombination mit einem blutdrucksenkenden Medikament sinnvoll (in Kapitel 13 finden Sie weitere Informationen zu blutdrucksenkenden Medikamenten).

## Alter und Blutdruck

Der Blutdruck steigt normalerweise mit dem Alter an, dafür gibt es mehrere Gründe:

- ✔ Nachlassen der Nierenfunktion
- ✔ Schwierigkeiten, das Salz aus dem Körper in der Niere auszuscheiden
- ✔ Verhärtung der Arterien
- ✔ Gewichtszunahme
- ✔ Größere Empfindlichkeit gegenüber dem blutdrucksteigernden Effekt von (auch normalen) Salzmengen

Meistens geschieht die Blutdruckerhöhung in Stufen. Diese Stufen sind von Mensch zu Mensch verschieden, aber fast allen Menschen ist gemeinsam, dass sie nacheinander durchlaufen werden. So geht es langsam von Vorstufen des Bluthochdrucks zum Bluthochdruck.

Selten kommt eine Hypertonie vor dem 30. Lebensjahr vor, aber hier geht es eher um die Regel als um die Ausnahme. Deshalb kann man sagen, dass in den ersten 30 Lebensjahren eines Menschen erhöhte Blutdruckwerte zwar ab und zu mal vorkommen, aber der Druck nicht konstant erhöht ist. Treten hin und wieder erhöhte Werte auf, so kann dies schon ein erster

Hinweis darauf sein, dass diese Person mal Bluthochdruck entwickeln wird. Es gibt noch ein paar andere Merkmale, die bei Hypertonikern auf dieser ersten Stufe ihrer Erkrankung häufiger vorliegen:

- ✔ Niedriges Geburtsgewicht
- ✔ Extreme Blutdruckerhöhungen bei Stress oder Sport
- ✔ Blutdruckmessungen zeigen häufiger leicht erhöhte Werte (nahe bei 140/90 mmHg)
- ✔ Übergewicht, starker Alkoholkonsum, Diabetes, niedriges HDL-Cholesterin, erhöhte Triglyceride

Die nächste Stufe dauert dann fünf bis zehn Jahre, also ungefähr bis zum 40. Geburtstag. In dieser Zeit findet man dann häufig erhöhte Blutdruckwerte, aber zwischendurch gibt es auch immer wieder Phasen, in denen der Druck normal ist.

Schon ein 30-Jähriger kann einen dauerhaft erhöhten Blutdruck haben. Aber eine *essenzielle* Hypertonie (also ein erhöhter Blutdruck, für den keine Ursache gefunden werden kann) tritt normalerweise nicht vor dem 50. Lebensjahr auf. Wenn jemand schon vorher einen Hypertonus hat, so ist er äußerst gefährdet, einen Schlaganfall oder Herzinfarkt zu erleiden. Unbehandelt führt der Bluthochdruck dann zu einer 15 bis 20 Jahre kürzeren Lebenserwartung.

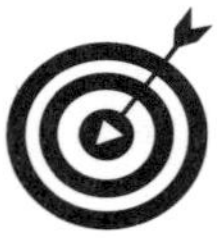

Wenn der erhöhte Blutdruck sich erst später – also nach dem 50. Lebensjahr entwickelt, dann ist es häufiger ein sekundärer Bluthochdruck (in Kapitel 4 erkläre ich diese Form genauer). Die speziellen Probleme von Bluthochdruck bei Senioren sind Thema in Kapitel 14.

## Risikofaktoren, die man selbst beeinflussen kann

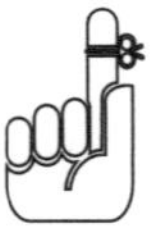

Jedes Jahr werden weltweit viele Millionen Menschen mit Bluthochdruck diagnostiziert. Auch wenn Sie die Erbanlagen, die Sie von Ihren Eltern haben, nicht ändern können, so können Sie doch einige Lebensgewohnheiten ändern, um sich vor Bluthochdruck zu schützen (*Prävention*). Zum Beispiel sind folgende Dinge sinnvoll:

- ✔ Reduzieren Sie Ihren Stress. Versuchen Sie, nicht alles so ernst zu nehmen, seien Sie humorvoll (siehe hierzu auch Kapitel 8).
- ✔ Nehmen Sie mehr Kalium zu sich, indem Sie mehr Obst und Gemüse essen (siehe Kapitel 9). S 135
- ✔ Achten Sie auf das Salz in der Nahrung – Sie sollten weniger als 6.000 mg (ca. ein Teelöffel voll) Salz jeden Tag zu sich nehmen (siehe Kapitel 10).
- ✔ Als Mann sollten Sie nicht mehr als 20 g Alkohol am Tag trinken (das entspricht in etwa 0,5 l Bier oder 0,25 l Wein). Für Frauen ist ungefähr die Hälfte erlaubt. Dies sollten Sie aber nicht als Aufforderung zum regelmäßigen, täglichen Alkoholkonsum auffassen.

- ✔ Kontrollieren Sie Ihr Gewicht, indem Sie Sport treiben und ausgewogen essen (Kapitel 12).

Darüber hinaus sind regelmäßige Blutdruckkontrollen im Erwachsenenalter wichtig, um frühzeitig die erhöhten Werte zu bemerken.

Alle die Maßnahmen, die zur Verhinderung eines Bluthochdrucks sinnvoll sind, können auch helfen, wenn die Hypertonie einmal diagnostiziert ist. Der große Unterschied zwischen der Prävention und der Behandlung von Bluthochdruck besteht vor allem in den Kosten und Nebenwirkungen der Medikamente, die zur Therapie fast immer notwendig sind. Deshalb ist es ganz wichtig: Sie sollten alles daran setzen, Bluthochdruck zu verhindern – es wird Ihnen nicht Leid tun.

## Mit einer Prise Salz

Die typische Ernährung der industrialisierten, wohlhabenderen Länder enthält zu viel Salz – dafür gibt es zahlreiche wissenschaftliche Belege. Allerdings entwickeln ja nicht alle Menschen deshalb einen Bluthochdruck – nur ungefähr die Hälfte von uns wird mit diesen Konsequenzen konfrontiert. Diejenigen, die eine Hypertonie entwickeln, sind offenbar auf eine bestimmte Art empfindlicher – die gleiche Menge Salz bewirkt bei ihnen einen größeren Blutdruckanstieg. Die Wissenschaft hat sowohl bei Bevölkerungsstudien als auch bei experimentellen Studien mit Salzbelastung bewiesen, dass Salz einen ganz erheblichen Einfluss auf die Höhe des Blutdrucks hat. Die Bevölkerungsstudien fanden zum Beispiel Folgendes heraus:

- ✔ Es gibt Völker, die überhaupt kein Salz essen. Sie haben gar keinen Bluthochdruck und somit auch keine dadurch verursachten Gehirn-, Herz- und Nierenschäden.
- ✔ Wenn diese Völker Salz in ihre Ernährung aufnehmen, entwickeln sie Bluthochdruck mit allen Konsequenzen.
- ✔ Je mehr Salz gegessen wird, desto höher steigt der Blutdruck.

Bei den experimentellen Studien zeigte sich:

- ✔ Bei Hypertonikern sinkt der Blutdruck, wenn sie weniger Salz zu sich nehmen.
- ✔ Säuglinge und Kleinkinder haben niedrigere Blutdruckwerte, wenn sich in der Nahrung weniger Salz befindet.
- ✔ Bei Tieren steigt der Blutdruck nach einer salzreichen Nahrung an.

Diese Empfindlichkeit gegenüber Salz ist offensichtlich von der Mutter geerbt, denn sie zeigt ebenso einen Blutdruckanstieg nach dem Salzkonsum wie ihre Kinder. Ein Mensch, der nicht eine solche Salzempfindlichkeit zeigt, scheidet den Großteil des zusätzlichen Salzes über die Nieren aus. Jemandem, der sehr salzsensibel ist, fällt das nicht so leicht. In Kapitel 10 finden Sie weitere Informationen zu diesem Thema.

Leider ist es aber auch nicht so, dass der Blutdruck auf jeden Fall abfällt, wenn der Salzkonsum reduziert wird. Offensichtlich reagieren Menschen auch hier unterschiedlich auf das Salz in der Nahrung. Zum Beispiel sind folgende Personen besonders salzempfindlich:

- Diabetiker
- Senioren
- Patienten mit Nierenversagen
- Menschen, die in der Niere nicht ausreichend Renin produzieren – ein Enzym, das den Blutdruck anhebt

Den Salzkonsum zu reduzieren, kann Ihnen helfen, Bluthochdruck zu vermeiden. Zum Beispiel können Sie mehr auf die Inhaltsstoffe bei den Produkten achten. Zum Teil finden sich auch schon Nahrungsmittel, auf denen vermerkt ist, dass sie salzarm sind. Weitere Tricks, um Salz zu vermeiden, finden Sie in Kapitel 10.

## Immer locker bleiben

Essenzieller Bluthochdruck (also solcher, für den man keine andere Erkrankung findet) ist halb vererbt und halb durch äußere Einflüsse bedingt. Als äußere Einflüsse spielen vor allem die Ernährung und sowohl psychologische als auch soziale Faktoren eine Rolle.

Schon oft wurde der Unterschied der Blutdrucksteigerung in stressigen und in entspannten Situationen untersucht:

- Im *New England Journal of Medicine* (einer renommierten medizinischen Fachzeitschrift) wurden bereits 1968 derartige Ergebnisse dargestellt. Verglichen wurden zwei Gruppen von Frauen: Die erste Gruppe bestand aus Nonnen, die in Italien sehr isoliert lebten. Die zweite Gruppe bestand aus Frauen, die ganz normal am gesellschaftlichen Leben teilnahmen. Zunächst war der Blutdruck in beiden Gruppen gleich. Aber nach 30 Jahren hatten die Nonnen einen um 30 mmHg niedrigeren Blutdruck.
- Typischerweise findet man auch einen Anstieg des Blutdrucks bei Menschen, die aus einer »stressarmen Gesellschaft« in eine »stressreiche Gesellschaft« wechseln.
- Auch die tägliche Arbeit spielt eine Rolle: Wer wenig selbstbestimmt arbeitet und eventuell trotzdem noch viel Verantwortung trägt, hat eher einen höheren Blutdruck. Fluglotsen haben zum Beispiel eher hohen Blutdruck als Menschen mit weniger stressigen Berufen.

Manche dieser Untersuchungen wurden in Frage gestellt, weil ja auch andere Faktoren eine Rolle spielen könnten. Zum Beispiel könnte die Ernährung der Nonnen eine gesündere gewesen sein als die der Vergleichsgruppe. Und Menschen, die in eine stressreichere Gesellschaft ziehen, übernehmen meist auch deren Ernährungsgewohnheiten und essen damit mehr Salz.

Manche Studien zeigen einen Zusammenhang mit Ärger, den man in sich »hineinfrisst«, aber andere Studien konnten diese Korrelation nicht erkennen. Ob es den Blutdruck steigert, wenn Menschen den Ärger hinunterschlucken statt ihn aus sich rauszulassen, wird immer noch kontrovers diskutiert. Noch kennen wir diesbezüglich die Wahrheit nicht.

Ebenfalls ungeklärt ist es, ob Menschen, die sehr stark auf Stress reagieren, eher Bluthochdruck bekommen als ruhigere Personen. Auch hierzu gibt es Studien, aber auch hier sind die Ergebnisse kontrovers.

Auch wenn viele Studien zu Stress und Bluthochdruck keine klaren Ergebnisse zeigen, eines ist sicher: Den Stress im Leben zu reduzieren ist auf jeden Fall richtig! Je weniger gestresst Sie sind, desto seltener fügen Sie Ihrem Körper Schaden durch Rauchen, übermäßigen Alkoholkonsum und falsches Essen zu – alles Faktoren, die dem Bluthochdruck Vorschub leisten.

## Bewegung und Gewichtskontrolle

Es ist wissenschaftlich belegt, dass sportliche Menschen weniger Bluthochdruck haben als solche, die wenig Sport treiben. Studie um Studie zeigt, dass viel Bewegung Bluthochdruck unwahrscheinlicher macht. Aktive Menschen haben auch eher ein gesundes Körpergewicht als inaktive.

Im Grunde kann man sagen, dass jedes Kilo Übergewicht den Blutdruck um 1 mmHg hebt. Das hört sich vielleicht erst mal nicht viel an, aber bei zehn Kilogramm sind es schon 10 mmHg, und damit ist man noch nicht einmal übergewichtig oder adipös – und dazu kommt dann noch der Einfluss der anderen Risikofaktoren.

*Stammfettsucht* (Fettablagerungen vor allem um die Körpermitte herum) birgt ein deutlich höheres Risiko für eine Hypertonie als dicke Arme oder Beine. Ein großer Bauchumfang lässt darauf schließen, dass ein Bluthochdruck bevorsteht oder bereits vorhanden ist.

Das Metabolische Syndrom, auf das ich weiter oben in diesem Kapitel unter der Überschrift *Der Beitrag der Gene* eingehe, beschreibt im Grunde die Menschen, die ein hohes Risiko für eine Herzerkrankung haben. Und zwar gehören zu diesen Faktoren, die zusammen einem Herzinfarkt den Weg bereiten:

- ✔ Übergewicht
- ✔ Bluthochdruck
- ✔ Erhöhte Insulinwerte bei Insulinresistenz
- ✔ Stammfettsucht
- ✔ Erhöhte Triglyceride
- ✔ Niedriges HDL (das gute Cholesterin)
- ✔ Erhöhtes LDS (das schlechte Cholesterin)
- ✔ Hohe Harnsäurewerte im Blut
- ✔ Typ-2-Diabetes
- ✔ Erhöhte Werte von Stoffen, die Blutgerinnsel auflösen sollen

Allerdings ist nicht ganz genau bekannt, wie das Übergewicht zu Bluthochdruck führt. Zu dicke Menschen haben ein größeres Schlagvolumen des Herzens und einen erhöhten peripheren Widerstand; das Herz muss mehr Blut pumpen, damit alle Gewebe ausreichend mit Nährstoffen versorgt werden. Manche Organe – vor allem die Nieren – erlauben keinen so starken Blutfluss, weil sie darunter leiden würden. Die Nieren produzieren also – um sich zu schützen – ein Hormon, das die Gefäße verengt, um den Blutfluss zu verringern. Dadurch erhöhen sie den peripheren Widerstand weiter und somit auch den Blutdruck. Außerdem nehmen gerade Übergewichtige häufig sehr viel Salz zu sich und sie sind empfindlicher gegenüber Salz als Dünne. Übergewicht ist auch häufig mit einer Überaktivität des Nervensystems gekoppelt, was wiederum die Gefäße verengt.

In Kapitel 9 finden Sie Empfehlungen zur Gewichtsreduktion als Behandlung der Hypertonie. Zusammen mit sportlicher Betätigung und einer Einschränkung im Konsum von Salz und Alkohol kann ein Gewichtsverlust den Blutdruck deutlich senken. Diese Maßnahmen sollten immer die ersten sein, wenn man einen Bluthochdruck therapieren möchte, es sei denn, der Blutdruck ist so hoch (über 180/120 mmHg), dass eine sofortige medikamentöse Therapie notwendig ist. Diese Änderungen des Lebensstils wirken eventuell durch den positiven Effekt auf die Insulinresistenz und dem daraus resultierenden niedrigeren Insulinwert im Blut – denn Insulin wirkt blutdrucksteigernd.

Allerdings sollten Sie es auch nicht übertreiben mit dem Sport: Meine Großmutter fing im Alter von 60 Jahren mit dem Walking an – jetzt ist sie 97 und niemand hat eine Ahnung, wo sie ist.

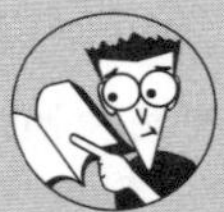

### Stickoxide

Die Zellen, welche die Innenwände der Gefäße auskleiden (*Endothelzellen*), produzieren Stickoxide. Stickoxid hat eine stark gefäßerweiternde Wirkung, was den Blutdruck senkt. So genannte Risikofaktoren für *kardiovaskuläre Erkrankungen* (Herzkreislauferkrankungen) können das Herz schädigen, einem Schlaganfall vorausgehen und eben diese Endothelzellen stören, so dass weniger Stickoxide produziert werden. Zu diesen Risikofaktoren gehören:

- ✔ Bluthochdruck
- ✔ Hohe Cholesterinwerte
- ✔ Insulinresistenz
- ✔ Östrogenmangel in beziehungsweise nach den Wechseljahren
- ✔ Tabakkonsum

Sobald man einen dieser Risikofaktoren erfolgreich eliminiert, verschwindet auch der schädigende Effekt auf die Blutgefäße und die Stickoxidproduktion. Wenn diese Risikofaktoren aber bei einem Menschen vorhanden sind, so ist dieser zusätzlich auch noch empfindlicher gegenüber der blutdrucksteigernden Wirkung von Stress. Wie Sie diese Risikofaktoren in Angriff nehmen, erfahren Sie in Teil III.

## Rauchen und Alkohol

Tabakkonsum und vermehrter Alkoholgenuss (siehe Kapitel 11) konnten in Studien mit einem Anstieg des Blutdrucks in Verbindung gebracht werden. Im Gegenzug führt es auch zu einem Blutdruckabfall, wenn man mit Rauchen und Alkohol aufhört. Natürlich verursachen sowohl Tabak als auch Alkohol darüber hinaus jede Menge anderer Probleme, aber allein die Wirkung auf den Blutdruck sollte ausreichen, um damit aufzuhören.

Die verschiedenen Faktoren, die in diesem Kapitel als blutdrucksteigernd genannt wurden, sind nur die wichtigsten – fast jeden Tag entdeckt die Forschung neue Einflüsse. Wenn Sie Genaueres zum aktuellen Stand der Forschung wissen möchten, dann schlagen Sie in Kapitel 20 nach – dort finden Sie Kontaktdaten zu ein paar Einrichtungen, die diese Informationen ständig aktuell vorhalten.

Viele derjenigen Patienten, die einen Hypertonus, Schlaganfall oder Herzinfarkt haben, könnten ganz erheblich von mehr Informationen über ihre Gesundheit profitieren. Leider ist es bei uns – wie in vielen anderen Ländern auch – so, dass der hohe Anteil an Bluthochdruckpatienten mit einem sehr geringen Bewusstsein über Bluthochdruck einhergeht. Das gilt es zu ändern.

# 4

# Sekundären Bluthochdruck verstehen

## In diesem Kapitel

- Sekundären Bluthochdruck schnell identifizieren
- Mit nierenbedingtem Bluthochdruck umgehen
- Tumoren, die einen sekundären Bluthochdruck auslösen
- Kortikosteroide als Ursache
- Angeborene und weitere Gründe für einen Bluthochdruck

In diesem Kapitel werde ich Sie mit ein paar komplizierten medizinischen Ausdrücken konfrontieren und vertraut machen. Manche sind richtige Zungenbrecher – wie zum Beispiel *Phäochromozytom*. Aber diese Begriffe sind wichtig, weil das alles Tumoren, Erkrankungen und Störungen sind, die eine Reihe von ungesunden Symptomen verursachen – zum Beispiel Bluthochdruck. Vielleicht geht es Ihnen beim Lesen so, dass Sie plötzlich glauben, genau diese Erkrankung zu haben. Vielen Menschen geht es so – ich habe während meines Medizinstudiums auch viele schwere Krankheiten »durchlebt« – aber keine Sorge: Die Wahrscheinlichkeit, im Lotto zu gewinnen oder vom Blitz getroffen zu werden, ist sehr viel größer, als eine dieser Erkrankungen zu haben. Zur Sicherheit können Sie aber auch ruhig Ihren Arzt dazu befragen.

Der Vorteil von sekundärem Bluthochdruck ist, dass er verschwindet, wenn die Grunderkrankung erfolgreich behandelt ist. Genau wie die anderen Symptome, welche die Krankheit ausgelöst haben, ist der erhöhte Blutdruck nur ein sekundäres Zeichen dieser Erkrankung und wird bei erfolgreicher Behandlung nicht mehr da sein.

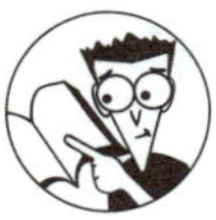

*Sekundärer Bluthochdruck* bedeutet, dass eine ganz spezielle Erkrankung diesen Hypertonus verursacht. Der Hochdruck ist eines von mehreren Symptomen, mit denen die Erkrankung einhergeht. Wenn die Krankheit ausgeheilt ist, dann sinkt auch der Blutdruck wieder – meist führt die Therapie der Erkrankung also auch zu normalen Blutdruckwerten.

Auch wenn nur 5–15 Prozent der Hypertonien sekundär sind, so ist es doch wichtig, die Ursachen zu kennen. Eine genaue Anamnese, eine gründliche körperliche Untersuchung und gegebenenfalls Laborwerte (wie in Kapitel 2 beschrieben) können dem Arzt helfen, die Ursache für den erhöhten Blutdruck zu finden. In diesem Kapitel schauen wir uns einige der häufigsten Ursachen von sekundärem Blutdruck an. Interessant ist, wie die Diagnose jeweils gestellt werden kann und welche Behandlung erfolgen sollte.

Die Behandlung der Grunderkrankung ist sehr wichtig, um den Blutdruck zu senken, aber auch eine Umstellung der Lebenssituation kann einen sekundären Blutdruck senken – ganz unabhängig von der auslösenden Ursache. Somit sind eine Gewichtsreduktion (siehe Kapitel

9), mehr Bewegung (siehe Kapitel 12), weniger Salzkonsum (siehe Kapitel 10) und der Verzicht auf das Rauchen (siehe Kapitel 11) auch hier wichtige Faktoren.

## Die sekundäre Hypertonie im Keim ersticken

Es gibt einige Anzeichen, die uns nach einem sekundären Bluthochdruck suchen lassen sollten – dazu gehören:

- Schädigungen an Augen, Nieren oder Herz
- Nierenerkrankungen in der Familie
- Plötzliche Anfälle von roter und überwärmter Haut
- Starke Körperpigmentierung und dunkle Dehnungsstreifen
- Hitzeunverträglichkeit
- Beim Abhören laute Geräusche im Bauchraum
- Niedrige Kaliumwerte
- Wenig verbesserte Blutdruckwerte unter Therapie
- Hohe Herzfrequenz
- Beginn des Bluthochdrucks bei Menschen unter 20 oder über 50 Jahren
- Ungewöhnlich hohe Werte (180/120 mmHg)

Wenn Sie einen dieser Punkte in der Liste bemerkt haben, sollten Sie Ihrem Arzt davon erzählen. Je früher ein sekundärer Bluthochdruck behandelt wird, desto wahrscheinlicher kehren die Werte in den normalen Bereich zurück. Bei längerem Bestehen drohen *irreversible* (nicht wieder rückgängig zu machende) Schäden – zum Beispiel kann ein Nierenschaden den Blutdruck dauerhaft erhöhen, auch wenn die Grunderkrankung erfolgreich behandelt wird.

## Sekundäre Hypertonie und die Nieren

Früher oder später werden die Nieren in das Geschehen einbezogen, wenn der Blutdruck erhöht ist. Unter Umständen treten Nierenschäden auf, bevor überhaupt ein erhöhter Blutdruck vorhanden ist. Dann sprechen wir von einer sekundären Hypertonie. Sofern der Bluthochdruck zuerst da ist und dann eine Nierenschädigung auftritt, ist der Bluthochdruck *essenziell* (selbstständig). Es gibt hauptsächlich zwei Erkrankungen der Niere – eine Schädigung des Nierengewebes und die *Nierenarterienstenose* (Verengung in der blutzuführenden Arterie der Niere) –, die zu Bluthochdruck führen.

### Die diabetische Nephropathie im Detail

*Diabetes mellitus* (eine sehr zerstörerische Erkrankung, die meist auch die Nieren in Mitleidenschaft zieht) ist die häufigste Ursache für Nierenschäden und Nierenversagen. Meist tritt nach 15 oder mehr Jahren mit einem schlecht eingestellten Diabetes der Nierenschaden zutage. Viele Diabetiker haben einen erhöhten Blutdruck und viele leiden zusätzlich unter den typischen Augenerkrankungen *(diabetische Retinopathie).*Bestimmte Medikamente – die so genannten ACE-Hemmer (siehe Kapitel 13) sind gerade für Diabetiker besonders sinnvoll, um die Nierenschädigung zu stoppen und eventuell sogar wieder zu kurieren.

Bei einer diabetischen Nierenschädigung besteht die Behandlung aus der Einstellung des Blutzuckers (Glukose), des Blutdrucks und des Cholesterins (Blutfett). Diabetiker sollten sowohl den Salz- als auch den Eiweißkonsum reduzieren, der die Nieren weiter schädigt. Ausführliche Informationen zu Diabetes finden Sie in dem Buch *Diabetes für Dummies* von Wiley-VCH.

## Nierengewebsschäden entdecken

Eine Schädigung des Nierengewebes ist mit 50 Prozent die häufigste Ursache für einen sekundären Bluthochdruck. Diese *renoparenchymatöse* (*reno* = Niere; *parenchym* = Gewebe) Hypertonie wird wiederum durch Erkrankungen oder Bedingungen verursacht, die das Nierengewebe schädigen. Typischerweise gehören hierzu Diabetes, bestimmte Medikamente, Nierenentzündungen oder auch eine erbliche Krankheit, die zu *Zysten* (flüssigkeitsgefüllten Hohlräumen in der Niere) führt.

### Akute und chronische Nierenschäden diagnostizieren

Der Verlust von funktionsfähigem Nierengewebe kann langsam fortschreiten (chronisch) oder akut und plötzlich passieren. Ein paar der Erkrankungen und Bedingungen, die zu diesem chronischen Nierenschaden führen, sind folgende:

- ✔ Chronische Verengung der Harnleiter (Ureter) – also der Verbindung von der Niere zur Blase
- ✔ Zysten, die das normale Nierengewebe verdrängen
- ✔ Schäden an den *Glomeruli* (Funktionseinheit in der Niere, die den Urin filtert)
- ✔ *Diabetes mellitus* (Zuckerkrankheit mit diabetischer *Nephropathie* = Nierenschädigung)

Bei all diesen Erkrankungen ist es wichtig, den Bluthochdruck unter Kontrolle zu bringen, weil ansonsten die Nieren durch den Hypertonus selbst weiter zerstört würden. Es könnte sogar dazu kommen, dass dadurch der Blutdruck noch weiter steigt. Diesen Teufelskreis gilt es zu durchbrechen.

Auch bei akuten Nierenerkrankungen, die sich innerhalb von Stunden oder Tagen entwickeln, kann es zu einem Bluthochdruck kommen. Dies ist zum Beispiel der Fall, wenn die Nieren plötzlich durch eine Blockade beider Nierenarterien gleichzeitig, ein Trauma (Unfall, Stoß), Operationen oder bestimmte Röntgenuntersuchungen mit Kontrastmitteln (vor allem bei Diabetikern) geschädigt werden. Auch bei Operationen kann es zur Verletzung der Nierenarterien mit anschließendem Bluthochdruck kommen. Meistens normalisiert sich der Blutdruck dann nach einiger Zeit wieder, wenn anfangs die nötige medikamentöse Behandlung erfolgt.

## Nierenschäden feststellen und behandeln

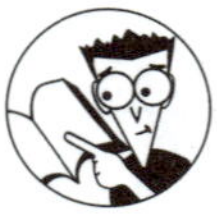

Durch verschiedene Blut- und Urinuntersuchungen kann man einen Nierenschaden feststellen. Allerdings zeigt der Bluttest erst dann auffällige Werte, wenn bereits ungefähr die Hälfte des Nierengewebes betroffen ist. Diese Untersuchungen (Kreatinin und Harnstoff) geben also keine sinnvollen Hinweise zu Beginn der Erkrankung. Sowohl Kreatinin als auch Harnstoff sind normale Abbauprodukte im Stoffwechsel unseres Körpers, die bei gesunden Nieren im Urin ausgeschieden werden. Wenn die Nieren aber nicht vollständig funktionieren, dann stauen sich die Stoffe im Blut.

Andererseits kann im Urin bereits in frühen Stadien der Nierenschädigung eine ungewöhnliche Menge an Eiweiß (Protein) festgestellt werden – und zwar bereits so früh, dass die weitere Zerstörung des Nierengewebes noch bekämpft werden kann. So kann man zum Beispiel sehr früh bei einer Nierenschädigung Mikroalbumine im Urin messen (Mikroalbuminurie). Dies ist ein Zeichen dafür, dass diese relativ kleinen Eiweiße in der Niere aus dem Blut in den Urin sickern. Wenn bereits kleine Mengen des Albumins im Urin entdeckt werden, besteht noch die Möglichkeit, den Nierenschaden abzuwenden. Mit Hilfe dieser Untersuchung kann auch der Verlauf der Nierenerkrankung verfolgt werden – je höher der Wert der Mikroalbumine im Urin steigt, desto mehr Nierengewebe ist betroffen.

Auch eine Ultraschalluntersuchung der Nieren ist eine gute Methode, um Schädigungen zu entdecken. Die von der Niere reflektierten Schallwellen geben ein gutes Bild von Form und Größe der Nieren – ein Verlust von Nierengewebe kann so auch festgestellt werden. Wenn all diese Untersuchungen nicht ausreichen, dann bringt eine Biopsie mit der Entnahme von Gewebe zur genauen Untersuchung Aufschluss über die Diagnose.

Wenn die Nieren bereits so geschädigt sind, dass sie ihre Funktion nicht länger erfüllen können, spricht man von einem Nierenversagen. Zu diesem Zeitpunkt hilft eine *Dialyse* – eine Reinigung des Blutes mit speziellen Geräten.

Während der Dialyse kommt es meist zu einem Bluthochdruck, der behandelt werden muss. Häufig reicht es aus, die Menge an Flüssigkeit im Körper zu reduzieren. In Kapitel 6 schreibe ich ausführlich über Nierenversagen und Dialyse.

Eine andere Möglichkeit bei Nierenversagen ist die Nierentransplantation. Auch hier kann es zu erhöhten Blutdruckwerten kommen. Weniger Probleme gibt es, wenn die transplantierte Niere von einer Person ohne Bluthochdruck stammt. In Kapitel 6 gehe ich auch auf dieses Thema näher ein.

Es gibt auch eine Reihe von Medikamenten, welche die Nieren in ihrer Funktion beeinträchtigen können – zum Beispiel Paracetamol und nichtsteroidale Entzündungshemmer. Allerdings kommt es hier eher zum Salzverlust, so dass ein Bluthochdruck eher nicht das Problem ist.

## Verengte Nierenarterien

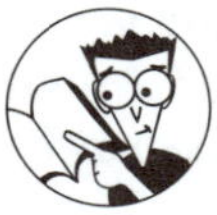

Bei der Nierenarterienstenose (Verengung der blutzuführenden Gefäße der Niere) entsteht der Bluthochdruck durch die Produktion des Enzyms *Renin*. Die Niere wird aufgrund der Stenose nicht ausreichend mit Blut versorgt und produziert deshalb Renin. Das Renin hebt den Blutdruck sofort, indem es auf das *Angiotensin I* wirkt, das dann zum *Angiotensin II* wird. Angiotensin II verursacht eine Verengung der Blutgefäße und stimuliert auch die Produktion von Aldosteron. Dieses Hormon bewirkt wiederum, dass weniger Wasser und Salz ausgeschieden werden. Dieser ganze Mechanismus ist hilfreich, wenn ein Blutverlust oder ein Blutdruckabfall vorliegen, damit dann die Niere noch weiter funktionieren kann. Im Falle einer Nierenarterienstenose kann aber durch all diese Maßnahmen des Körpers keine bessere Nierendurchblutung erreicht werden – ein Teufelskreis entsteht und der Blutdruck bleibt hoch.

### Die Nierenarterienstenose diagnostizieren

Ungefähr 6 von 100.000 Menschen haben eine Nierenarterienstenose. Es gibt viele Erkrankungen, die diese Verengung der Nierenarterien bewirken können. Dazu gehören zum Beispiel:

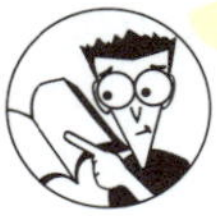

**Atherosklerose:** Cholesterin lagert sich in den Gefäßen ab und engt den inneren Durchmesser der Arterien ein. Dies ist die häufigste Ursache der Nierenarterienstenose (ca. zwei Drittel der Fälle) und kommt vor allem bei Männern über 45 Jahren vor.

- ✔ **Aneurysma:** Sowohl die Nierenarterie als auch die große Körperschlagader (Aorta) kann einen Defekt haben und eine sackartige Ausstülpung bilden. Durch die Blutansammlung in diesem Aneurysma wird der verbleibende Durchmesser weniger. Aneurysmen sind vor allem wegen der Gefahr des Aufplatzens (Ruptur) sehr gefährlich.
- ✔ **Embolie:** Kleine Blutgerinnsel (häufig aus dem Herzen) geraten in die Nierenarterie, bleiben dort stecken und blockieren den Blutzufluss.
- ✔ **Fibromuskuläre Dysplasie:** Durch eine Fehlentwicklung der Bindegewebsfasern in der Gefäßwandmuskulatur kommt es zu einer Verdickung der Wände und dadurch wird der Durchmesser eingeschränkt. Diese Erkrankung ist selten und tritt vor allem bei jüngeren Frauen und bei Kindern auf.

Eventuell kann der Arzt bei Nierenarterienstenosen ein Strömungsgeräusch hören, wenn er den Bauch mit dem Stethoskop abhört. Allerdings bedeutet das Fehlen dieses Geräuschs nicht, dass alles in Ordnung ist – nur ungefähr in der Hälfte der Fälle kann es gehört werden.

Auch bei einem niedrigen Kaliumwert im Blut sollte nach einer Minderdurchblutung der Nieren gesucht werden. Die Produktion von Aldosteron (siehe Abschnitt *Verengte Nierenarterien* weiter oben) bei einer Verengung der Nierenarterie führt zu vermehrter Kaliumausscheidung. Dann ist auch meistens der Blutdruck über 120 mmHg erhöht und spricht nicht auf eine Behandlung an.

Bei Verdacht auf eine Verengung der Nierengefäße werden diese untersucht. Dazu wird ein Kontrastmittel in die Nierenarterien gegeben. Auf einem Röntgenbild kann man dann genau sehen, wie durchgängig der Zufluss zur Niere ist. So kann der Arzt die Diagnose stellen. Wenn allerdings die Verengung schon länger besteht, hilft auch eine Aufweitung des Gefäßes manchmal nicht mehr, um den Bluthochdruck zu bessern.

### Die Behandlung von blockierten Nierenarterien

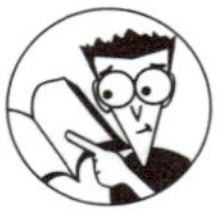

Durch eine Erweiterung wird versucht, die Nierenarterienstenose zu beheben. Während dieser so genannten *Angioplastie* (oder auch *Ballondilatation*) wird ein *Katheter* (ein ganz feiner stabiler Schlauch) in die Arterie eingeführt. Dann wird ein Ballon am Ende des Katheters genau an der Stelle der Verengung aufgeblasen. Dadurch wird die Enge aufgeweitet. Damit sich die Arterie nicht wieder schließt, wird ein kleiner Stent (kurzes stabiles Gerüströhrchen) genau dort eingesetzt.

Weil das Hormon Renin eine Rolle spielt (siehe Abschnitt *Verengte Nierenarterien* weiter oben in diesem Kapitel), kann ein ACE-Hemmer (Angiotensin-Converting-Enzym-Hemmer) effektiv eingesetzt werden. Allerdings kann dadurch auch die Blutversorgung der Niere eingeschränkt werden. Sofern der ACE-Hemmer erfolgreich den Blutdruck senken kann, wird höchstwahrscheinlich auch die Angioplastie von Erfolg gekrönt sein. Ohne den Einsatz eines Stents sind 20 Prozent der Arterien nach einem Jahr wieder verengt, mit Stent passiert das nicht so oft.

## Tumoren, die blutdrucksteigernde Hormone produzieren

Bestimmte Tumoren geben Hormone (chemische Botenstoffe, die im Körper Reaktionen herbeiführen) ab, die den Blutdruck steigern. Solche meistens gutartigen Geschwülste wachsen in Organen, die diese Hormone normalerweise in kleinen Mengen herstellen – meist in den adrenergen Drüsen (wir haben zwei adrenerge Drüsen – die Nebennieren – die oben auf den Nieren sitzen, siehe Abbildung 4.1), aber eventuell auch im Nervengewebe. Die Nebennieren produzieren folgende Hormone:

- **Adrenalin** (Epinephin) reguliert Blutdruck und Blutzucker.
- **Aldosteron** kontrolliert den Salz- und Wasserhaushalt im Blut.
- **Kortisol** reguliert ebenfalls die Blutglukose (Blutzucker) und den Blutdruck.

## Einen Adrenalin produzierenden Tumor finden

Adrenalin ist eines der normalen Produkte der Nebennierenrinde (Adrenerge Drüse) und hebt Blutdruck, Herzschlag und Blutzucker in stressigen Zeiten, damit der Körper schnell und richtig auf Stress reagieren kann. Manchmal wachsen so genannte *Phäochromozytome* (Tumoren im Nebennierenmark, die große Mengen von Adrenalin produzieren) in den Nebennieren oder an Nervenbahnen.

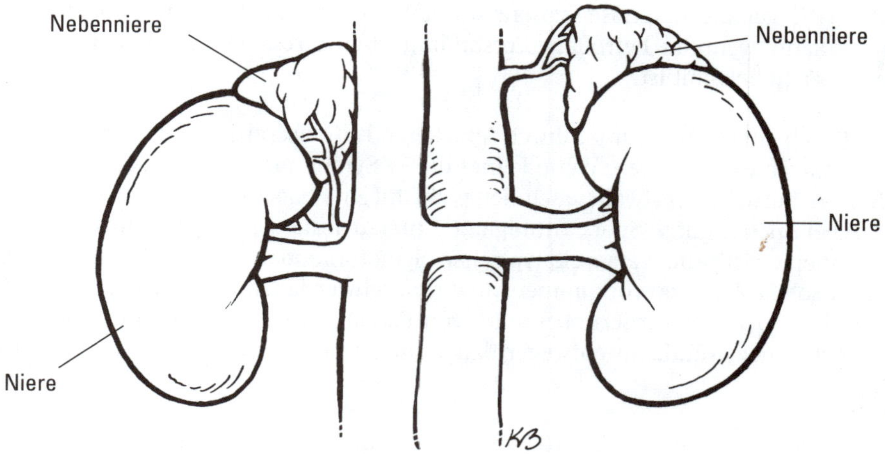


*Abbildung 4.1:Die Nebennieren sitzen beiderseits oben auf den Nieren.*

Abbildung 4.2. zeigt die verschiedenen Anteile der Nebenniere, in denen unterschiedliche Hormone hergestellt werden.

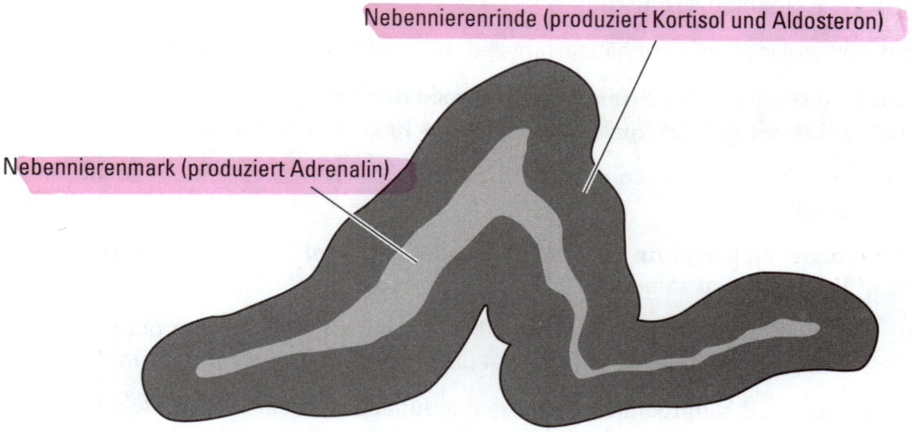


*Abbildung 4.2:Die Schichten der Nebenniere und die dort produzierten Hormone*

Nebennierenrinde
Nebennierenmark

## Ein Phäochromozytom diagnostizieren

Diese Tumoren der Nebenniere kommen nur selten vor. Gefährlich sind die Tumoren insofern, als das plötzliche Freisetzen von großen Mengen Adrenalin sehr schwer wiegende Folgen haben kann. Gerade die kleineren Tumoren produzieren häufig Adrenalin. Im Prinzip können die Tumoren viele verschiedene Hormone freisetzen, je nachdem welche Zellen darin vorkommen. Je nach Hormon sind auch die Symptome verschieden.

Die genaue Diagnose ist sehr wichtig, weil ein Phäochromozytom tödlich sein kann, wenn die betroffene Person in großen Stress gerät und die Diagnose noch nicht bekannt ist.

Meist zeigt sich ein solcher Tumor durch Attacken mit Kopfschmerzen, Herzrasen (*Palpitationen*) und extremes Schwitzen. Wenn keines dieser Symptome vorliegt, dann ist ein vorhandener Bluthochdruck höchstwahrscheinlich nicht auf ein Phäochromozytom zurückzuführen. Vor allem bei Anstrengung, Sport, Stuhlgang, Untersuchung des Bauchraums, Rauchen und während einer Anästhesie treten die typischen Symptome mal mehr und mal weniger stark auf. Wie oft solche Attacken vorkommen, lässt sich schwer sagen – im Durchschnitt ungefähr einmal in der Woche, es variiert aber stark von Patient zu Patient. Die Blutdruckerhöhung beim Phäochromozytom kann entweder dauerhaft sein oder aber auch nur hin und wieder auftreten.

Es gibt einige Lebensmittel mit dem chemischen Stoff Tyramin, die Kopfschmerz, Herzrasen und Schwitzen auslösen können. Auch Medikamente wie Histamin und Glucagon lösen eventuell die Symptome aus.

Wenn jemand sehr nervös und aufgeregt ist, kommen die Anzeichen für ein Phäochromozytom auch vor, ohne dass irgendwo ein Tumor wächst – deshalb wird auch eher zu oft als zu selten eine solche Krankheit vermutet.

Sofern der Verdacht auf ein Phäochromozytom besteht, werden folgende Schritte eingeleitet:

1. **Die Untersuchung des Urins auf Abbauprodukte (Metanephrine) von Adrenalin gibt einen guten Hinweis auf das Vorhandensein eines Phäochromozytoms.**

   Abbauprodukte entstehen, wenn ein Stoff im Körper in eine nicht mehr aktive Form verwandelt wird.

2. **Sofern viel Metanephrin im Urin vorhanden ist, wird der Arzt Sie bitten, 24 Stunden lang Ihren Urin zu sammeln.**

   In diesem 24-Stunden-Urin wird dann die Gesamtmenge der Abbauprodukte von Adrenalin bestimmt, dies gibt eine präzisere Auskunft über die Adrenalinmenge im Blut.

3. **Wenn mehr Abbauprodukte als normal gefunden werden, wird mittels CT (Computertomographie) oder Kernspintomographie nach dem Tumor gesucht.**

   Meist sitzt das Phäochromozytom in der Nebenniere (siehe Abschnitt *Einen Adrenalin produzierenden Tumor finden* weiter oben in diesem Kapitel), aber in ungefähr 15 Prozent der Fälle findet man ihn auch anderswo (Nervengewebe, Bauch oder Brustraum). Unter Umständen muss der Chirurg bei der Operation erst die genaue Lage feststellen, weil ganz kleine Tumoren nicht gut zu finden sind. Auf jeden Fall sollte er auch nach weiteren Tumoren suchen. Nur etwa 10 Prozent der Phäochromozytome sind bösartig.

4. **Wenn bei der CT und Kernspin kein Tumor entdeckt werden konnte, wird er mit einer speziellen radioaktiven Substanz (Methoiodobenzylguanidin – MIBG) gesucht.**

   Ein Phäochromozytom nimmt MIBG auf und wenn der Scanner den Körper absucht, zeigt diese Ansammlung von radioaktivem MIBG genau, wo der Tumor sitzt.

Es gibt einige Arten des Phäochromozytoms, die familiär gehäuft auftreten – mit oder ohne andere Tumoren. Sofern mehrere verschiedene Geschwülste auftreten, spricht man in der Medizin von *multiplen endokrinen Neoplasien* (*multipel* = mehrfach, *endokrin* = Hormone abgebend, *Neoplasie* = Neubildung; Abkürzung: MEN). Meist kommt das Phäochromozytom dann zusammen mit einem Tumor der Schilddrüse und/oder Nebenschilddrüse vor. Aus diesem Grund sollte bei der Diagnose eines Phäochromozytoms immer auch nach diesen Erkrankungen geschaut werden.

## Das Phäochromozytom behandeln

Der Tumor lässt sich fast immer gut operieren, allerdings sollte vor der Operation der Blutdruck unter Kontrolle sein. Hierfür wird mindestens eine Woche lang ein Alpha-Blocker (zum Beispiel Phenoxybenzamin, Handelsname: Dibenzyran®) gegeben.

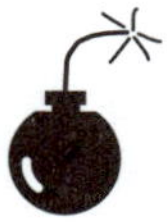

Wenn der Blutdruck vor der Operation nicht unter Kontrolle ist, treten sehr viel häufiger schwere Zwischenfälle auf und die Todesrate steigt sehr hoch.

Die Entfernung des Tumors kann meist laparoskopisch erfolgen: Durch einen kleinen Schnitt in der Bauchdecke wird ein Schlauch eingeführt, durch den der Tumor gesehen und herausgeschnitten werden kann. Eine solche Operation belastet den Patienten sehr viel weniger und wird manchmal sogar ambulant vorgenommen.

Wie bei anderen Ursachen eines sekundären Bluthochdrucks auch, kann der Hypertonus nach Beseitigung der Ursache fortbestehen, sofern er schon dauerhafte Schäden hervorgerufen hat. Dann helfen nur noch Medikamente (siehe Kapitel 13).

# Einen Aldosteron produzierenden Tumor entdecken

In der Nebennierenrinde (siehe Abbildung 4.2) wird *Aldosteron* produziert. Dieses Hormon ist verantwortlich dafür, dass *Natrium* (Salz; Kochsalz besteht aus *Natriumchlorid*) im Körper bleibt und Kalium ausgeschieden wird. Eine Überfunktion der Nebennierenrinde (*Hyperaldosternismus*; *hyper* = zu viel) wird meist durch einen Aldosteron produzierenden Tumor verursacht. Die Folgen sind sehr niedrige Kaliumwerte im Blut und andererseits zu viel Natrium. Außerdem entsteht Bluthochdruck.

Natrium Kalium

Kalium i. Urin untersu.



Auch dieser Tumor kommt nur sehr selten vor – ungefähr zwei von 100.000 Menschen sind betroffen. Allerdings vermuten manche Bluthochdruck-Spezialisten, dass viele Betroffene unentdeckt bleiben und dass ein Hyperaldosteronismus eigentlich viel häufiger ist. Diese Spezialisten sind der Meinung, dass

- ✔ ungefähr jeder zehnte Hypertoniker einen Hyperaldosteronismus hat, der allerdings nicht immer durch einen Tumor verursacht ist
- ✔ bei jedem Hypertoniker an Hyperaldosteronismus gedacht werden sollte, auch wenn der Kaliumwert im Blut normal ist
- ✔ allgemein sowohl Aldosteron als auch Renin im Blut gemessen und das Verhältnis von Renin zu Aldosteron bestimmt werden sollte

Bisher ist noch nicht klar, ob wir tatsächlich von so vielen Hyperaldosteronismus-Fällen ausgehen müssen.

## Einen Aldosteron produzierenden Tumor diagnostizieren

Einen Aldosteron produzierenden Tumor findet man meist bei Menschen im Alter zwischen 30 und 50. Frauen sind häufiger betroffen als Männer. Die Patienten fallen durch folgende Symptome auf:

- ✔ Bluthochdruck (Werte bis 200/120 mmHg sind möglich)
- ✔ Erhöhte Kaliumwerte im Urin
- ✔ Erhöhte Natriumwerte im Blut
- ✔ Große Urinmengen (vor allem nach dem Hinlegen)
- ✔ Niedriger Kaliumwert im Blut, der zu Muskelschwäche führt

Als Folgen des sehr hohen Blutdrucks kann es zu Schlaganfällen, Nierenschäden oder einer Herzvergrößerung kommen, bevor der Hyperaldosteronismus diagnostiziert und behandelt wird. Der niedrige Kaliumwert führt eventuell zu einer verminderten Insulinausschüttung (Insulin ist das Hormon, das den Blutzuckerspiegel im Körper regelt) und so zum *Diabetes* (Zuckerkrankheit).

Es kommt vor, dass Patienten mit noch nicht diagnostiziertem Hyperaldosteronismus ein Diuretikum verschrieben wird, um den Blutdruck zu senken. Eine Nebenwirkung ist da möglicherweise der Kaliumverlust über die Niere. Bei diesen Patienten muss also der Kaliumeffekt des Diuretikums bedacht werden, um nicht vorschnell einen Hyperaldosteronismus zu vermuten.

Typischerweise findet man im Blut einen niedrigen Renin- bei erhöhtem Aldosteronwert. Lassen Sie mich ein bisschen genauer auf Renin eingehen, damit Sie verstehen, warum das so ist: Wenn eine Niere nicht ausreichend mit Blut versorgt wird, produziert sie mehr von dem Enzym Renin. Wie im Abschnitt *Verengte Nierenarterien* beschrieben, wandelt Renin Angiotensin I in Angiotensin II um, das wiederum dafür sorgt, dass Aldosteron freigesetzt wird. Meist kommt es also zu erhöhten Aldosteronwerten, wenn das Renin erhöht ist. Beim primären Hyperaldosteronismus ist das anders – Renin ist niedrig und Aldosteron ist hoch. Der Tumor bewirkt also direkt einen Aldosteronanstieg, ohne den »Umweg« über das Renin zu nehmen.

Der erhöhte Blutdruck und das vermehrte Blutvolumen führen sogar zu einer Unterdrückung der Reninproduktion. Normalerweise wird Renin freigesetzt, wenn jemand aufsteht, um dem dadurch entstehenden Blutdruckabfall entgegenzuwirken. Bei einem Hyperaldosteronismus passiert das nicht.

Sobald also jemand einen niedrigen Kaliumwert im Blut und eine hohe Kaliumausscheidung im Urin hat, wird auf Renin untersucht. Wenn der Wert niedrig ist, sollte Aldosteron gemessen werden. Ist der Wert hoch, bleibt nur noch die Unterscheidung zwischen einem Aldosteron produzierenden Tumor und einer Störung in den Nebennieren – einer so genannten *bilateralen Hyperplasie* in der Nebenniere (*bilateral* = beidseits, *Hyperplasie* = übermäßiges Wachstum). Die Differenzierung ist wichtig: Eine solche Hyperplasie ist nämlich meist eine nicht so schwere Erkrankung und kann aber andererseits nicht so gut operiert werden.

### Zu viel Lakritz senkt das Renin

Ob Sie es glauben oder nicht: Wer viel Lakritz isst, hebt dadurch eventuell seinen Blutdruck an und reduziert die Reninmenge im Blut. Große Mengen Lakritze können das Enzym blockieren, das Kortisol zu Kortison umwandelt. Und Kortisol wirkt – anders als Kortison – zum Teil ähnlich wie Aldosteron. Wenn dann durch die Lakritze ungewöhnlich viel Kortisol anfällt, entstehen ähnliche Symptome wie bei einem Aldosteronüberschuss. Allerdings müssen Sie sich nicht wirklich Sorgen machen – so etwas passiert erst, wenn Sie ungefähr vier Wochen lang täglich 50 bis 100 g essen.

## Die Behandlung des Aldosteron produzierenden Tumors

Genau wie beim Phäochromozytom (siehe Abschnitt *Das Phäochromozytom behandeln* weiter oben in diesem Kapitel) wird eine Laparoskopie gemacht, wobei durch den Schlauch der Tumor entnommen wird. Vor der Operation sollte eine Behandlung mit Spironolacton (Handelsnamen zum Beispiel Aldactone®, Jenaspiron® oder Osyrol®) erfolgen – einem Medikament, das die Wirkung von Aldosteron bekämpft. Nach der Operation kehren alle Werte in den Normbereich zurück: Blutdruck, Natrium, Kalium, Aldosteron und Renin. Vor allem bei Patienten, die schon länger an Bluthochdruck leiden, kann aber auch der Hypertonus fortbestehen. Dies ist entweder durch einen (sozusagen zusätzlich) vorhandenen essenziellen Hypertonus oder durch eine Schädigung von Nieren oder Nierenarterien zu erklären, die im Laufe der langen Zeit mit hohem Blutdruck entstanden ist.

Eine medikamentöse Behandlung des Tumors ist zwar effektiv, aber meist aus Sicht der Patienten keine gute Alternative. Das Mittel der Wahl (Spironolacton) hat Nebenwirkungen, die auf Dauer nicht gerne toleriert werden: Brustvergrößerung, Abnahme der Libido und Erektionsschwierigkeiten.

Eine bilaterale Hyperplasie, bei der beide Nebennieren vergrößert sind und zu viel Aldosteron produzieren, wird mit Spironolacton behandelt. Die Operation ist hier keine Alternative, weil dadurch zwar der Kaliumspiegel, aber nicht der Blutdruck ausreichend beeinflusst werden kann.

## Das Cushing-Syndrom

Als wenn die beiden eben beschriebenen Tumoren noch nicht genug wären – die Nebenniere kann auch noch auf andere Art Ursache eines sekundären Bluthochdrucks sein: Das *Cushing-Syndrom* oder *Morbus Cushing* (*Cushing* hieß der Entdecker der Krankheit, *Syndrom* steht für eine typische Kombination von Symptomen und *Morbus* heißt Krankheit). Wenn die Nebenniere zu viel Kortisol herstellt, kommt es zu den typischen Symptomen. Die Ursachen hierfür sind aber wiederum unterschiedlich:

- ✔ Die Hirnanhangsdrüse (*Hypophyse*), welche die Nebenniere reguliert, produziert zu viel von dem stimulierenden Hormon (*ACTH – adrenocorticotropes Hormon*).
- ✔ Ein Tumor in der Nebenniere produziert Kortisol.
- ✔ Sehr selten gibt es auch Tumoren, die an anderer Stelle im Körper sitzen und durch ihre Hormonproduktion die Nebenniere stimulieren.

Meistens (in etwas 80 Prozent der Fälle) kommt das Überangebot von Kortisol durch eine übermäßige Produktion von ACTH zustande – also des Hormons, das in der Hypophyse gebildet wird und die Produktion in der Nebennierenrinde reguliert. In diesen Fällen finden wir beide Werte erhöht: ACTH und Kortisol.

Bei den restlichen Patienten findet man einen Tumor, der Kortisol produziert. Normalerweise wird die Kortisolproduktion vom ACTH reguliert: Hohe ACTH-Werte regen die Produktion von Kortisol an, ein hoher Kortisolspiegel führt dann dazu, dass weniger ACTH produziert wird. Diese Rückkopplung (viel Kortisol => wenig ACTH) funktioniert auch noch bei einem Kortisol produzierenden Tumor in der Nebenniere. Deshalb finden wir in diesem Fall niedrige ACTH-Werte bei hohen Kortisolspiegeln.

### Ein Cushing-Syndrom diagnostizieren

Ein Cushing-Syndrom ist meist verbunden mit einem schlecht zu therapierenden Bluthochdruck. Die Werte können bis zu 200/120 mmHg hinaufgehen. Die Todesrate ist hoch, wenn man nicht behandelt. Der Morbus Cushing kommt übrigens bei Frauen drei Mal so häufig vor wie bei Männern und tritt meist im dritten oder vierten Lebensjahrzehnt auf.

Ein Zuviel an Kortisol im Blut fördert eventuell Folgendes:

- ✔ Diabetes mellitus
- ✔ Blaue Flecken

Nebenniere Nierenmark u. Nierenrinde
Stammesgeschichtl. haben Mark u. Rinde unterschiedl. Ursprung



- Verlust von Knochenmasse und spontane Knochenbrüche
- Stammfettsucht (Fettablagerungen in der Körpermitte bei dünnen Armen und Beinen)
- Psychologische Veränderungen bis hin zu schweren Depressionen
- Dehnungsstreifen, vor allem am Bauch

Zusätzlich können durch den hohen ACTH-Spiegel und einen Tumor in der Hirnanhangsdrüse, durch den die ganze Situation entsteht, noch weitere Symptome auftreten:

- Kopfschmerzen durch den Tumor
- Fleckige Veränderungen der Haut und Dehnungsstreifen
- Störungen im Menstruationszyklus der Frau. Vermehrte Hormone aus der Nebenniere führen zu Veränderungen im Körper einschließlich männlicher Körperbehaarung.

Wenn diese Symptome zusammen mit einem Bluthochdruck auftreten, deutet das auf ein Cushing-Syndrom hin. Durch Laboruntersuchungen kann die Verdachtsdiagnose relativ einfach bestätigt werden.

Ein einfacher Screeningtest gibt auch Hinweise: Die Einnahme von einem Milligramm Dexamethason, das dem Kortisol sehr ähnlich ist, um Mitternacht führt bei Gesunden dazu, dass der ACTH-Spiegel gesenkt wird, wodurch wiederum der Kortisolspiegel am nächsten Morgen niedrig ist. Bei Menschen mit einem Tumor in der Hirnanhangsdrüse, aus dem vermehrt ACTH freigesetzt wird, oder mit einem adrenergen Tumor, der Kortisol produziert, kann die Dexamethasongabe keine Veränderungen im Kortisolspiegel bewirken.

Eine andere Möglichkeit besteht darin, 24 Stunden lang den Urin zu sammeln und dann den Kortisolgehalt zu bestimmen. Bei einem Cushing-Syndrom ist der Wert erhöht.

Wenn der Dexamethasontest positiv ausfällt (also ein Hinweis auf einen Tumor gibt), dann kann ein weiterer Test mit einer größeren Dosis und längerer Dauer die Diagnose bestätigen. Danach wird das ACTH im Blut gemessen. Wenn der Wert ebenfalls erhöht ist, liegt wahrscheinlich ein Tumor der Hirnanhangsdrüse vor. Ist das ACTH niedrig, ist vermutlich ein Tumor der Nebenniere die Ursache.

Manchmal kann das ACTH aber auch aus einer anderen Quelle stammen – zum Beispiel einem Lungentumor. Die Ärzte sprechen dann von *ektopischen* (außerhalb der normalen Produktionsstätte liegenden) ACTH-Produktion. Das Ergebnis in Bezug auf Symptome ist das gleiche, aber meist sind solche ektopischen ACTH-Tumore aggressiver und zeigen auch noch weitere spezielle Symptome. Eine noch höhere Dexamethasongabe kann hier unterscheiden: Liegt die Ursache in der Hirnanhangsdrüse, wird es mit hohen Dexamethasongaben gelingen, die ACTH-Produktion zu unterdrücken. Ein ektopischer Tumor lässt sich auch davon nicht beeinflussen.

Wenn dann klar ist, wo der Tumor liegt, wird eine Computertomographie oder ein Kernspin der entsprechenden Region gemacht: Es werden Gehirn oder Nebennieren bzw. im Falle eines ektopischen Tumors Brust- und Bauchraum untersucht.



Zellen des Marks entstammen dem sympath. Ns Adrenalorgan

## Das Cushing-Syndrom behandeln

Der erste Schritt bei der Therapie des Cushing-Syndroms ist die Kontrolle des Blutdrucks mit Hilfe von Medikamenten. Wenn dies erreicht ist, wird die Ursache des Problems angegangen. Sofern ein Tumor der Hirnanhangsdrüse für die ACTH-Produktion verantwortlich ist, steht eine Operation an: Durch die Nase wird eine Sonde bis zur Hirnanhangsdrüse vorgeschoben, durch die der Tumor entfernt werden kann – keine Sorge, es klingt schlimmer, als es ist. Falls dieses Vorgehen nicht erfolgreich ist oder aus bestimmten Gründen nicht in Frage kommt, bleibt noch eine Strahlentherapie, um den Tumor zu bekämpfen.

Eine weitere Alternative, falls zum Beispiel eine Operation am Kopf abgelehnt wird, ist die Entfernung der beiden Nebennieren. Auch wenn dort nicht der Tumor sitzt, werden in den Nebennieren die Hormone produziert, die für die Symptome verantwortlich sind. Nach der Entfernung müssen dann aber Steroide als Medikament genommen werden. Bei dieser Form der Therapie besteht die Möglichkeit, dass der Tumor weiterwächst und immer größere Mengen an ACTH produziert – in diesem Fall muss dann doch noch operiert werden.

Wenn aber ein Tumor in der Nebenniere sitzt, der unabhängig vom ACTH zu viel Kortisol produziert, dann wird er entfernt (ähnlich dem Aldosteron produzierenden Tumor weiter oben in diesem Kapitel).

Bei einer ektopischen ACTH-Produktion liegt häufig ein bösartiger Tumor (auch Krebs oder *Carcinom* genannt) vor, eine Chemotherapie ist unter Umständen notwendig.

Nachdem der Tumor entfernt wurde, folgt häufig eine Zeit, in der das Kortisol extrem niedrig ist und der Patient durch Kortisolgaben unterstützt werden muss. Nach maximal sechs Monaten kann diese Therapie meist langsam reduziert und dann ganz abgesetzt werden. Die Nebennieren haben sich dann so weit erholt, dass sie ihre normale Aufgabe wieder übernehmen. In Tabelle 4.1 sind die verschiedenen Therapiemöglichkeiten des Cushing-Syndroms noch einmal übersichtlich dargestellt.

| Sitz des Tumors | Therapie |
|---|---|
| Hirnanhangsdrüse | Entfernung des Tumors |
| Nebenniere | Entfernung des Tumors |
| Ektopischer ACTH-Tumor | Lokalisierung und Entfernung des Tumors |

*Tabelle 4.1: Formen des Cushing-Syndroms und ihre Behandlung*

# Genetische Ursachen des Bluthochdrucks

Eine angeborene Nebennierenhyperplasie (vermehrtes Wachstum der Nebenniere) ist eine genetische Erkrankung, bei der ein oder mehrere Enzyme fehlen. Diese Enzyme bewirken im Gesunden die Umwandlung von Vorstufen des Kortisols bis zum fertigen Steroid in der Nebenniere. Wenn in dieser Kettenreaktion ein Enzym fehlt, entsteht kein Kortisol. Die Hirnanhangsdrüse bemerkt, dass zu wenig Kortisol produziert wird, und kurbelt daher die Produktion von ACTH an. Dies führt aber nicht zu mehr Kortisol – ein Teufelskreis entsteht, bei dem durch die große Menge an ACTH die anderen Hormone im Übermaß produziert werden. Die Nebenniere wächst (*hyperplasiert*) dadurch. Am häufigsten treten die folgenden beiden Formen dieser Erkrankung auf:

✔ Bei der ersten Form der angeborenen Nebennierenhyperplasie sind beide im Übermaß produzierten Hormone aldosteronähnlich und bewirken deshalb einerseits Bluthochdruck und niedrige Kaliumwerte. Andererseits führen sie aber auch durch Geschlechtshormone zu einer »Vermännlichung« bei weiblichen Säuglingen und Kleinkindern – die Geschlechtsorgane sehen wie eine Mischung von weiblichen und männlichen aus. Eine mildere Form führt zu einer verfrühten Pubertät bei Jungen. Die Symptome der erhöhten männlichen Geschlechtshormone können bei Mädchen zu verstärktem Haarwuchs und Menstruationsstörungen führen.

✔ Bei der zweiten Form der angeborenen Nebennierenhyperplasie werden ebenfalls aldosteronähnliche Hormone produziert und bewirken Bluthochdruck und niedriges Kalium. Aber hier werden überhaupt keine Sexualhormone hergestellt. Bei Mädchen setzt keine Menstruation ein. Das ist meist der Zeitpunkt, zu dem die Erkrankung dann entdeckt wird. Bei Jungen führt das Fehlen der Sexualhormone zu einer Fehlentwicklung der Geschlechtsorgane, weshalb bei ihnen die Erkrankung häufig früher erkannt wird.

Diese Krankheiten sind sehr selten und, wenn man sie früh genug diagnostiziert, einfach durch eine Substitutionsbehandlung zu therapieren. Die Betroffenen müssen Kortisol nehmen, dadurch sinkt der ACTH-Spiegel und auch die Überproduktion der anderen Hormone wird reduziert. Bei der zweiten beschriebenen Form müssen zusätzlich Sexualhormone genommen werden. Da diese Krankheiten erblich sind, treten sie familiär gehäuft auf. Wenn in einer belasteten Familie ein Kind geboren wird, sollte besonderes Augenmerk auf das Auftreten der Symptome gelegt werden.

## Andere Ursachen für sekundären Bluthochdruck

Es gibt eine ganze Reihe anderer Krankheiten, die mit Bluthochdruck einhergehen. Bei der Feststellung eines Bluthochdrucks sollten all diese Erkrankungen als Ursache in Erwägung gezogen werden, da sie meist behandelbar sind. Solange der Bluthochdruck noch nicht allzu lange besteht, verschwindet er mit erfolgreicher Behandlung der Grunderkrankung auch meistens wieder.

### Koarktation der Aorta

Was sich wie ein Kunststück aus dem Zirkus anhört, ist eine Einengung (*Stenose*) der Hauptschlagader (*Aorta*). Wenn die Einengung nicht extrem ist, wird die Fehlbildung oft erst in der Pubertät bemerkt. Auch der Ort der Verengung spielt eine Rolle – meist befindet er sich im oberen Bereich, nachdem die großen Arterien für Kopf und Arme bereits abgezweigt sind. Dadurch kommt es dann zu einem hohen Blutdruck in den Armen und niedrigeren Werten in den Beinen.

Da die Nierenarterien auch erst unterhalb dieser Stelle abzweigen, gilt für sie ebenfalls der niedrigere Blutdruck. Dies bringt die Nieren dazu, Renin zu produzieren – mit dem Ziel, den Blutdruck zu erhöhen. Dieses Ziel wird auch für den Oberkörper erreicht – der Blutdruck steigt, davon kommt allerdings unterhalb der Engstelle nichts an und die Nieren produzieren weiterhin Renin.

Der Blutstrom wird an der Verengung durcheinander gewirbelt und erzeugt damit ein Geräusch, das der Arzt mit seinem Stethoskop hören kann. Die Blutdruckmessung zeigt unterschiedliche Werte für Arme und Beine, oft ist auch der Puls an den Beinen schlecht oder gar nicht zu tasten.

Patienten mit dieser Veränderung ihrer Hauptschlagader leiden eventuell unter häufigem Nasenbluten, Kopfschmerzen, kalten Beinen und Schmerzen oder Krämpfen in den Unterschenkeln bei körperlicher Belastung.

Bei einer sorgfältigen Untersuchung eines Neugeborenen kann schon in diesem Alter der fehlende Fußpuls auffallen und zu entsprechenden Untersuchungen führen. Eine Computer- oder Kernspintomographie kann dann die Diagnose erbringen.

Die Behandlung besteht in einer chirurgischen Erweiterung der Verengung, manchmal kann auch eine Ballondilatation helfen (siehe Abschnitt *Die Behandlung von blockierten Nierenarterien* weiter oben in diesem Kapitel). Unbehandelt kann es schon vor dem 40. Lebensjahr zu schweren Komplikationen mit Todesfolge durch Bluthochdruck kommen.

## Zu wenig oder zu viel Schilddrüsenhormone

Beides – eine Hyp**er**thyreose (also zu viel Schilddrüsenhormone) und eine Hyp**o**thyreose (Schilddrüsenunterfunktion) können mit Bluthochdruck einhergehen. Sofern die Symptome deutlich sind, ist die Diagnose nicht schwer, aber oft ist eine Hyp**o**thyreose nicht leicht erkennbar.

Bei Patienten mit einem erhöhten Cholesterinspiegel und einem hohen Blutdruck sollte immer auch an eine Schilddrüsenunterfunktion (Hypothyreose) gedacht werden.

Zeigt ein Patient hingegen einen schnellen Puls (Herzrasen), Gewichtsverlust, starkes Schwitzen und einen hohen Blutdruck, so sollte eine Überfunktion der Schilddrüse (Hyperthyreose) in Erwägung gezogen werden.

Die Suche nach einer Fehlfunktion der Schilddrüse ist nicht sehr schwierig. Untersucht wird eine Blutprobe auf TSH (Thyroidea-stimulierendes – also schilddrüsenstimulierendes – Hormon). Ist der Wert zu niedrig, kann eine Schilddrüsenüberfunktion vorliegen. Umgekehrt zeigt ein hoher Wert meistens eine Schilddrüsenunterfunktion an.

In Deutschland werden Neugeborene routinemäßig neben vielen anderen Auffälligkeiten auch auf ihre Schilddrüsenfunktion hin untersucht (Neugeborenenscreening). Für Erwachsene gibt es in den USA die Empfehlung, sich ab dem 35. Lebensjahr alle fünf Jahre untersuchen zu lassen. Bei uns gibt es eine solche Routine bisher nicht, bei Bedarf sollten Sie mit Ihrem Arzt darüber sprechen.

Über- und Unterfunktionen der Schilddrüse können einfach behandelt werden, sobald die Diagnose feststeht. Bei einer Hyperthyreose helfen Medikamente, welche die Produktion von Schilddrüsenhormonen blockieren oder eine Radiojodtherapie, die das Schilddrüsengewebe reduziert. Bei der Hypothyreose wird das Schilddrüsenhormon in Tablettenform zugeführt. Der Blutdruck kehrt zu Normalwerten zurück, sobald die Grunderkrankung erfolgreich behandelt wird.

## Akromegalie

Eine Akromegalie ist die Vergrößerung der *Akren* (Körperenden wie Gliedmaßen, Nase, Ohren, Kinn). Ursache hierfür ist meist ein langsam wachsender Tumor der Hirnanhangsdrüse (*Hypophyse*), der dann Wachstumshormone im Überfluss herstellt. Diese Hormone bewirken neben dem vermehrten Wachstum aber auch, dass weniger Natrium und Wasser in den Nieren ausgeschieden wird, und dadurch steigt der Blutdruck an.

Außer dem erhöhten Blutdruck tauchen bei einer Akromegalie auch noch viele andere Symptome auf. Zunächst ist da das typische äußere Erscheinungsbild zu nennen – vor allem, wenn die Krankheit beginnt, bevor alle Knochen ausgewachsen sind. Dann werden die Betroffenen sehr groß, manchmal so groß, dass sie nicht mehr durch eine normale Tür passen. Auch die Hände und Füße werden extrem groß, genau wie Lippen, Nase und Zunge. Die Haut wird dick und fettig. Typischerweise sind die Patienten schwach und schwitzen sehr viel. Häufig entwickeln sich ein Diabetes und eine Herzerkrankung, die neben dem Bluthochdruck zum Tode führen können.

Bei einem Verdacht auf Akromegalie kann eine Blutprobe helfen: Normalerweise wäre der Blutspiegel des Wachstumshormons niedrig, wenn vorher *Glukose* (Zucker) gegeben wurde. Bei einer Akromegalie findet man trotzdem hohe Werte. Der nächste Schritt ist dann eine Röntgenuntersuchung des Gehirns, um einen Tumor im Bereich der Hirnanhangsdrüse zu finden.

Die Therapie erfolgt je nach Situation durch Medikamente, Operation, Bestrahlung oder einer Mischung aus diesen Möglichkeiten. Wenn das Wachstumshormon wieder normalisiert ist, sinkt auch der Blutdruck.

## Schlafapnoe

Eine *Schlafapnoe* ist ein kurzer Atemstillstand (meist 20 bis 30 Sekunden) während des Schlafes. Auch hier gibt es eine Reihe von Symptomen, die mit dieser Erkrankung einhergehen. Vor allem eine extreme Müdigkeit tagsüber, aber auch Kopfschmerzen und Persönlichkeitsveränderungen können vorkommen.

Für das Herzkreislaufsystem ergibt sich aus den Atempausen ein Abfall des Sauerstoffs und eine Erhöhung des Kohlendioxids im Blut. Solche Veränderungen führen zu einer Verengung der Blutgefäße und daraus resultiert wiederum der erhöhte Blutdruck. Auch eine Herzschwäche wird bei diesen Patienten häufiger gefunden.

Für die Diagnose ist am besten eine Nacht in einem Schlaflabor geeignet. Dort schläft der Patient angeschlossen an verschiedene Maschinen, die Atemaussetzer und ihre Folgen registrieren. Wenn so festgestellt wurde, dass eine Schlafapnoe vorliegt, kann ein Gerät helfen, das über eine Maske dafür sorgt, dass ständig Luft in die Lungen strömt. Bei manchen Patienten ist auch eine Operation im Nasen-Rachen-Raum sinnvoll.

Sofern die Patienten nicht schon sehr lange erhöhten Blutdruck hatten, führt eine erfolgreiche Therapie der nächtlichen Atemaussetzer auch zu einer Normalisierung des Blutdrucks. Falls das nicht der Fall ist, muss der Patient zusätzlich mit Medikamenten behandelt werden.

## Gehirntumoren

Ein Gehirntumor bewirkt eine Druckerhöhung im Kopf und führt auch zu einem erhöhten Blutdruck im Körper. Unter Umständen ist die Hypertonie nicht konstant und kann auch manchmal ein Phäochromozytom vortäuschen (siehe Abschnitt *Ein Phäochromozytom diagnostizieren* weiter oben in diesem Kapitel). Sofern der Tumor im Gehirn erfolgreich behandelt werden kann, fällt auch der Blutdruck wieder auf normale Werte. Wenn nicht, sollten Medikamente genommen werden.

## Verbrennungen

Schwere Verbrennungen führen ungefähr bei jedem vierten Patienten zu Bluthochdruck. Der extreme Stress, den solche Verbrennungen auslösen, bedingt hier die Erhöhung des Blutdrucks. Außerdem werden bei Verbrennungen auch Hormone freigesetzt, welche die Blutgefäße verengen. Nach ungefähr zwei Wochen geht der Blutdruck üblicherweise wieder auf Normalwerte zurück.

# Teil II

# Die medizinischen Folgen kennen lernen

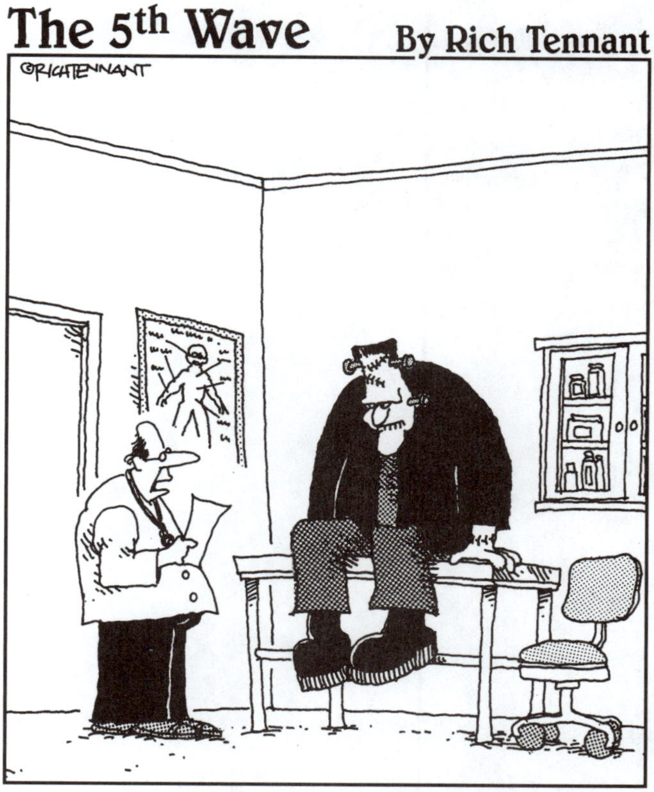


*»Es ist sehr wichtig, dass wir Ihren Blutdruck unter Kontrolle bekommen. Er gefährdet nicht nur Herz und Nieren, sondern vor allem auch Ihr derzeitiges Gehirn.«*

## In diesem Teil ...

Unter den hohen Blutdruckwerten leiden vor allem drei Organe des Körpers: das Herz, die Nieren und das Gehirn. In diesem Teil werde ich darstellen, was genau bei Bluthochdruck in diesen Organen passiert. Sie werden auch sehen, warum es besser ist, jede kleine Schädigung möglichst frühzeitig zu finden und damit die Heilungschancen zu verbessern. Aber auch mit den Fragen, wie mit bleibenden Organschädigungen umzugehen ist, werde ich mich beschäftigen.

Ich werde die drei Organe getrennt in jeweils einem Kapitel behandeln. Leider ist der Bluthochdruck nicht so genügsam, dass er sich jeweils nur ein Organ vornimmt. Eine unbehandelte Hypertonie führt meist gleichzeitig in allen drei Organen zu Schädigungen.

# Das Herz – Die Pumpe im Körper

5

## In diesem Kapitel

- Der Weg des Blutes durch den Körper
- Verschiedene Krankheiten, die das Herz betreffen
- Wenn das Herz Probleme macht
- Schlechte Angewohnheiten abstellen

Herzerkrankungen sind die führende Todesursache bei uns Menschen. Das Herz besteht aus dem Herzmuskel, der das Blut durch den Körper pumpt, und den Gefäßen, die diesen Muskel mit dem nötigen Sauerstoff und den Nährstoffen versorgen. Erkrankungen dieses Systems sind zum Beispiel die *Angina pectoris* (Brustenge) als Zeichen einer Minderversorgung des Herzmuskels, der *Herzinfarkt* (Absterben von Herzmuskelzellen) und eine *Herzinsuffizienz* (Herzschwäche). Bei allen drei Formen spielt Bluthochdruck eine entscheidende Rolle.

Nur ganz selten findet man einen Hypertonus ohne irgendwelche anderen Risikofaktoren wie zum Beispiel Diabetes mellitus, Rauchen oder Bewegungsmangel. Solche Risikofaktoren erhöhen in Kombination mit einem Bluthochdruck das Risiko eines Herzinfarktes um das 15- bis 20fache. Jemand, der seinen Bluthochdruck nicht behandelt, reduziert seine Lebenserwartung um 10 bis 20 Jahre. Wenn ein Hypertoniker aber erfolgreich behandelt wird, hat er die gleichen Chancen, alt zu werden, wie jeder andere.

Wenn Sie unter einem Bluthochdruck leiden und nichts dagegen unternehmen – weil Sie vielleicht im Moment noch nichts von dem Blutdruck spüren –, dann setzen Sie Ihr Leben aufs Spiel. Machen Sie sich die Mühe und messen Sie Ihren Blutdruck regelmäßig und zuverlässig, befolgen Sie die Tipps oder Hinweise Ihres Arztes und aus Teil III dieses Buches. Dann garantiere ich Ihnen nicht nur ein längeres Leben, sondern auch eine bessere Lebensqualität. Ohne diese Maßnahmen werden Sie früher oder später unter allen möglichen medizinischen Problemen leiden.

In diesem Kapitel möchte ich Ihnen näher bringen, was Sie über Ihr Herz und einen hohen Blutdruck wissen sollten. Hier lege ich die Basis für den dritten Teil des Buches. Wenn Sie das Kapitel ganz lesen, wissen Sie, warum ein normaler Blutdruck so wichtig ist – vor allem für Ihr Herz. Die beiden anderen Kapitel in diesem Teil informieren Sie dann über die Auswirkungen des hohen Blutdrucks auf die Nieren und das Gehirn.

Ich werde jetzt Herz, Nieren und Gehirn nacheinander in einzelnen Kapiteln näher beleuchten. Der Bluthochdruck schafft das alles auf einmal. Schäden an allen drei Organen treten häufig gleichzeitig auf.

## Die starke Pumpe in uns

Das Herz ist wirklich ein sehr beeindruckendes Organ. Ein Muskel von der Größe Ihrer Faust, der dafür sorgt, dass der gesamte Körper mit Blut und Nährstoffen versorgt wird – und dabei wiegt der Körper ungefähr 15-mal so viel wie das Herz.

Das Herz liegt geschützt durch das Brustbein im Brustkorb zwischen den Lungenflügeln. Im Herzen befinden sich vier Hohlräume: der rechte und der linke Vorhof (*Atrium*) und die rechte und linke Kammer (*Ventrikel*). Im rechten Vorhof kommt das Blut aus dem Körper an – die Vena cava, die das Blut aus dem Ober- und dem Unterkörper sammelt, mündet dort. Das Blut wird dann in den rechten Ventrikel gepumpt und von dort weiter in die Lunge. Durch die Lungenvenen gelangt das frisch mit Sauerstoff angereicherte Blut dann zurück in den linken Vorhof und weiter in die linke Kammer. Die linke Herzkammer pumpt das Blut dann in die große Hauptschlagader (*Aorta*). Von der Aorta aus gibt es viele Abzweigungen, die sich immer feiner aufteilen und alle Organe und Gewebe im Körper versorgen.

Damit das Blut nicht umgekehrt fließen kann, sind die Hohlräume im Herzen alle durch Klappen getrennt, die wie Ventile funktionieren – sie öffnen sich nur in eine Richtung.

Dieses eindrucksvolle Pumpsystem bewegt jede Minute ungefähr vier Liter Blut durch den Körper. Das macht 240 Liter Pumpleistung pro Stunde. An einem ruhigen Tag werden so fast 6.000 Liter Blut gepumpt. Bei einem trainierten Sportler kann diese Menge übrigens pro Minute bei 30 Litern liegen.

Das Herz, die Gefäße, die das Blut transportieren, und das Blut nennt man zusammen das *kardiovaskuläre* System (Herz-Gefäß-System).

Sobald der Blutdruck steigt, muss das Herz stärker arbeiten, um das Blut durch die Gefäße zu pumpen. Für eine kurze Zeit ist das kein Problem, aber das Herz ist nicht entsprechend gebaut, gegen so hohen Druck zu arbeiten. Deshalb kann es dazu kommen, dass das Herz versagt. Beim Herzversagen ist der Herzmuskel zu schwach, um weiterhin die schwere Arbeit zu leisten.

## Die Versorgung des Herzens mit Nährstoffen

Genau wie jedes andere Organ muss auch das Herz mit Sauerstoff und *Glukose* (Blutzucker) und anderen Nährstoffen versorgt werden. Falls die kleinen Blutgefäße, die das Herz mit der »Nahrung« versorgen, wegen *Arteriosklerose* verengt oder blockiert sind, leiden die Herzmuskelzellen sozusagen Hunger. Dieser Zustand kann Schmerzen verursachen – die *Angina pectoris*. Wenn die Verengung zu stark ist, sterben die entsprechenden Herzmuskelzellen eventuell ab – das ist dann ein Herzinfarkt.

## Arteriosklerose verstehen

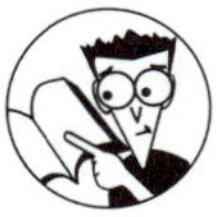

Die Arterienverkalkung oder eben Arteriosklerose ist eine Verhärtung von Arterien – ein Vorgang, der zur Verengung der Blutgefäße im ganzen Körper führen kann. Die Ablagerung von *Cholesterin* und die Bildung von *Plaques* in den Arterien verengt diese und blockiert schließlich den Blutfluss komplett (siehe Kasten *Die Bildung eines Plaques* in diesem Kapitel). Wenn der Blutfluss im Körper durch die Verengung der Gefäße blockiert wird, muss das Herz kräftiger pumpen, um diesen Widerstand zu überwinden. Der Herzmuskel wird durch die Anstrengung größer (fast so wie der Bizeps beim Gewichtestemmen) und dies ist dann eine *Hypertrophie* des Herzmuskels.

Ein Bluthochdruck kann die Ablagerung von Fetten in den Gefäßwänden fördern. Je nachdem, wo diese Ablagerungen vorkommen, zeigen sich folgende Krankheitsbilder:

✔ **Arteriolosklerose:** Bildung von Plaques und Einengung von kleinen Blutgefäßen im Körper (*Arteriolen*)

✔ **Koronare Arteriosklerose:** Verengung der Blutgefäße, die das Herz versorgen (diese heißen *Koronarien* oder auch Herzkranzgefäße)

Wenn die Herzkranzgefäße (also die, die das Herz mit Blut versorgen) immer enger werden, bekommt das Herz zu wenig Nährstoffe – eine koronare Herzkrankheit (KHK) entsteht.

In Deutschland ist der Herzinfarkt infolge einer koronaren Herzkrankheit eine der häufigsten Todesursachen. Alljährlich sterben etwa 2 Millionen Menschen an den akuten oder chronischen Folgen einer Arteriosklerose der Herzkranzgefäße. Weit mehr Menschen – etwa vier Prozent der Bevölkerung, also über drei Millionen Deutsche – leben mit einer koronaren Herzkrankheit. Es geht hier also um ein Thema, das für viele Menschen von Bedeutung ist.

Schon bei sehr jungen Menschen, die an anderen Erkrankungen gestorben sind, kann man eine koronare Herzkrankheit (KHK) finden. Aber viele Senioren haben sehr stark arteriosklerotisch veränderte Herzgefäße und sterben trotzdem nicht daran. Es gibt jedoch auch Menschen, die überhaupt keine solchen Gefäßveränderungen zeigen. Menschen ohne Risikofaktoren wie Bluthochdruck, Rauchen, sitzende Tätigkeiten und hohe Cholesterinwerte haben auch nur selten Schwierigkeiten mit dieser Schädigung der Herzkranzgefäße. Wenn allerdings in der Familie schon häufiger eine KHK gesehen wurde, besteht auch dann noch ein gewisses Risiko, wenn alle eben aufgeführten Faktoren nicht vorhanden sind.

Das Tückische an einer KHK ist, dass bei bis zu 25 Prozent aller Betroffenen das erste Anzeichen der Erkrankung der plötzliche Herztod ist. Weitere 20 Prozent sterben an Rhythmusstörungen, bevor sie ein Krankenhaus erreichen können. Alle anderen haben die Chance auf einen Eingriff, der die verschlossene Arterie wieder öffnet (siehe *Möglichkeiten der Operation* weiter unten in diesem Kapitel).

Viele Patienten mit einer koronaren Herzerkrankung zeigen eine relativ stabile Form der Angina pectoris, die ich in den folgenden Abschnitten genauer beschreiben werde.

## Die Bildung eines Plaques

Die innere Schicht der Arterien kann durch verschiedene Umstände geschädigt werden: Hypertonie, Rauchen, Diabetes, *Hypercholesterinämie* (erhöhte Blutfette) – vor allem ein erhöhter *LDL-Wert* – tragen alle dazu bei. In der folgenden Abbildung sehen Sie je einen Querschnitt durch ein gesundes Gefäß (oben), eines mit beginnenden Ablagerungen (Mitte) und unten schließlich ein Gefäß mit einem Plaque.

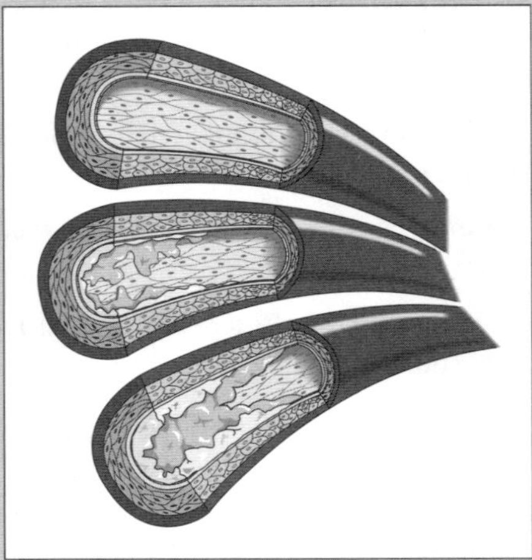

*Entstehung eines Plaques*

Sobald eine erste Schädigung der inneren Haut (*Intima*) einer Arterie vorhanden ist, lagert sich Fett in dieser inneren Auskleidung des Gefäßes ab. Dadurch, dass das Fett in der Intima liegt, kann es nicht von Blutbestandteilen unschädlich gemacht werden, sondern entwickelt sich zu einer noch schädlicheren Form.

Weiße Blutkörperchen – vor allem die so genannten Monozyten – bleiben an der geschädigten Stelle hängen und wandern in die Gefäßwand hinein. Dort beginnen sie, das veränderte Fett aufzunehmen, und entwickeln sich zu Schaumzellen. Auch Kalzium lagert sich an den Stellen ab, dadurch entstehen die Verkalkungen, die man sogar auf Röntgenbildern sehen kann.

Diese Ablagerung von Schaumzellen und Kalzium nennt man dann Plaque. Die Ansammlung wächst langsam in den Hohlraum des Gefäßes (*Lumen*) hinein, für das Blut bleibt immer weniger Platz. Sobald 80 Prozent des Lumens blockiert sind, ist der Blutfluss messbar reduziert.

Da die Oberfläche des Plaques nicht so glatt ist wie die innere Auskleidung der Arterie, bleiben dort auch häufig Blutplättchen (*Thrombozyten*) hängen und bilden ein Blutgerinnsel (*Thrombus*). Plaque und Thrombus zusammen schränken den Gefäßdurchmesser immer mehr ein. Ein Thrombus kann sich aber auch lösen und in noch kleinere Arterien hineingespült werden, die er dann komplett abdichtet – diesen Vorgang nennt man Embolie.

## Umgang mit einer stabilen Angina pectoris

Wir sprechen dann von einer *stabilen Angina pectoris*, wenn jemand regelmäßig bei bestimmten Belastungen – zum Beispiel Bewegung – ein Engegefühl in der Brust oder anfallsartige Herzschmerzen mit oder ohne Ausstrahlung in den Bereich von Arm, Schulter, Rücken oder Kinn hat. Die Angina ist ein Zeichen für einen verminderten Blutfluss zum Herzen, entweder aufgrund einer Blockierung oder aber auch, wenn zum Beispiel nach dem Essen viel Blut in den Magen-Darm-Trakt fließt und das Herz aufgrund einer Vorschädigung nicht mehr ausreichend versorgt wird. In Abbildung 5.1 sind die größeren Gefäße dargestellt, die den Herzmuskel versorgen. Die rechte Koronararterie versorgt die rechte Herzhälfte. Die linke spaltet sich in einen vorderen Ast, der die Vorderseite des linken Herzens versorgt, und einen hinteren Ast (*Ramus circumflexus*), der für die Rückseite des linken Herzens zuständig ist. Linke und rechte Koronararterie entspringen in dem Bereich, in dem die Aorta aus dem linken Ventrikel abgeht.

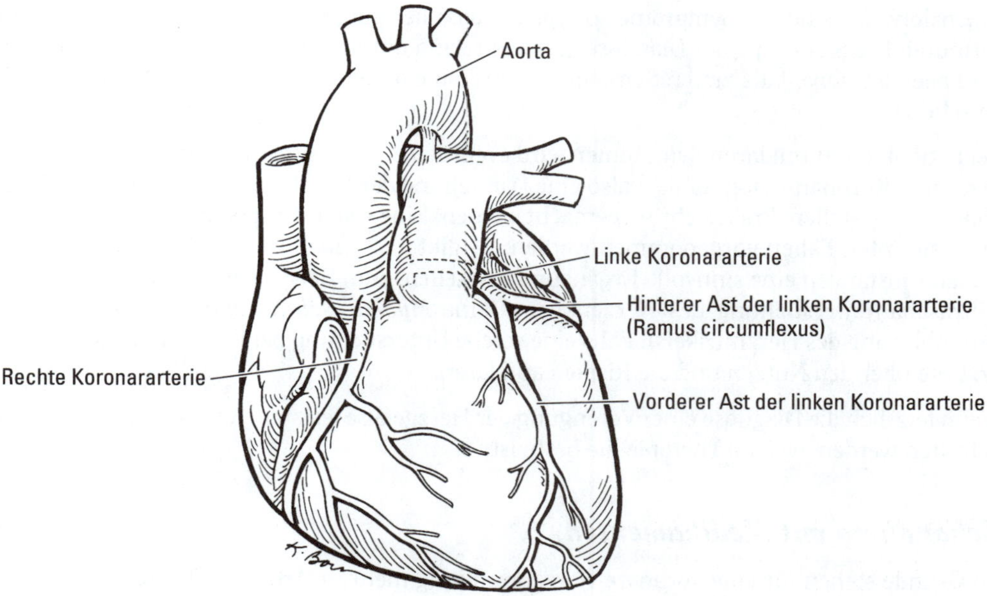


*Abbildung 5.1: Die Blutversorgung des Herzens*

### Typische Symptome und die Diagnosestellung

Die folgenden Anzeichen sind typisch für eine koronare Herzerkrankung:

✔ Die Schmerzen in der Brust beginnen bei Bewegung und lassen in Ruhe wieder nach. Meist wird der Schmerz vorne in der Brust gespürt und oft strahlt er in den linken Arm aus. Nach einer Mahlzeit oder bei Stress genügen schon kleine Anstrengungen, um den Schmerz auszulösen. Eventuell können starke Emotionen sogar ohne zusätzliche Bewegung als Auslöser ausreichen.

- Manchmal wird gar kein Schmerz empfunden, sondern lediglich ein Engegefühl, Brennen, Druck oder ein Gefühl der Schwere im Brustkorb.
- Das unangenehme Gefühl oder der Schmerz wird in der Mehrzahl der Fälle links hinter dem Brustbein gefühlt. Aber auch andere Lokalisationen kommen vor: in der rechten Brusthälfte, dem Oberbauch, der linken oder auch der rechten Schulter. Manche Patienten geben auch nur Schmerzen im Unterkiefer an. Sehr häufig strahlt der Schmerz in den Rücken aus.
- Unter Umständen dauert die Empfindung nur ein paar Minuten – vor allem, wenn der Betroffene sich bei Schmerzbeginn sofort ausruht. Eine stabile Angina dauert nicht länger als 30 Minuten.
- Typischerweise hilft Nitroglycerin, die Symptome zu reduzieren oder zu beenden. Diese Tatsache erleichtert die Diagnosestellung.

Normalerweise sind die Symptome so typisch, dass der aufgesuchte Arzt sofort eine Angina vermutet. Die Sicherung der Diagnose geschieht dann durch ein EKG bei Belastung. Der Test wird beendet, sobald die ersten Symptome auftreten oder eine typische Veränderung im EKG zu sehen ist.

Bei Patienten mit unklaren Symptomen wird eventuell eine weitere Untersuchung vorgenommen, eine Koronarangiographie – also eine Darstellung der Herzkrankgefäße. Auf diese Weise können Engestellen direkt sichtbar gemacht werden. Eine solche Untersuchung muss aber nur in bestimmten Fällen vorgenommen werden. Es gibt auch noch weitere Tests, die unter gewissen Umständen eine sinnvolle Ergänzung darstellen, zum Beispiel eine Echokardiographie (Ultraschalluntersuchung des Herzens) und eine *Myokardszintigraphie* (Darstellung der Durchblutung des Herzmuskels). Falls eine solche Untersuchung bei Ihnen nötig ist, wird Ihr Arzt Sie über den Nutzen und die Risiken aufklären.

Wenn letztlich die Diagnose einer Verengung der Herzgefäße feststeht, muss die Entscheidung getroffen werden, welche Therapie die beste ist.

## Behandlung mit Medikamenten

Im Grunde stehen für eine koronare Herzerkrankung mehrere Arten der Therapie zur Verfügung und jede hat Vor- und Nachteile. Die stabile Angina pectoris kann zum einen mit Medikamenten behandelt werden. Viele Patienten können aber auch durch eine operative Wiederherstellung des Blutflusses (*Revaskularisierung*) geheilt werden. Eine solche Revaskularisierung ist entweder eine *Bypass-Operation* oder eine *perkutane Koronarintervention*. Auf diese beiden Methoden komme ich später im Abschnitt *Möglichkeiten der Operation* noch zurück.

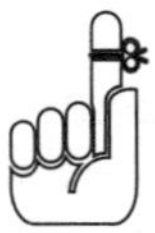

Zu jeder Behandlung gehören auf jeden Fall auch begleitende Maßnahmen:

- Die Beruhigung und ausführliche Erklärung der Krankheit durch den Arzt
- Die Feststellung und Behandlung von verschlimmernden Faktoren wie zum Beispiel weitere Erkrankungen
- Die Anpassung der körperlichen Aktivität an die derzeitigen Bedingungen

- ✔ Das Risikofaktoren-Management: Erhöhte Blutfette, ein Bluthochdruck, Diabetes, Übergewicht und Rauchen sind Faktoren, die schwerwiegende koronare Ereignisse wahrscheinlicher machen. All diese Risiken gilt es so gut wie möglich auszuschalten. (Mehr Informationen dazu finden Sie auch im Abschnitt *Risikofaktoren vermindern* weiter hinten in diesem Kapitel.)

Eine Reihe von Medikamenten kann erfolgreich die Schmerzen senken und die schmerzfreien Zeiten verlängern.

- ✔ **Nitrate** werden seit vielen Jahren erfolgreich eingesetzt. Sie erweitern gezielt die Blutgefäße und senken damit gleichzeitig den Blutdruck, so dass das Herz auch nicht so schwer arbeiten muss. Nitrate wie Glyceroltrinitrat, Isosorbitdinitrat und Isorsorbid-5-Mononitrat werden sehr schnell durch die Schleimhäute aufgenommen. Nitroglyzerin wird als Tablette, Kapsel, Topfen oder Spray eingenommen (zum Beispiel auch unter die Zunge gegeben) oder als Pflaster aufgeklebt. Zum einen wirkt es schnell und effektiv bei ersten Anzeichen einer Angina pectoris, andererseits kann es auch vorbeugend vor körperlichen Belastungen genommen werden.
- ✔ **Beta-Rezeptorenblocker** wie Propanolol, Metoprolol und Atenolol reduzieren den Sauerstoffbedarf des Herzens. Dies erreichen sie, indem das Herz vor allem bei Anstrengungen langsamer und weniger kraftvoll schlägt. Bei bestimmten Lungenerkrankungen dürfen sie nicht eingesetzt werden, sind aber ansonsten in der Lage, das Leben von Betroffenen zu verlängern – vor allem bei Patienten, die bereits einen Infarkt hatten.
- ✔ **Kalziumkanalblocker** (z.B. Nifedipin, Verapamil, Diltiazem und Amlodipin) erweitern die Herzkrankgefäße und vermindern auch den Sauerstoffbedarf des Herzens. Sie kommen besonders dann zum Einsatz, wenn Betablocker nicht genommen werden können.

## Möglichkeiten der Operation

Zwei operative Methoden stehen bei einer Angina pectoris zur Verfügung: PTCA (*perkutane transluminale Koronarangioplastie* – also auf Deutsch: durch die Haut stattfindende Operation am Herzkranzgefäß) und Bypass-Operation (abgekürzt CABG für *coronary artery bypass graft* – auf Deutsch: Transplantation eines Teilstücks der Herzkranzgefäße).

Wissenschaftliche Studien über diese beiden Methoden zeigen, dass sie bei Gefäßverschlüssen an nur einer Stelle in etwa gleich effektiv sind. Sobald mehrere Stellen betroffen sind und der Patient auch noch Diabetiker ist, sind die Ergebnisse der Bypass-Operation besser.

Bei der PTCA wird ein flexibler Draht durch die Haut und große Venen bis ins Herz geführt. Wenn die betroffene Stelle erreicht ist, wird ein Ballon am Ende des Drahtes aufgeblasen, der die Engstelle aufweitet. Damit die erreichte Erweiterung des Gefäßes dauerhaft bestehen bleibt, wird dann ein so genannter *Stent* an der Stelle eingesetzt. Dieser Stent besteht aus einem stabilen Metallgeflecht, das in die Gefäßwand einwächst.

Bei einer CABG wird entweder das verengte Stück der Arterie durch ein körpereigenes Stück einer Vene ersetzt (meist die *Vena saphena* aus dem Bein) oder der Blutfluss wird über die Verbindung mit einer im Brustkorb verlaufenden Arterie (eine oder beide *Arteriae mamma-*

*riae*) wieder hergestellt. Während einer Operation können auch mehrere Gefäße gleichzeitig versorgt werden.

Die PTCA hat einige Vorteile, wenn man sie mit der CABG vergleicht:

- Für einen erfahrenen Operateur ist die PTCA der einfachere Eingriff und es ist keine Vollnarkose notwendig.
- Der Brustkorb wird nicht eröffnet.
- Während der Operation kann das Herz weiter pumpen, da keine herznahe Arterie eröffnet wird.
- Die Heilung geht sehr schnell, da der Eingriff nicht so schwerwiegend ist.

Die CABG ist ein größerer Eingriff, der auch eine längere Erholungsphase nach sich zieht. Allerdings kann durch eine CABG auch häufig ein dauerhaftes und gutes Ergebnis erzielt werden. In letzter Zeit wurden Methoden entwickelt, die es erlauben, ohne den Einsatz einer künstlichen Pumpe während der Operation auszukommen. Dadurch wird die CABG attraktiver.

Nachteile und Komplikationen tauchen bei jedem Eingriff auf. Zum Beispiel kann eine PTCA nicht stattfinden, wenn das Gefäß bereits komplett verschlossen ist. Ebenso hat eine PTCA wenig Zweck, wenn an vielen Stellen eine Verengung der Arterien vorliegt. Bei Diabetikern werden mit einer PTCA auf lange Sicht keine guten Ergebnisse erzielt, weshalb bei ihnen meist eine CABG bevorzugt wird.

Die Komplikationen, die bei der CABG auftreten können, müssen allerdings auch bei der Therapie-Entscheidung berücksichtigt werden: akuter Herzinfarkt, Schlaganfall, Infektionen an der Operationsstelle und gerade bei älteren Patienten auch eine relativ hohe Sterblichkeit wegen des schweren Eingriffs. Gerade bei Senioren und Menschen mit weiteren Erkrankungen wird eine CABG deshalb nur vorgenommen, wenn es die einzige Alternative ist.

## Behandlung eines akuten Herzinfarktes

Bei einem Herzinfarkt – auch Myokardinfarkt genannt (*Myo* = Muskel, *Kard* = Herz) – stirbt Herzmuskelgewebe ab, weil es nicht ausreichend mit Blut versorgt wird. Für ungefähr die Hälfte aller Betroffenen endet dieses Ereignis tödlich, wobei sich zwei Drittel dieser Todesfälle ereignen, bevor der Betroffene das Krankenhaus erreicht, weil das Herz nicht mehr in der Lage ist, die lebenswichtigen Organe ausreichend mit Blut zu versorgen.

Die Symptome eines Herzinfarkts sind nicht immer gleich, relativ häufig sind folgende Beschwerden:

- Ein anhaltender **Schmerz** ist das häufigste Leitsymptom bei einem akuten Herzinfarkt. Manche Menschen beschreiben ihn als den schlimmsten Schmerz, den sie je erlebt haben. Meist sitzt er tief in der Brust und wird als Organschmerz (schwer, drückend, zerreißend, brennend oder ziehend) beschrieben. Häufig ist eine Ausstrahlung in Richtung Oberbauch, linker Arm, Kinn oder Rücken.

- ✔ Nicht selten zeigt sich ein Herzinfarkt auch durch plötzlich auftretende Verwirrung bis hin zum **Bewusstseinsverlust** – hervorgerufen durch Herzrhythmusstörungen und Blutdruckabfall.
- ✔ Manche Menschen fühlen lediglich ein Schwitzen und ein Herzstolpern – vor allem bei Diabetikern verläuft der Herzinfarkt häufig ohne große Schmerzen – Mediziner sprechen dann von einem »stummen Infarkt«.

Sobald Sie den Verdacht auf einen Herzinfarkt haben, sollten Sie nicht erst Ihren Hausarzt, sondern sofort den Notarzt unter 112 anrufen, damit Sie möglichst schnell das nächste Krankenhaus erreichen.

Der Arzt wird Ihnen Fragen zu den Schmerzen stellen und wissen wollen, ob Sie die schon häufiger hatten. Er wird wissen wollen, ob Sie Übelkeit, Schwindel oder ein Schwächegefühl verspürt haben.

Der Blutdruck wird gemessen, das Herz abgehört und ein EKG geschrieben. Schließlich wird auch noch Blut abgenommen, um die Herzenzyme zu messen. Eine Echokardiographie kann weitere Auskunft geben. All diese Untersuchungen zusammen zeigen dann ganz genau, was am Herzen passiert ist, und legen die Basis für die richtige Therapie.

Verschiedene Medikamente und Kombinationen stehen für diese Therapie zur Auswahl. Für alle ist jedoch extrem wichtig, dass möglichst wenig Zeit zwischen dem Auftreten der ersten Symptome und der Therapie vergeht – deshalb ist es so wichtig, dass Sie unmittelbar den Notarzt anrufen, wenn Sie den Verdacht auf einen Herzinfarkt haben.

Eine wichtige Neuerung der letzten Jahre in der Therapie der Herzinfarkte ist die *Lyse*. Sofern keine Kontraindikationen vorliegen und noch nicht zu viel Zeit seit dem Beginn der Symptome vergangen ist, können damit gute Ergebnisse erzielt werden. Für die Thrombolyse wird ein Medikament in die Vene gespritzt. Dieses Mittel kann das Blutgerinnsel auflösen, welches das kleine Blutgefäß am Herzen blockiert.

Bei einem Teil der Patienten kann es nach der erfolgreichen Auflösung des Blutgerinnsels (*Thrombus*) zu einem Wiederverschluss kommen, der dann eventuell mit einer PTCA oder CABG behandelt werden kann (beide Verfahren sind weiter oben in diesem Kapitel im Abschnitt *Möglichkeiten der Operation* genauer beschrieben).

Je nach Situation ist auch eine PTCA die erste Therapiewahl – also ohne dass vorher eine Thrombolyse versucht wird. Vor allem bei denjenigen Patienten, die eine Kontraindikation für die Lyse haben, wie zum Beispiel solche mit Gehirnblutungen, Schlaganfällen oder auch einer massiven Hypertonie – systolisch über 180 mmHg oder diastolisch über 110 mmHg.

Nach der Therapie wird ein Patient mit Herzinfarkt immer erst einmal auf einer speziellen Intensivstation überwacht. Die Dauer des Aufenthalts dort ist abhängig von der jeweiligen Situation und kann nicht von vornherein bestimmt werden. Wichtig ist jedenfalls in den ersten Stunden absolute Bettruhe. Danach erfolgt eine langsame Mobilisierung, die jedoch ganz in der Hand des behandelnden Teams liegen sollte.

Einige Studien haben bewiesen, dass das Wiederauftreten von Infarkten durch bestimmte Medikamente relativ gut verhindert werden kann. Auch diese Medikamente sollten möglichst frühzeitig eingesetzt werden. In Frage kommen hier Acetylsalicylsäure, Betablocker, ACE-Hemmer, Clopidogrel und Cumarinderivate. Welches im speziellen Fall die richtige Therapie-Kombination ist, wird Ihr Arzt entscheiden.

Wichtig ist in jedem Fall wiederum die Reduktion von Risikofaktoren wie Rauchen, Bluthochdruck, erhöhte Blutfette und Übergewicht.

## Die Entwicklung einer Herzschwäche

Wenn der Blutdruck sehr hoch ist, dann muss das Herz gegen diesen hohen Widerstand pumpen. Um das auf Dauer zu schaffen, muss es an Muskelkraft zulegen – das ist so ähnlich, als wenn wir unseren Bizeps mit Gewichten trainieren –, das Herz wird größer und dicker. Diese Kompensation funktioniert häufig eine Weile lang ganz gut, allerdings kommt es dann früher oder später zur Überlastung und zur *Dekompensation*. Das Herz kann dann nicht mehr ausreichend Blut in den Körper pumpen, es wird *insuffizient* – die *Herzinsuffizienz* wird sichtbar.

Die Herzinsuffizienz scheint die einzige Herzkreislauferkrankung zu sein, die immer häufiger auftritt. Für Deutschland gilt, dass eine Herzinsuffizienz die häufigste Diagnose bei Menschen über 65 Jahren ist. Und da die Erkrankung vor allem bei Senioren vorkommt, wird sie wohl noch weiter ansteigen, da die Bevölkerung immer älter wird. Es gibt viele verschiedene Ursachen für eine Herzinsuffizienz, wie zum Beispiel Infektionen, eine Blutarmut, Herzrhythmusstörungen, Lungenerkrankungen, besondere Belastungen des Herzens oder eben eine Hypertonie.

## Die Anzeichen erkennen

Eventuell fühlen Sie sich mit einer Herzinsuffizienz einfach nur schlapp und müde. Manchmal bemerken Angehörige auch zunächst nur kurze Zeiten der Verwirrung, weil auch das Gehirn nicht ausreichend mit Blut versorgt ist.

Eine Herzinsuffizienz kann sich durch verschiedene Symptome zeigen. Eventuell haben Sie die typischen Zeichen einer Angina pectoris mit Schmerzen hinter dem Brustbein und Ausstrahlung in Arm, Kiefer, Oberbauch oder Rücken (Angina pectoris wird weiter vorne im Abschnitt *Umgang mit einer stabilen Angina pectoris* näher beschrieben). Das liegt dann daran, dass das Herz sehr viel arbeiten muss und durch die verdickten Wände auch noch schlechter zu versorgen ist. Deshalb ist es sehr schnell unterversorgt.

Das häufigste Zeichen einer Herzinsuffizienz ist aber die Luftnot (Mediziner sprechen von einer *Dyspnoe*). Zunächst tritt sie nur bei Anstrengungen auf. Jeder Mensch muss bei Anstrengung schwerer atmen, der Unterschied besteht lediglich darin, bei welchem Belastungsgrad eine solche Luftnot auftritt. Wenn das Herz schwächer wird, kommt die Luftnot auch bei geringeren und kleinen Belastungen vor. Schließlich fällt bereits in Ruhe das Atmen schwer, die Betroffenen sind kurzatmig und vertragen keine Belastungen mehr.

Atemnot, Verwirrung, schwere Müdigkeit und Schmerzen in der Herzgegend sollten als ein Signal genommen werden, den Arzt aufzusuchen.

Wenn Betroffene auch im Liegen Luftnot haben (*Orthopnoe*), ist das ein Zeichen für eine Lungenstauung. Es kommt durch den gesteigerten Druck in den Blutgefäßen der Lunge irgendwann dazu, dass Flüssigkeit aus den Blutgefäßen in die Lunge abgegeben wird. Vor allem im Liegen staut sich dort immer mehr Flüssigkeit an und macht das Atmen schwer. Betroffene legen sich nur sehr ungern flach hin und schlafen mit erhöhtem Oberkörper. Wenn sie nachts von den Kissen runterrutschen, wachen sie oft mit Luftnot oder dem typischen nächtlichen Husten auf. Durch Aufsetzen lässt die Luftnot sehr schnell nach. Ist dies nicht der Fall, sprechen wir von einer *paroxysmalen nächtlichen Dyspnoe* – also einer anfallsartig auftretenden nächtlichen Luftnot.

Eine paroxysmale nächtliche Luftnot geht eventuell auch nach längerem Sitzen nicht von selbst vorbei und sollte umgehend medizinisch behandelt werden.

## Woran der Arzt eine Herzinsuffizienz erkennt

Der Arzt kann eventuell bei einer Untersuchung mehrere Anzeichen einer Herzschwäche bemerken, die jedoch nicht nur bei dieser Erkrankung auftreten:

- Der Druck in den Blutgefäßen, die zum Herzen führen, ist erhöht – weil das Herz das Blut nicht ausreichend weiterpumpt. Dieser Druck ist an bestimmten Körperstellen sichtbar.
- In der Lunge sind typische Geräusche zu hören, die durch die Flüssigkeit in den *Alveolen* (Lungenbläschen) beim Atmen entstehen.
- Das angestrengt schlagende Herz ist eventuell hinter dem Brustbein zu tasten.
- Typische *Ödeme* (Flüssigkeitsansammlungen im Gewebe) finden sich in den Beinen. Der Druck mit dem Daumen im Bereich des Knöchels hinterlässt eine Delle, die erst nach ein paar Minuten wieder verschwindet.
- Die Leber ist eventuell vergrößert zu tasten, ebenso kann die Milz gestaut und vergrößert sein.
- In einem späteren Stadium kann es zur Gelbsucht (*Ikterus*) kommen, da die Leber durch die Stauung immer mehr geschädigt wird.
- Unter Umständen ist der Bauch angeschwollen, weil sich auch dort Flüssigkeit ablagert (*Aszites*).
- Durch den schlechten Blutfluss können Arme und Beine blass, kalt und schweißig sein.
- Die Urinproduktion geht zurück, wenn die Nieren schlecht durchblutet werden.
- Nach einer lange bestehenden und schweren Herzinsuffizienz klagen viele Betroffene über Depressionen und Impotenz.

In einer Röntgenaufnahme des Brustkorbs und einem *Elektrokardiogramm* (*EKG*) kann Ihr Arzt sehen, wie schwer eine Herzinsuffizienz ist:

- Die **Röntgenaufnahme des Brustkorbs** zeigt die Größe des Herzens an und der Arzt kann darauf auch Flüssigkeitsansammlungen in der Lunge erkennen. Oft sind auch die großen Venen deutlich vergrößert zu erkennen, wenn sich in ihnen das Blut vor dem Herzen staut.
- Das **Elektrokardiogramm (EKG)** zeigt die elektrische Reizleitung im Herzen und gibt gleichzeitig Auskunft über Funktion, Lage und Größe des Herzens. Auch daraus können Hinweise auf eine Insuffizienz gewonnen werden.

Wie Sie sehen, ist das eine Beschreibung eines sehr schwer kranken Menschen. Sie möchten bestimmt nicht irgendwann in den Spiegel schauen und diesen Menschen dort sehen, oder? Aus diesem Grund sollten Sie sofort damit beginnen, dieses Schicksal abzuwenden. Folgen Sie den Empfehlungen in Teil III, um Ihren Blutdruck zu senken und damit die Entwicklung einer Herzinsuffizienz zu verhindern.

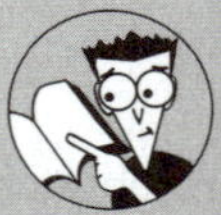

### Auswurffraktion – was soll das sein?

Die so genannte Auswurffraktion (Ejektionsfraktion) ist eine Maßeinheit, mit der man die Funktion des Herzens darstellen kann. Deshalb will ich Ihnen hier erklären, was damit gemeint ist. Die Auswurffraktion bezeichnet den Anteil an Blut, der bei einer Aktion des Herzens in den Kreislauf gepumpt wird, im Verhältnis zu der Blutmenge, die vorher in der Herzkammer war. Wenn also zum Beispiel am Ende der Diastole (Füllung der Herzkammer) 70 ml Blut in der linken Herzkammer sind, dann werden durch eine gesunde Kontraktion des Herzmuskels ungefähr 65 Prozent (ca. 45 ml) davon in den Kreislauf gepumpt. Wenn das Herz aber nun vergrößert ist, findet sich am Ende der Diastole mehr Blut in der Kammer (zum Beispiel 90 ml). Von diesem Blut wird aber nur ein kleinerer Teil ausgestoßen, weil die Pumpleistung des Muskels nicht mehr so gut ist. Im Endeffekt können dann auch ungefähr 45 ml in den Kreislauf gelangen, dies sind dann aber nur 50 Prozent des Kammervolumens. Das Schlagvolumen ist also beide Male gleich (45 ml), die Auswurffraktion zeigt aber, dass der Herzmuskel nicht mehr so gut pumpt.

Diese Werte sind besonders unter Belastung interessant, weil dann das Herz größere Schwierigkeiten hat, den höheren Anforderungen gerecht zu werden. Eventuell wird erst dann eine unzureichende Leistung des Herzens sichtbar.

## Die Behandlung der Herzinsuffizienz

Nachdem eine Herzinsuffizienz diagnostiziert wurde, ist es an Ihrem Arzt, Ihnen alle nötigen Informationen zu geben und Sie mit den geeigneten Medikamenten zu versorgen. Die Therapie der Herzinsuffizienz entwickelt sich schnell weiter und ist durchaus kompliziert. Ich will das hier nicht im Detail darstellen, weil es nicht direkt unser Thema ist. Für uns ist im Moment der Zusammenhang mit dem Bluthochdruck interessant. Und da gibt es durchaus einige Überschneidungen.

Zum Beispiel wird Ihr Arzt Ihnen wahrscheinlich empfehlen, weniger Salz zu sich zu nehmen. Sinnvoll ist eine Aufnahme von weniger als drei Gramm Salz pro Tag. Dies senkt nicht nur Ihren Blutdruck, sondern verhindert auch, dass sich viel Wasser im Gewebe ablagert.

Auch in Bezug auf mäßige Bewegung, Gewichtsreduktion und gesunde Ernährung laufen die Empfehlungen für eine Herzinsuffizienz und die Hypertonie in vieler Hinsicht auf das Gleiche hinaus.

Überschneidungen gibt es auch bei den Medikamenten: *ACE-Inhibitoren*, Diuretika und gefäßerweiternde Substanzen (*Vasodilatatoren*) kommen zum Einsatz (mehr Informationen zu den Medikamenten finden Sie in Kapitel 13).

## Risikofaktoren vermindern

Ein unkontrollierter hoher **Blutdruck** erschwert die Behandlung einer Herzinsuffizienz und eines akuten Herzinfarkts und ist somit ein Risikofaktor. Deshalb wird im Rahmen der Therapie dieser Ereignisse immer auch die Normalisierung des Blutdrucks angestrebt. Sinnvollerweise sollte der Bluthochdruck deshalb schon vor dem Auftreten solcher schwerwiegenden Erkrankungen beherrscht werden.

Leider lassen sich nicht alle Risikofaktoren einfach behandeln. Wenn Sie aber alles Mögliche unternehmen, um die vermeidbaren Risikofaktoren auszuschalten, dann können die verbleibenden, nicht vermeidbaren nicht mehr so großen Schaden anrichten. Zu diesen gehören:

- ✔ Herzerkrankungen in der Familie
- ✔ Höheres Alter
- ✔ Männliches Geschlecht

Die anderen Faktoren sind aber beeinflussbar. Ich möchte noch einmal betonen, dass Sie alles daran setzen sollten, diese so weit wie möglich zu verhindern, weil sie einen großen Einfluss auf das Auftreten von Komplikationen haben.

### Erhöhte Blutfettwerte

Ein großer Teil der Bevölkerung hat einen zu hohen Cholesterinspiegel. Eigentlich ist es erstaunlich, dass wir nicht viel mehr Komplikationen – vor allem Herzinfarkte – sehen, die durch eine Hypercholesterinämie zustande kommen. Ein erhöhter Cholesterinwert ist behandelbar. Die Ernährungsempfehlungen in Kapitel 9 zusammen mit den Sportempfehlungen in Kapitel 12 helfen einen Großteil des ungesunden Blutfettes zu beseitigen. Falls diese Maßnahmen noch nicht ausreichen, kann zusätzlich zu Lipidsenkern gegriffen werden – den so genannten Statinen.

Lassen Sie Ihren Gesamtcholesterinwert bestimmen und auch die Anteile an HDL-, LDL- und VLDL-Cholesterin, um Ihr Risiko abschätzen zu können. Versuchen Sie Ihren Cholesterinwert so tief wie möglich zu senken – vor allem den LDL-Wert.

## Rauchen

In vieler Hinsicht ist Rauchen noch ein größeres Problem als erhöhte Cholesterinwerte. Denn mit dem Rauchen ist eine Sucht verbunden – was ja beim Fett nicht der Fall ist. Mit dem Rauchen aufzuhören, ist sicher noch schwieriger, als die Ernährung umzustellen. Aber es lohnt sich auf jeden Fall.

Es ist schon erstaunlich, dass so viele Menschen diesen Weg des langsamen Selbstmords wählen. Seit vielen Jahren ist bekannt, wie gefährlich das Rauchen ist. Trotzdem fangen gerade viele junge Menschen damit an. Und auch Senioren, die den Folge-Erkrankungen schon viel näher sind, ignorieren die Gefahr von Herzkreislauferkrankungen, Lungenemphysem und sehr bösartigen Krebserkrankungen, die durch das Rauchen entstehen.

In Kapitel 11 gehe ich näher darauf ein, wie man das Rauchen aufhören kann – vielleicht eine der schwierigsten Aufgaben in Ihrem Leben. Aber in Bezug auf den Nutzen für Ihre Gesundheit sicher eine der besten und gewinnbringendsten Entscheidungen.

## Den Blutzucker optimal einstellen

Ungefähr zwei Drittel aller Diabetiker sterben an einem Herzinfarkt. Ein Herzinfarkt bei einem Diabetiker ist auch meistens schwieriger zu behandeln als bei Nichtdiabetikern. Die starken und ausgedehnten atherosklerotischen Veränderungen bei Diabetikern lassen auch operative Methoden wie die PTCA oder CABG weniger erfolgreich sein. Da wir Menschen insgesamt immer älter und leider auch immer übergewichtiger werden, wird dieses Problem uns in Zukunft immer mehr beschäftigen (und auch kosten).

Wenn allerdings ein Diabetiker gut eingestellt ist, sind auch die Folgen viel weniger bedrohlich. Das bedeutet also, dass eine gute Einstellung des Blutzuckers (zwischen 80 und 120 mg/dl) und ein $HbA_{1c}$-Wert unter 7 Prozent die Chancen auf ein komplikationsloses Leben deutlich erhöhen (ausführliche Informationen zum Thema Diabetes finden Sie in dem Buch *Diabetes für Dummies* aus dem Wiley-Verlag).

Im Moment wird ein Diabetes bei einem Nüchternblutzucker von 126 mg/dl diagnostiziert. Liegt der Wert zwischen 110 und 125 mg/dl, spricht man von einer gestörten Glukosetoleranz. Bereits bei diesen Werten erhöht sich aber auch das Risiko von Folge-Erkrankungen.

Der beste Umgang mit dieser Tatsache ist also, das Gewicht niedrig zu halten, sich viel zu bewegen, fettes Essen zu vermeiden und den Blutzucker möglichst unter Werten von 110 mg/dl zu halten. So können Sie Ihr Herz am besten schonen.

## Mangel an Bewegung

Bewegungsmangel konnte ganz klar als Risikofaktor für Herzkreislauferkrankungen identifiziert werden. Immer mehr Menschen üben eine sitzende Tätigkeit aus und müssen sich während der Arbeit fast gar nicht mehr bewegen. Die sportliche Betätigung muss also in der Freizeit stattfinden. Aber auch dort wird leider immer mehr Zeit vor dem Fernseher oder am Computer verbracht.

In Kapitel 12 widme ich mich ausgiebig diesem wichtigen Thema. Hier möchte ich Ihnen nur schon mal einen meiner Leitsätze mit auf den Weg geben: Je weiter Sie gehen, desto länger werden Sie leben. So einfach ist das.

# Die Nieren schützen

6

## In diesem Kapitel

- Reinigungssystem: Die Nieren filtern das Blut
- Der Einfluss der Nieren auf den Blutdruck
- Der Einfluss des Blutdrucks auf die Nieren
- Die Behandlung bei Nierenversagen und maligner Hypertonie

Ich widme jedem der drei wichtigsten, durch erhöhten Blutdruck geschädigten Organe (Niere, Herz, Gehirn) ein einzelnes Kapitel. Das bedeutet aber nicht, dass die Betroffenen diese Erkrankungen einzeln bekommen. Normalerweise entstehen alle diese Folgen in etwa gleichzeitig. Natürlich kann es je nach weiteren Begleitumständen dazu kommen, dass zum Beispiel der Nierenschaden das Krankheitsbild sehr bestimmt, während von den Folgen für das Gehirn noch gar nichts bemerkt wird. Aber im Prinzip entwickeln sich alle drei relativ gleichzeitig. Und das Gute daran ist, dass Sie deshalb auch alle drei verhindern können, wenn Sie Ihren Blutdruck gut unter Kontrolle haben.

Dieses Kapitel behandelt nun die Nieren und die Art der Schäden, die der Bluthochdruck in den Nieren verursacht. Zunächst treten nur geringe Veränderungen auf, die dann mit der Zeit schlimmer werden und schließlich zum Nierenversagen führen können. Wenn Sie dieses Kapitel gelesen haben, werden Sie hoffentlich viel Respekt vor Ihren Nieren haben und sie gut behüten.

Bisherige Bemühungen, den Blutdruck auf ein gutes Niveau zu bringen, haben für Herz und Gehirn große Erfolge mit sich gebracht – leider können wir das für die Nieren nicht sagen. Der Grund dafür mag darin liegen, dass es noch immer aufwändig und teilweise schwierig ist, den Blutdruck auf Dauer in einem gesunden Bereich zu halten.

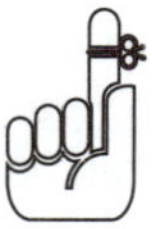

Die Diagnose eines Bluthochdrucks steht erst, wenn mehrere erhöhte Werte gemessen wurden. Ein einziger Wert ist noch nicht ausreichend. Sie sollten den Blutdruck auch auf jeden Fall in Ruhe zu Hause nachmessen – allerdings brauchen Sie dafür ein zuverlässiges Gerät (mehr Informationen zu Blutdruckgeräten finden Sie in Kapitel 2). Dies ist auch später zum Einschätzen des Therapie-Erfolgs sehr wichtig. Wenn die Diagnose dann gestellt ist, kann Bluthochdruck sich durch Änderungen im Lebensstil noch gewaltig verbessern lassen. Dies kann selbst dann noch gelingen, wenn schon Folgeschäden aufgetreten sind.

# Die Nieren anschauen

Jeder von uns hat normalerweise zwei Nieren, von denen jede knapp 200 g wiegt – das sind noch nicht einmal 0,4 Prozent unseres Körpergewichts. Jede Niere ist ungefähr zehn Zentimeter lang, fünf Zentimeter breit und zwei bis drei Zentimeter dick. Wo genau die Nieren im Körper liegen, können Sie in der Abbildung 6.1 sehen.

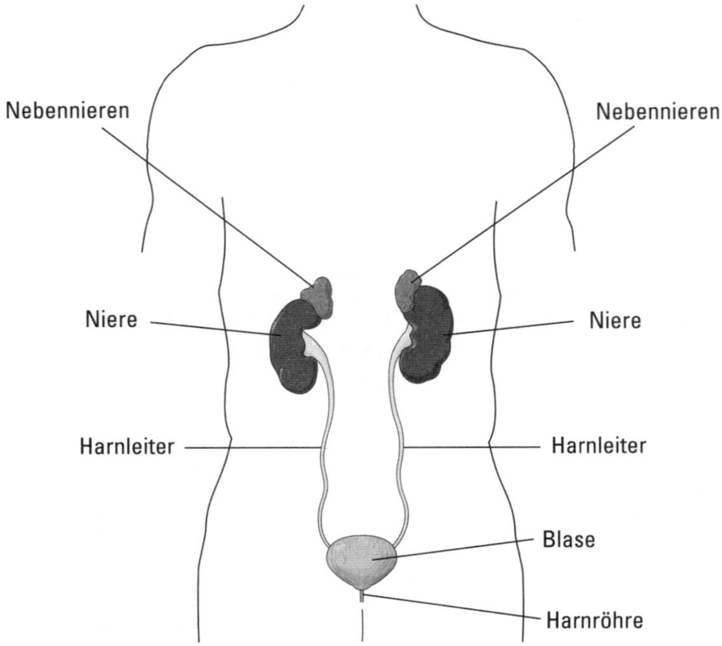


*Abbildung 6.1: Die Lage der Nieren im Körper*

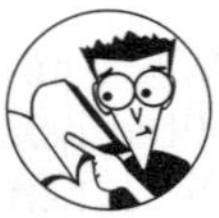

Durch die *Nierenarterie* fließt das Blut zu den Nieren. Den äußeren Bereich des Organs nennt man *Nierenrinde*, darin liegen die kleinen Blutgefäße und dort findet die Produktion des Urins statt. Darunter – im Nierenmark – liegen die *Nierenpyramiden*, deren Spitzen in die *Nierenkelche* ragen. Im Bereich der Nierenpyramiden wird der Urin aufbereitet – das heißt, dass wertvolle Substanzen (Natrium, Wasser usw.) wieder ins Blut zurückgeführt werden, während die Giftstoffe mit dem Urin ausgeschieden werden. In Abbildung 6.2 sind die größeren Bestandteile der Niere bezeichnet.

# Die Niere als Filter

Ihre Nieren sind ein eindrucksvolles Organ. Im Gegensatz zum Darm, der sozusagen einfach ausscheidet, was wir nicht verarbeiten können oder möchten, filtern die Nieren unser Blut regelrecht durch.

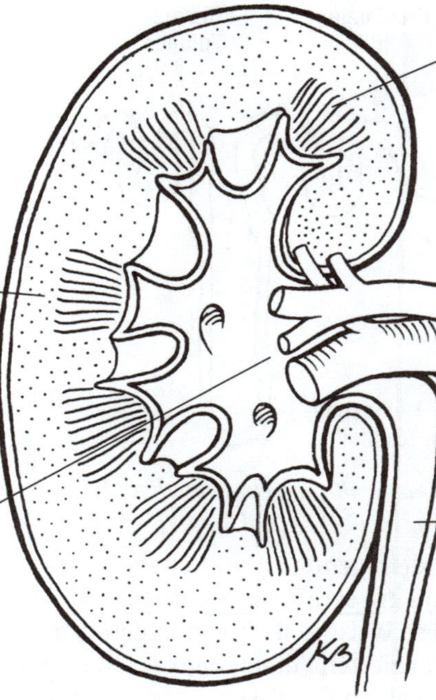


*Abbildung 6.2: Die Untereinheiten der Niere*

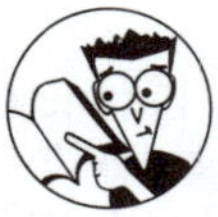

Ungefähr 20 bis 25 Prozent des Blutes, welches das Herz jede Minute pumpt, werden durch die Nieren geschleust. Von den großen Nierenarterien kommt das Blut in immer kleinere Arterien und fließt schließlich durch die Kapillaren, die kleinsten Blutgefäße des Menschen. In der Niere gibt es im Bereich der Kapillaren so genannte *Glomeruli*. Dies sind kleine Gefäßknäuel, die durch die zuführenden Kapillaren (*Vas afferens*) mit Blut gefüllt werden. In dem Glomerulus wird das Blut filtriert und was danach noch übrig bleibt, fließt durch das wegführende Gefäß (*Vas efferens*) weiter durch das Nierengewebe. Außen um das Kapillarknäuel herum liegt die *Bowmansche Kapsel*, die dieses erste Filtrat (*Primärharn*) auffängt (von diesem Primärharn produzieren wir ungefähr 180 Liter am Tag – unser Blut wird somit jeden Tag ungefähr 60 Mal in den Nieren »gewaschen«). Von der Bowmanschen Kapsel aus fließt der Urin durch einen langen Schlauch (*Tubulus*) durch das Nierengewebe. Im Verlauf dieses Schlauches, der unterschiedliche Anteile hat (proximaler Tubulus = naher Schlauch, Henlesche Schleife, distaler Tubulus = ferner Schlauch) wird dann nach und nach alles für den Körper Wichtige wieder zurück in das Blutgefäß (*Vas efferens*) aufgenommen, das den Tubulus begleitet. Diese Funktionseinheit aus Vas afferens, Glomerulus, Vas efferens, Bowmansche Kapsel und Tubulus nennt man auch *Nephron*. In jeder Niere gibt es ungefähr eine Million Nephrone.

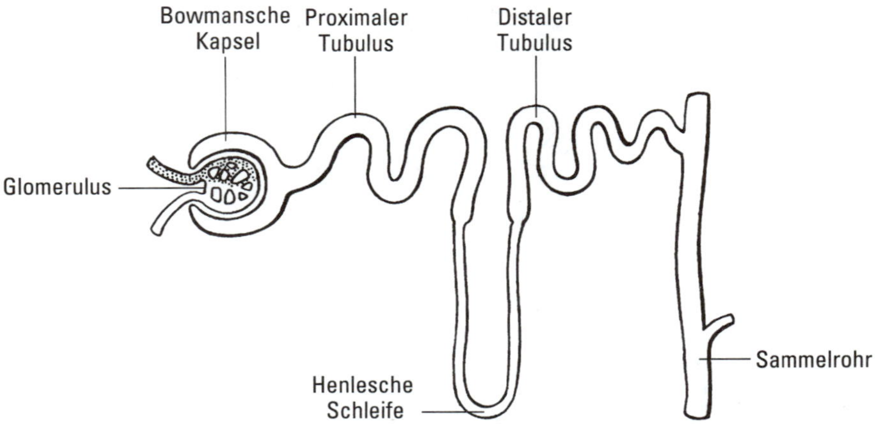


*Abbildung 6.3: Das Nephron – ein einmaliges Filtersystem*

Zunächst wird also fast alles, was klein genug ist, mit einem großen Teil des Wassers in den Urin abgegeben. Die Blutzellen und größere Eiweißpartikel sind davon nicht betroffen, aber viele kleine Stoffe gelangen auf diese Weise erst einmal in den Urin. Da wir viele dieser Stoffe aber benötigen, werden sie im komplizierten Filtersystem der Niere entlang des Tubulus wieder zurück ins Blut geholt – das gilt vor allem für Wasser, aber auch für Natrium und viele andere Stoffe. Mit einem geringen Wasseranteil zusammen werden dann die giftigen Substanzen über die Sammelrohre in das rechte und linke Nierenbecken abgegeben und fließen über die Harnleiter (Ureter) in die Blase.

Für die Filterfunktion benötigt die Niere einen Blutdruck, der in einem gewissen Rahmen liegen sollte. Sobald der Blutdruck abfällt, springt das so genannte Renin-Angiotensin-Aldosteron-System (siehe Kapitel 4 für mehr Informationen hierzu) ein und stellt diesen Blutdruck wieder her. Wenn der Blutdruck aber über längere Zeit zu hoch ist, dann verursacht er Schäden in den Nieren. Sofern der Hypertonus bestehen bleibt, kommt es schließlich zum endgültigen Nierenversagen. Bei einem Patienten mit Nierenversagen sind die Nieren nicht mehr in der Lage, die Giftstoffe aus dem Blut zu filtern. Ohne eine *Dialyse* (künstliche Blutwäsche) oder Transplantation wird der Körper dann mehr und mehr vergiftet (mehr Informationen zu Dialyse und Transplantation finden Sie weiter hinten im Abschnitt *Mit dem terminalen Nierenversagen umgehen*).

Bluthochdruck, Diabetes und auch viele andere Prozesse können die Nephrone zerstören und somit die Funktion der Nieren ruinieren. Allerdings ist sozusagen eine große Pufferzone eingebaut: Erst wenn mehr als 90 Prozent der Nephrone zerstört sind, fühlt der Betroffene sich krank, weil sich die Giftstoffe im Blut häufen. Bis dahin kann ein Nierenschaden sich durch Bluthochdruck, Blutarmut oder Knochenerkrankungen bemerkbar machen – diese Folgen entstehen, wenn ca. 70 Prozent des Gewebes nicht mehr funktionieren. Allerdings denken viele Patienten bei diesen Auffälligkeiten nicht an einen Nierenschaden.

Nierenschaden macht sich durch Bluthochdruck
Blutarmut (Anämie)
Knochenerkrankung
bemerkbar

## Die anderen Funktionen der Niere

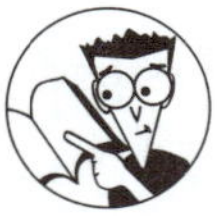

Zusätzlich zur Filter- und Entgiftungsfunktion haben die Nieren noch weitere Aufgaben, die mit dem Blutdruck zusammenhängen. Ihre Nieren produzieren Hormone und ein *Enzym* namens *Renin.*

### Reninproduktion

Die *juxtaglomerulären* (*juxta* = dicht daneben) Zellen produzieren Renin und setzen es frei. Diese Zellen befinden sich in der Nähe des *Glomerulus* am *Vas afferens* (siehe weiter vorne). Wenn der Blutdruck in diesen kleinen Gefäßen zu niedrig ist, dann werden die juxtaglomerulären Zellen aktiv und produzieren Renin. Durch die Freisetzung von Renin wird die Produktion von Angiotensin II angeregt, das mehrere Effekte hat:

- ✔ **Verengung der Blutgefäße:** Wenn die Muskeln der Blutgefäße die kleinen Arterien verengen, dann steigt der Blutdruck in den Gefäßen.
- ✔ **Aldosteronsekretion:** Aldosteron führt dazu, dass in den Nieren weniger Natrium und Wasser ausgeschieden wird, und dadurch steigt der Blutdruck weiter an.

Sobald die juxtaglomerulären Zellen wieder einen ausreichenden Blutdruck signalisiert bekommen, stellen sie die Produktion von Renin ein.

### Hormonproduktion

Ganz spezielle Zellen in den Nieren produzieren ein Hormon mit dem Namen *Erythropoetin.* Dieser Stoff, der Ihnen vielleicht aus Berichten über Doping-Affären bekannt ist, regt das Knochenmark an, mehr rote Blutkörperchen (Erythrozyten) zu produzieren. Sobald wir also Blut verlieren oder uns ins Hochgebirge begeben, wo wir mehr Erythrozyten benötigen, weil der Sauerstoffgehalt der Luft dünner ist, produziert die Niere Erythropoetin. Wenn das Nierengewebe aber zerstört wird und auch die Erythropoetin produzierenden Zellen weniger werden, bekommen wir eine *Anämie* (Blutarmut) – die roten Blutkörperchen, die den Sauerstoff im Blut transportieren, werden weniger.

Eine weitere wichtige Funktion der Niere ist die Produktion des aktiven Vitamins D3. Dieses Vitamin durchläuft mehrere Verwandlungen: Zunächst wird in der Haut die erste Stufe des Vitamins D3 durch die Wirkung von Sonnenlicht produziert. In der Leber erfolgt dann die Umwandlung in die nächste Form, die wiederum in den Nieren in die aktivste Form des Vitamins D3 (*Cholecalciferol*) umgewandelt wird. Ohne dieses aktive Vitamin D3 kann Calcium nicht in ausreichenden Mengen im Darm aufgenommen werden. Die Knochen werden entmineralisiert und werden weich – eine *Osteomalazie* ist die Folge.

S 46 Blutbild: Werte f. Na Kalium Leber- u. Nierenfunktion
Zahl der roten Blutkörperchen? der weißen?
Vit D3 / Cholesterin (Risikofaktor f. hoh. B)
Mikroalbumine Blutfette
Urin: Eiweißwerte wie hoch
Harnstoffwerte
Cl

### Liegt die Ursache für essenziellen Bluthochdruck in der Niere?

Studien zeigen, dass eine Hypertonie die Nieren schädigt. Aber woher kommt eine essenzielle Hypertonie – also ein Bluthochdruck, für den man keine Ursache findet?

Viele Wissenschaftler, welche die Nieren für den essenziellen Bluthochdruck verantwortlich machen, berufen sich auf eine Studie aus dem Jahre 1975. In dieser Studie wurden junge Ratten mit einer familiären Hypertonie und solche ohne eine familiäre Belastung operiert. Man tauschte sozusagen die Nieren aus, und zwar zu einem Zeitpunkt, als noch keine Ratte Bluthochdruck entwickelt hatte: Die Ratten aus den gesunden Familien bekamen eine Niere von einer Ratte aus der belasteten Familie. Im Gegenzug bekam die Ratte aus der belasteten Familie eine Niere aus der gesunden Familie. Das Ergebnis war, dass die Ratten aus der gesunden Familie, die eine Niere aus der belasteten Familie bekamen, Hypertonus entwickelten. Umgekehrt wurden die Ratten aus der belasteten Familie vom Bluthochdruck verschont, wenn sie eine Niere aus der gesunden Familie bekommen hatten. Offensichtlich trugen also die Nieren die Anlage für die Erkrankung in sich – auch wenn weder der Spender der kranken Nieren noch die Niere selbst vorher durch einen Bluthochdruck belastet gewesen waren.

Man schloss aus der Studie, dass Ratten mit einer familiären Belastung durch Bluthochdruck schon jung die Fähigkeit verlieren, Salz auszuscheiden. Die Salzanreicherung (*Retention*) im Körper führt dann zu Bluthochdruck.

## Die Zerstörung der Nieren

Mit Hilfe von Aldosteron, Renin, dem Herzen und noch anderen Systemen im Körper versucht die Niere, den Blutdruck in den Glomeruli genau im richtigen Bereich zu halten. Der Druck muss hoch genug sein, damit das Wasser und die Giftstoffe aus dem Blut in die Bowmansche Kapsel gedrückt werden. Aber der Blutdruck darf auch nicht zu hoch sein, weil dann die Zellen im Glomerulus zerstört werden. Wenn dieser feine Regelmechanismus gestört wird, beginnt die Zerstörung der Nieren. Sobald die ersten Glomeruli kaputt sind, müssen die übrigen deren Arbeit mit übernehmen. Damit das geschieht, steigt der Druck an den noch funktionierenden Glomeruli an, aber höherer Druck fügt wiederum Schaden zu. Auf diese Weise ermöglicht die Druckerhöhung zwar kurzfristig das Funktionieren der Nieren, zerstört aber auf Dauer weiteres Gewebe.

Es gibt zahlreiche experimentelle Studien, die den Schaden der Glomeruli durch hohen Blutdruck zeigen:

- ✔ Sobald im Tierversuch 90 Prozent des Nierengewebes entfernt werden, zerstört der erhöhte Druck das restliche Gewebe.
- ✔ Wenn die Tiere eine eiweißarme Diät bekommen, die den Blutdruck in den Glomeruli senkt, verlangsamt sich die Zerstörung.
- ✔ Medikamente, die den glomerulären Druck senken – auch wenn der Blutdruck im Arm nicht beeinflusst ist –, verlangsamen den Schaden in den Nieren.

- Medikamente, die den Blutdruck lediglich im Kreislauf, aber nicht auch in den Glomeruli der Niere senken, helfen nicht, die Nieren zu schützen.

Es ist noch nicht genau geklärt, wie der erhöhte Blutdruck die Strukturen in den Nieren zerstört. Man geht davon aus, dass bestimmte Stoffe das Zellwachstum in den Glomeruli anregen. Je mehr oder größere Zellen aber in diesem winzigen Raum sind, desto weniger Oberfläche steht für die Blutfiltration zur Verfügung. Die Zellen, welche die Innenwände der Blutgefäße auskleiden *(Endothelzellen)*, produzieren verschiedene Stoffe, zum Beispiel Stickstoffoxid, das die Gefäße erweitert, und auch solche, die Blutgefäße schädigen können.

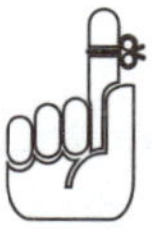

Viele Wissenschaftler gehen davon aus, dass ein essenzieller Blutdruck durch eine gesund wirkende Niere verursacht wird, die bereits die Fähigkeit verloren hat, Salz auszuscheiden (siehe Kasten *Liegt die Ursache für essenziellen Bluthochdruck in der Niere?*). Diese Vermutung wird dadurch untermauert, dass in einer Gesellschaft mit hohem Salzkonsum viele Menschen an Bluthochdruck leiden. In Kapitel 10 gehe ich auf den Zusammenhang zwischen Salz und Bluthochdruck näher ein.

### Wie ein unbehandelter Bluthochdruck die Nieren schädigt

Bevor die vielen Medikamente gegen eine Hypertonie zur Verfügung standen, konnte man eine Reihe von interessanten Beobachtungen in Bezug auf Bluthochdruck machen. Patienten mit unkontrolliert hohem Blutdruck wurden über 15 bis 25 Jahre verfolgt. Nach dieser Zeit konnten bei ungefähr 40 Prozent hohe Eiweißwerte im Urin festgestellt werden – ein Zeichen für einen Nierenschaden. Ungefähr fünf Jahre nach dieser Feststellung starben die Patienten im Allgemeinen. Andere Patienten wiederum, bei denen erhöhte Werte für Harnstoff im Blut gefunden wurden (ein Zeichen für einen Nierenschaden, weil Harnstoff normalerweise über die Niere ausgeschieden wird), hatten noch ein Jahr zu leben.

Heutzutage ist die Lebenserwartung von Menschen mit Nierenversagen besser. Das liegt unter anderem an der Möglichkeit der Nierentransplantation und an der Dialyse. Zurzeit sterben etwa 10 Prozent aller Bluthochdruck-Patienten an einem Nierenversagen.

## Mit malignem Bluthochdruck umgehen

Maligner (bösartiger, unkontrollierbarer) Bluthochdruck betrifft ungefähr ein Prozent aller Hypertoniker und zwar vor allem Raucher. Bei dieser Art von Bluthochdruck findet man diastolische Werte von mehr als 150 mmHg zusammen mit folgenden Komplikationen:

- Schwere Augenschäden wie zum Beispiel:
  - **Papillenödem:** Schwellung des blinden Flecks im Auge – das ist der Bereich, in dem der Sehnerv aus dem Auge ins Gehirn abgeht und auch die Blutgefäße in den Augapfel eintreten.

- **Exsudate:** Flüssigkeitsablagerungen in der Netzhaut, die als »weiße Flecken« oder auch »Cotton-wool-Herde« bezeichnet werden, und Einblutungen.
- **Blindheit**

✔ Fortschreitende Schädigungen im Gehirn, die sich häufig zunächst als Kopfschmerzen zeigen. Bei weiterem Fortschreiten kann der Betroffene auch verwirrt sein und schließlich ins Koma fallen.

✔ Schnelle Entwicklung eines teilweisen oder vollständigen Nierenausfalls

✔ Übelkeit und Erbrechen

Ein drastisch erhöhter Blutdruck allein macht noch keine maligne Hypertonie aus. Es gibt Patienten, die mit so hohem Blutdruck keine solchen Symptome zeigen. Für eine Diagnose sind die in der Liste aufgeführten Symptome ausschlaggebend.

Eine maligne Hypertonie muss im Krankenhaus behandelt werden – es ist ein medizinischer Notfall. Eventuell bestand vorher noch nicht einmal ein bekannter Hypertonus. Es ist möglich, dass der Betroffene durch Verwirrung, Nierenversagen oder Herzversagen erstmals auffällig wird. Bei der ärztlichen Untersuchung sollte der überhöhte Blutdruck auffallen. Sofern der Augenhintergrund untersucht wird, fallen das Papillenödem und eventuelle Blutungen auf.

Noch ist die genaue Ursache einer malignen Hypertonie nicht geklärt. Es ist möglich, dass sie direkt aus einem unkontrolliert hohen Blutdruck heraus entsteht. Sofern der Blutdruck nicht gesenkt wird, kann er unter Umständen so hohe und gefährliche Werte erreichen. Andere Erklärungen ziehen auch Stoffe in Betracht, die aus den geschädigten Nieren freigesetzt werden. Diese chemischen Substanzen zerstören die Nieren unter Umständen weiter und führen auch zur Verengung von Blutgefäßen – dadurch steigt der Blutdruck weiter an. Es entsteht sozusagen ein Teufelskreis, bei dem auch möglicherweise andere Substanzen, welche die Blutgefäße erweitern, unterdrückt werden.

Die Ursachen, die einen sekundären Bluthochdruck verursachen (siehe Kapitel 4), begünstigen einen malignen Bluthochdruck in ungefähr 35 Prozent der Fälle.

Vor 1950 starb die Mehrheit der Patienten an einem solchen Ereignis innerhalb von sechs Monaten. Heutzutage stehen effektive Mittel zur Blutdrucksenkung zur Auswahl. Das Überleben hängt deshalb eher davon ab, wie viel funktionsfähiges Nierengewebe noch gerettet werden kann. Von den Patienten mit minimalem Nierenschaden leben 90 Prozent noch länger als fünf Jahre. Jedoch ist bei den meisten Patienten letztendlich der Nierenschaden die Todesursache – sofern sie nicht an einem Herzinfarkt sterben.

## Mit dem terminalen Nierenversagen umgehen

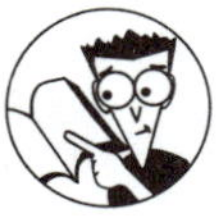

Wir sprechen von einem terminalen Nierenversagen (terminale Niereninsuffizienz), wenn ein so großer Teil des Nierengewebes dauerhaft zerstört ist, dass der Patient ohne eine Nierenersatztherapie (Dialyse oder Transplantation) nicht überleben kann. Dies ist der Fall, wenn ungefähr 90 Prozent der Nephrone (Funktionseinheiten der Niere, siehe Abschnitt *Die Niere als Filter* weiter vorn in diesem Kapitel) zerstört sind. Giftstoffe, die sonst über die Nieren ausgeschieden würden, sammeln sich an, Wasser- und Elektrolythaushalt geraten durcheinander.

Meist entsteht ein terminales Nierenversagen aufgrund von chronischen Prozessen in der Niere – also nicht als Folge eines akuten Nierenversagens, sondern als letztes Stadium eines chronischen Nierenversagens. Sowohl ein hoher Blutdruck als auch ein Diabetes (Zuckerkrankheit) können neben weiteren Erkrankungen diese Zerstörung des Nierengewebes verursachen.

Es ist nicht selten, dass der Patient lange Zeit nichts von der schlechter werdenden Nierenfunktion bemerkt, bis es zu spät ist. Bei einem Funktionsverlust von ca. 70 Prozent treten Blutarmut (Anämie), Bluthochdruck und auch Knochenveränderungen als Folge der eingeschränkten Nierenfunktion auf – diese bleiben jedoch unter Umständen unbemerkt. Erst wenn die Giftstoffe sich im Körper ansammeln, fühlt der Betroffene sich schlecht und sucht einen Arzt auf – zu diesem Zeitpunkt können aber schon mehr als 90 Prozent der Niere geschädigt sein.

Die Erfolge einer guten Blutdrucksenkung in den letzten Jahrzehnten lassen sich an der Rate der Herzinfarkte (siehe Kapitel 5) und Schlaganfällen (siehe Kapitel 7) ablesen. Leider ist das terminale Nierenversagen von dieser positiven Entwicklung ausgeschlossen. Vermutlich ist die Blutdrucksenkung noch nicht gut genug – die Nieren jedenfalls profitieren noch nicht ausreichend.

Im Moment ist Diabetes die häufigste Ursache für ein terminales Nierenversagen (gut 30 Prozent) – gefolgt vom Bluthochdruck (25 Prozent). Die restlichen Erkrankungen begründen sich durch Nierenkrankheiten, die teilweise zu einem ähnlichen Ergebnis führen.

Menschen mit einer terminalen Niereninsuffizienz sind sehr schwer krank. Unabhängig von der Ursache treten typischerweise folgende Symptome auf:

- ✔ Müdigkeit und Schwäche
- ✔ Gerinnungsstörungen mit häufigen blauen Flecken
- ✔ Juckende Haut
- ✔ Metallischer Geschmack im Mund
- ✔ Übelkeit und Erbrechen
- ✔ Kurzatmigkeit
- ✔ Uringeruch der Atemluft

- ✔ Impotenz
- ✔ Häufiges – auch nächtliches – Wasserlassen
- ✔ Konzentrationsstörungen
- ✔ Bewusstlosigkeit

Die meisten dieser Symptome können durch eine Therapie behoben werden. Als Therapie kommt die Dialyse oder eine Transplantation einer gesunden Niere in Frage, wobei eine Transplantation die Symptome effektiver beseitigt als die Dialyse. Für die Auswahl der Therapie ist die Ursache nicht erheblich.

## Die lebensrettende Dialyse

Wenn die Nieren wie beim terminalen Nierenversagen ihre Arbeit einstellen, können Giftstoffe nicht mehr über diesen Weg aus dem Körper eliminiert werden. Für das Überleben des Betroffenen muss unbedingt ein künstlicher Filter eingesetzt werden – die Dialyse.

### Hämodialyse

Während einer *Hämodialyse* (*hämo* = Blut) fließt Ihr Blut durch eine Maschine – den *Dialysator*. Durch einen Schlauch wird das Blut aus Ihrem Arm in den Dialysator geleitet, der die Giftstoffe entfernt. Danach fließt das Blut zurück in Ihren Kreislauf.

Möglichst vor der ersten Dialyse wird eine Verbindung zwischen einer Arterie und einer Vene hergestellt. Dies erfordert eine kleine Operation. Eine solche *arteriovenöse Fistel* ist dann der so genannte Dialysezugang, also die Stelle, an der das Blut entnommen wird und wieder zurückfließt.

Das arterielle Blut aus der Fistel wird also über einen Schlauch in den Dialysator geleitet. Dort fließt es durch winzige Röhrchen, die aus speziellem Material bestehen und von einer Flüssigkeit (*Dialysat*) umgeben sind, welche die Giftstoffe aufnimmt. (Es gibt auch noch Systeme, die etwas anders funktionieren, in Deutschland aber nur sehr selten im Gebrauch sind – weshalb ich sie hier nicht extra beschreibe.) Membran und Dialysat funktionieren wie ein Filter – Giftstoffe werden dem Blut entzogen. Das so gereinigte Blut fließt zurück in den Körper. In Abbildung 6.4 ist die Situation einer Hämodialyse dargestellt.

Die Hämodialyse hat eine Reihe von Vor- und Nachteilen, die ich Ihnen nicht vorenthalten möchte.

Die **Vorteile** sind:

- ✔ Eine Hämodialyse kann ambulant in einem Dialysezentrum oder (teil-)stationär im Krankenhaus erfolgen. Auch eine Dialyse zu Hause ist möglich, in Deutschland aber noch sehr selten.

- ✔ Mit 12 bis 15 Stunden Dialyse in der Woche liegt die Hämodialyse vom Zeitaufwand her noch unter den Werten der Peritonealdialyse (siehe etwas weiter hinten).

Die **Nachteile** sind:

- ✔ Zusammen mit der Hämodialyse muss eine strikte Diät eingehalten werden, zu vermeiden sind insbesondere: Salz, Phosphat (z.B. in Milch, Käse, Schokolade) und Kalium (zum Beispiel in Zitrusfrüchten und Tomaten).
- ✔ Sofern die Dialyse nicht zu Hause stattfindet, fallen Fahrtzeiten und lange Aufenthalte in dem durchführenden Institut an.

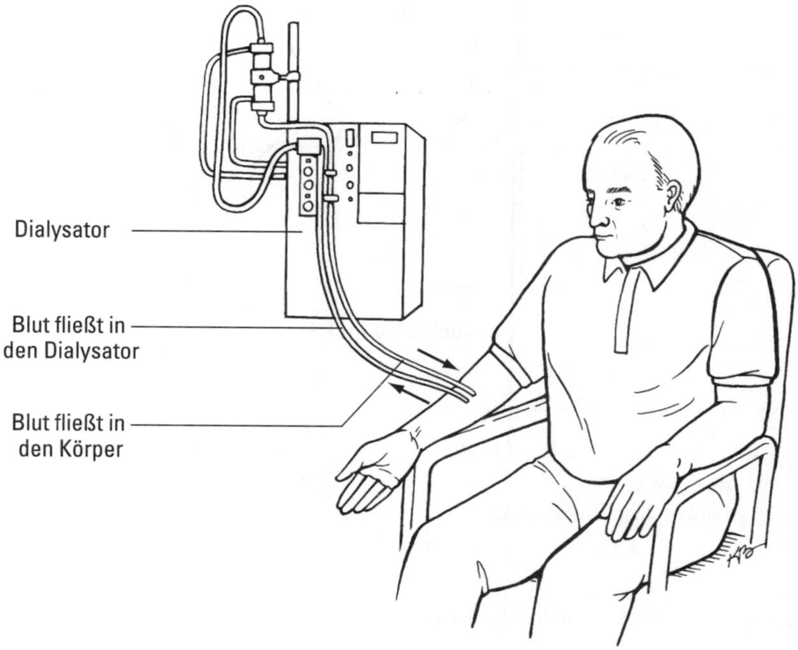


*Abbildung 6.4: Die Hämodialyse*

## Peritonealdialyse

Im Falle eines terminalen Nierenversagens benötigen Sie eventuell eine Peritonealdialyse (*Peritoneum* = Bauchfell). Hier wird die Blutwäsche ein wenig anders durchgeführt. Ein bis drei Liter Dialysat werden in die Peritonealhöhle geleitet, wo die Flüssigkeit zwei bis vier Stunden verbleibt. In dieser Zeit treten giftige Substanzen aus dem Blut des Patienten in die Flüssigkeit über und werden am Schluss mit ihr zusammen entfernt. Als Austauschmembran dient hier die natürliche Auskleidung der Bauchhöhle: das Peritoneum. Dies verhindert auch das Übertreten von größeren Partikeln aus dem Blut – Blutzellen und Eiweiß können nicht durch das Bauchfell gelangen.

Das Dialysat (eine Lösung mit Salz und Zucker) läuft über einen dauerhaften Zugang in die Bauchhöhle. Der Zugang wird vor der ersten Dialyse von einem Chirurgen eingesetzt. Die Dialyse kann entweder nur nachts oder über den ganzen Tag erfolgen. Entweder wird die Flüssigkeit per Hand oder maschinell zugeführt und herausgelassen. Jeder Zyklus von Einfüllen, Warten und Ablassen wird als ein Austausch gezählt.

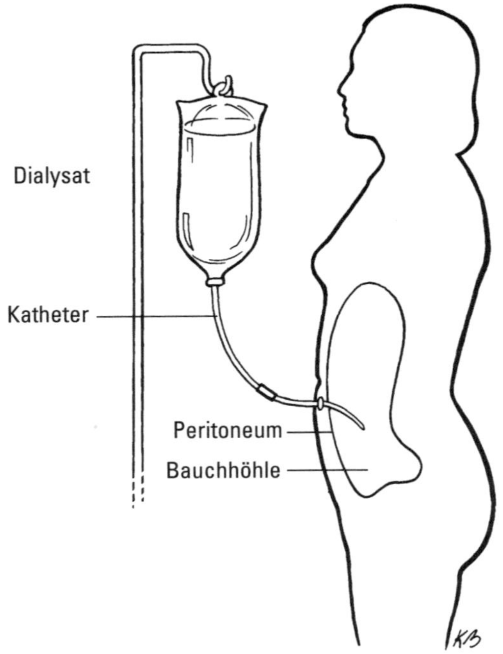


*Abbildung 6.5: Die Technik der Peritonealdialyse*

Insgesamt gibt es also folgende Möglichkeiten:

- ✔ **CAPD** *(continuous ambulatory peritoneal dialysis* – kontiniuierliche ambulante Peritonealdialyse): Das Dialysat wird »per Hand« in den Bauch und wieder heraus befördert, wobei die Schwerkraft zu Hilfe genommen wird. Mehrere Austausche pro Tag und ein weiterer pro Nacht sind notwendig.
- ✔ **CCPD** *(continuous cycler-assisted peritoneal dialysis* – kontinuierliche zyklische Peritonealdialyse): Eine Maschine pumpt selbsttätig das Dialysat in und aus dem Bauchraum. Dies erlaubt auch in der Nacht mehrere Austausche. Dafür wird das Dialysat tagsüber belassen, hier wird dann eine etwas anders zusammengesetzte Flüssigkeit verwendet, um den Austausch effektiv zu machen.
- ✔ **NIPD** *(nocturnal intermittent peritoneal dialysis* – nächtliche intermittierende Peritonealdialyse): Nachts werden ungefähr zehn Stunden lang Dialysen durchgeführt, tagsüber bleibt der Bauch trocken. Da diese Methode nicht ganz so effektiv ist, kommt sie vor allem bei Patienten mit einer Restfunktion der Niere zum Einsatz.

Da das Peritoneum bei jedem Menschen etwas anders reagiert, sind gerade zu Beginn einer solchen Therapie häufigere Kontrollen von Dialysat, Blut und Urin notwendig, um den Erfolg der Dialyse zu überprüfen. Das Verhältnis von bestimmten Stoffen in diesen Flüssigkeiten lässt darauf schließen, ob häufigere Dialysen oder anders zusammengesetzte Flüssigkeiten notwendig sind.

Die meist zu Hause durchgeführte Peritonealdialyse hat ebenfalls ihre Vor- und Nachteile.

Zu den **Vorteilen** gehören:

- ✔ Da die Betroffenen selbst die Therapie durchführen, können sie ihren Alltag einfacher daran anpassen.
- ✔ Fahrtzeiten zum Krankenhaus entfallen.
- ✔ Bis auf die Einschränkung in Bezug auf Eiweiß sind nicht so strikte Diäten notwendig.
- ✔ Wenn man die Utensilien vor Ort bekommt oder mitnimmt, kann man durchaus reisen.
- ✔ Vor allem die nächtliche intermittierende Dialyse erlaubt sportliche Betätigung während des Tages.

Die **Nachteile** der Peritonealdialyse sind:

- ✔ Es kommt immer wieder vor, dass eine Dialyse nicht klappt, was gesundheitliche Folgen für den Patienten hat.
- ✔ Ein intensives Training im Umgang mit Katheter, Dialysat und Maschine sind notwendig.
- ✔ Die gesamte Ausstattung muss zu Hause untergebracht werden.
- ✔ Eine *Peritonitis* (Entzündung von Bauchfell und Bauchhöhle) ist eine übliche Komplikation.

Bei einer Peritonitis steigt die Körpertemperatur und der Bauch wird eventuell hart und dick. Übelkeit und Erbrechen sind typische Zeichen. Das Dialysat wird dann trüb und im Labor können die Erreger in der Flüssigkeit nachgewiesen werden. Bei diesen Symptomen sollten Sie sofort Ihren Arzt verständigen. Eine Peritonitis kann meist recht gut mit Antibiotika behandelt werden. Unter Umständen muss der Katheter ausgetauscht werden.

Der Erfolg der Peritonealdialyse hängt unter anderem von der Menge an Flüssigkeit ab, die in die Bauchhöhle passt, und auch davon, wie schnell die Substanzen aus dem Blut in das Dialysat übergehen. Bei manchen Menschen sind die Voraussetzungen nicht so gut, dass mit der Peritonealdialyse eine ausreichende Blutwäsche stattfinden kann. In diesem Fall muss auf eine Hämodialyse zurückgegriffen werden.

## Die Nierentransplantation

Die Transplantation einer gesunden Niere ist die effektivste Behandlung der terminalen Niereninsuffizienz. Normalerweise übernimmt die neue Niere die Funktion, die vor dem Nierenversagen auch die eigenen Nieren hatten.

Für die Nierentransplantation können entweder so genannte Lebendspenden verwendet werden – also gesunde Nieren meist von nahen Verwandten, die bereit sind, eine ihrer zwei Nieren abzugeben. Die andere Möglichkeit ist ein gespendetes Organ von einem gesunden Freiwilligen, der gerade verstorben ist. Die Organisation und Verteilung der Organspenden wird für viele europäische Länder zentral durch Eurotransplant in Leiden (Niederlande) geregelt. Durch ein Punktesystem, in das vor allem die immunologischen Daten (HLA-Kompatibilität), Wartezeit des Empfängers und – wegen der Transportzeit – regionale Gesichtspunkte einfließen, wird der optimale Empfänger aus der Warteliste ermittelt, sobald ein Organ gemeldet wird.

Bei der Operation werden die erkrankten Nieren meist nicht entfernt, wenn sie nicht entzündet oder die Ursache für einen Bluthochdruck sind. Die neue Niere wird im Becken an die Gefäße angeschlossen, die das Bein versorgen – Abbildung 6.6 zeigt, wie das in etwa aussieht. Der neue Harnleiter (*Ureter*) wird in die Blase eingepflanzt.

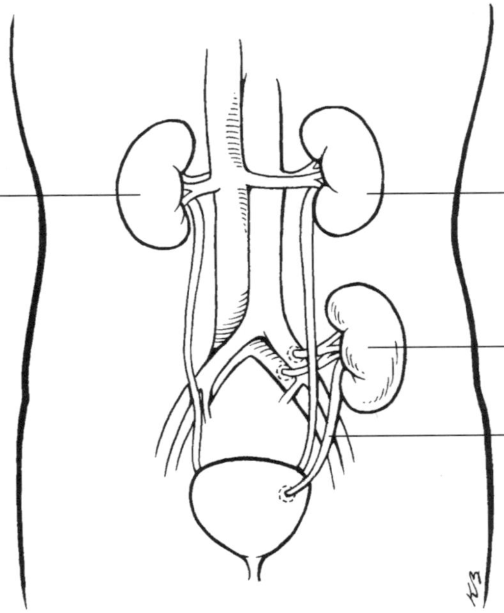


*Abbildung 6.6: Die transplantierte Niere im Bauchraum*

Insgesamt sind die Erfolge der Nierentransplantationen sehr gut: Bei verwandten Lebendspenden mit sehr guter Kompatibilität funktionieren nach zehn Jahren noch über 70 Prozent der Nieren. Für Nieren von Verstorbenen liegen die Werte nicht ganz so gut, aber etwa 65 Prozent sind auch dort noch nach zehn Jahren funktionsfähig. Je nach Übereinstimmung der immunologischen Werte ist auch die Verträglichkeit und Funktion des gespendeten Organs unterschiedlich. Die Blutgruppe muss passen – und von den sechs HLA-Antigenen sollten so viele wie möglich übereinstimmen.

Die Transplantation einer Niere löst das Problem des terminalen Nierenversagens langfristig und hat ein paar klare **Vorteile**:

✔ Die Patienten können ein normales Leben führen – im Grunde sind sie so gesund wie vor dem Auftreten der Erkrankung.

✔ Eine Dialyse ist nicht mehr notwendig, solange die Niere funktioniert.

✔ In Bezug auf die Ernährung gibt es lediglich ein paar wenige Einschränkungen.

Wie bei allen Behandlungen gibt es auch ein paar **Nachteile**, die ich Ihnen nicht verschweigen möchte:

✔ Der Eingriff ist eine größere Operation.

✔ Unter Umständen muss man lange auf eine Spenderniere warten, weil nicht sehr viele Menschen Organspender sind. Bis dahin müssen Sie mit der Dialyse auskommen.

✔ Manche gespendeten Organe funktionieren nicht – eine zweite Transplantation wird notwendig.

✔ Um eine Abstoßung des fremden Organs zu verhindern, müssen Organempfänger für den Rest ihres Lebens regelmäßig und zuverlässig Medikamente (*Immunsuppressiva*) nehmen. Die Nebenwirkungen dieser Mittel sind unter anderem eine erhöhte Wahrscheinlichkeit, an Diabetes zu erkranken, und die Anfälligkeit für Infekte, weil das Immunsystem eben unterdrückt wird.

✔ Viele Menschen entwickeln nach der Transplantation Bluthochdruck, der dann die neue Niere schädigen kann.

Nicht jeder Patient mit Niereninsuffizienz kommt für eine Nierentransplantation in Frage – es gibt verschiedene Ein- und Ausschlusskriterien, die aufgrund von bisherigen Erfahrungen festgelegt wurden. Ob diese Therapie für Sie in Frage kommt, müssen Sie gemeinsam mit Ihren Ärzten entscheiden.

# Das Gehirn vor Bluthochdruck schützen

7

## In diesem Kapitel

- Wie ein Schlaganfall entsteht
- Verschiedene Arten von Schlaganfall
- Die Bedeutung des Bluthochdrucks
- Anzeichen und Symptome eines Schlaganfalls
- Das Leben nach einem Schlaganfall

Weltweit sterben jedes Jahr etwa fünf Millionen Menschen an einem Schlaganfall, während weitere 15 Millionen dieses Ereignis überleben und mit den Folgen zurechtkommen müssen. Viele der Überlebenden leiden unter halbseitigen Lähmungen, Sprachstörungen oder anderen bleibenden Schädigungen. In Deutschland treten pro Jahr ungefähr 250.000 Schlaganfälle auf, wobei die Hälfte der Patienten nicht diagnostiziert wird – viele gehen sogar erst gar nicht zum Arzt. Fast die Hälfte der Betroffenen ist jünger als 70 Jahre. Insgesamt sind Schlaganfälle die dritthäufigste Todesursache in Deutschland. Mit den Folgen eines Schlaganfalls müssen in Deutschland mehr als eine Million Menschen leben.

Der Zusammenhang zwischen Bluthochdruck und Schlaganfall (auch *ischämischer Insult* = plötzlich eintretende Blutleere, *Apoplex* = vom Schlag getroffen oder *Hirninfarkt* genannt) wird klar, wenn man erfährt, dass mehr als 70 Prozent aller Schlaganfallpatienten eine Hypertonie haben. Das Auftreten von Schlaganfällen geht mit der verbesserten Therapie des Bluthochdrucks zurück.

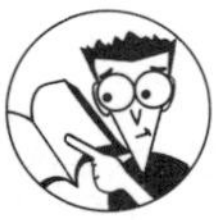

Ein Schlaganfall ist ein zerebrovaskuläres Ereignis (*zerebrum* = Gehirn, *vaskulär* = die Blutgefäße betreffend). Die *Ischämie* (Blutleere) in einem Teil des Gehirns wird schon durch eine nur Sekunden oder wenige Minuten andauernde Verminderung der Hirndurchblutung verursacht. Je nachdem wo und wie groß das Gebiet ist, das nicht ausreichend mit Blut versorgt wird, sind die Symptome sehr unterschiedlich: Zum Beispiel können Seh- oder Sprachstörungen, Krampfanfälle, Lähmungen und Koma auftreten. Je höher der Blutdruck ist, desto wahrscheinlicher ist das Auftreten eines Schlaganfalls.

Auch wenn primär das Gehirn betroffen ist, heißt das nicht, dass die Menschen nicht mehr leistungsfähig sind. Louis Pasteur zum Beispiel, der berühmte französische Bakteriologe, dem wir die Pasteurisierung unserer Milch verdanken, hatte im Alter von 46 Jahren einen Schlaganfall. Doch trotz der halbseitigen Lähmung war er die nächsten 25 Jahre seines Lebens sehr aktiv und erfolgreich.

In diesem Kapitel möchte ich Ihnen die Ursachen eines Schlaganfalls, die Warnzeichen, Symptome und Möglichkeiten danach aufzeigen. Sie werden sehen, warum die schnelle Diagnose und Behandlung so wichtig ist. Und Sie werden erfahren, wie es einem Überlebenden ergeht, der mit den Folgen des Schlaganfalls leben muss. Sie sollten alle Informationen zu diesem Thema nutzen, um niemals an dieser durch Bluthochdruck hervorgerufenen Komplikation zu leiden.

Auch wenn ich die Folgeerkrankungen an Herz, Niere und Gehirn in einzelnen Kapiteln beschreibe (siehe Kapitel 5 und 6), treten sie nicht selten gemeinsam auf. Bluthochdruck – der »Stille Killer« – arbeitet gleichzeitig an allen Organen. Sie können also an diesen drei Organen gleichzeitig Komplikationen haben.

## Die Ursachen des Schlaganfalls verstehen

Früher galt der Schlaganfall als selten und unvermeidbar. Nach vielen Studien und Untersuchungen weiß man heute, dass das überhaupt nicht stimmt.

Ein Schlaganfall ist noch mehr als ein Herzinfarkt oder das Nierenversagen ein Ereignis, das nicht eintreten muss – es kann verhindert werden, wenn man früh genug präventiv tätig wird.

Die Fortschritte in den Jahren zwischen 1960 und 1990 haben den Schlaganfall als Komplikation des Bluthochdrucks seltener werden lassen. Da aber die Menschen immer älter werden, immer häufiger Bluthochdruck haben und auch die Forschung nicht mehr so intensiv mit diesem Thema beschäftigt ist, stirbt noch immer jeder dritte Deutsche an einem Schlaganfall.

Die Verbindung zwischen Hypertonus und Schlaganfall ist deutlich, wenn auch zwei verschiedene Mechanismen eine Rolle spielen: Entweder kommt es zu einer Verstopfung einer Arterie (verursacht durch Atherosklerose sowie zerebrale Embolie) oder eine Hirnblutung tritt auf.

### Atherosklerose

Atherosklerose – also die Verengung der Arterien durch Ablagerung von Cholesterin oder anderen Faktoren – schädigt nicht nur die Blutgefäße am Herzen (siehe Kapitel 5), sondern auch diejenigen zum und im Gehirn. Ungefähr 20 Prozent aller Schlaganfälle lassen sich auf eine Atherosklerose zurückführen, die durch fetthaltige Ablagerungen an den Innenwänden der Blutgefäße charakterisiert sind (*thrombotischer* Schlaganfall). Durch diese Ablagerungen wird der Blutfluss zum Gehirn vermindert – es kommt zur Unterversorgung und eventuell zum völligen Versiegen des Blutflusses und damit zum Schlaganfall.

Das Gehirn als zentrale Schaltstelle unseres Körpers wird sicherheitshalber nicht nur von einer einzigen Arterie versorgt. Die Blutzufuhr ist auf mehrere Gefäße verteilt – Abbildung 7.1 zeigt die einzigartige Blutzufuhr für unser Gehirn. Rechts und links gibt es mehrere Arterien, die das Blut ins Gehirn bringen: jeweils rechts und links die *Arteria carotis* (Halsschlagader) und die *Arteria vertebralis*. Alle Zuflüsse sind miteinander verbunden. Wenn nun also eine zuführende Arterie blockiert wird, kann über diese Verbindungen zwischen den Blutgefäßen (*Anastomosen* – zum Beispiel die *Arteria communicans posterior*) trotzdem jedes Areal im Gehirn mit Nähr- und Sauerstoff versorgt werden. Fallen allerdings mehrere Zuflüsse gleichzeitig aus, kommt es zur Unterversorgung. Gleiches geschieht, wenn nicht eine der großen Arterien betroffen ist, sondern eine kleinere, deren Versorgungsgebiet nicht auch noch durch andere Arterien versorgt wird.

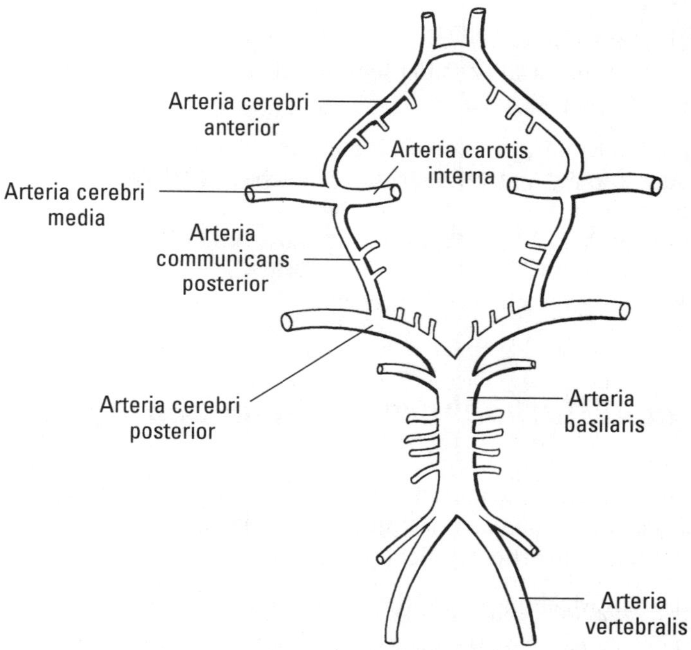


*Abbildung 7.1: Der Circulus arteriosus Willisii zur Blutversorgung des Gehirns*

## Gehirnembolie

Ungefähr zwei Drittel aller Schlaganfälle entstehen durch einen *cerebralen Embolus*. Ein cerebraler Embolus ist ein Blutgerinnsel – also eine feste Masse aus Blutzellen, Eiweiß und anderen Blutbestandteilen – oder ein abgebrochenes Stück eines *atherosklerotischen Plaques* (Ablagerung aufgrund von Cholesterinansammlung an der Innenseite der Blutgefäße), das durch eine Arterie ins Gehirn gelangt. Der Blutfluss spült den Pfropf so weit, bis er die Arterie verstopft, wenn diese zu eng wird. Das Gebiet hinter diesem Embolus wird dann nicht mehr mit Blut- und Nährstoffen versorgt.

Atherosklerotische Plaques, die einen Schlaganfall verursachen, stammen sehr oft aus einer der großen Halsschlagadern oder der *Aorta* (Hauptschlagader). Mit dem arteriellen Blut wird ein Teil dieser Ablagerung in die kleinen Arterien gespült. Ein Gerinnsel entsteht im Gegensatz dazu häufig im linken Vorhof des Herzens: Wenn Herzrhythmusstörungen auftreten, kommt es unter Umständen zu einem Vorhofflimmern, bei dem der Herzmuskel sich im Bereich des Vorhofs nicht mehr richtig zusammenzieht. Dadurch wird der Vorhof nie komplett entleert. Das dort verbleibende Blut gerinnt dann leicht. Von diesem Blutgerinnsel kann sich dann ein Teil lösen und eine Arterie zum Beispiel im Gehirn verstopfen.

### Gehirnblutung

Ein so genannter *hämorrhagischer* (mit einer Blutung einhergehender) Schlaganfall findet sich bei ungefähr 15 Prozent aller Patienten. Meistens liegt die Blutung dabei im Gehirngewebe, seltener unter den Hirnhäuten.

Durch einen erhöhten Blutdruck kann die Wand der kleinen Gefäße so strapaziert sein, dass sich eine kleine Ausstülpung bildet (*Aneurysma*). Solche Aneurysmen platzen leicht und dann blutet es in das umgebende Gewebe. Wenn so etwas am Bein passieren würde, wäre es nicht so sehr schlimm. Im Kopf aber ist kein Platz für Blutergüsse und Weichteilschwellungen (Ödeme), die dann auf das umgebende Hirn drücken. Dieser Druck zeigt sich vor allem als Kopfschmerz, häufig mit Übelkeit und Erbrechen einhergehend.

## Die Rolle des Bluthochdrucks beim Schlaganfall

Hypertonie spielt eine große Rolle bei der Entstehung eines Schlaganfalls. Daher kann man auch durch die gute Einstellung des Bluthochdrucks das Risiko für einen Schlaganfall vermindern. Vor allem durch die folgenden Mechanismen trägt eine Hypertonie zum erhöhten Schlaganfallrisiko bei:

- ✔ Die Entwicklung einer Atherosklerose wird beschleunigt.
- ✔ Die mittlere Schicht der Arterienwand wird verdickt und dadurch der Hohlraum eingeschränkt.
- ✔ Kleine Arterien werden zum Teil so stark geschädigt, dass sie kollabieren.
- ✔ Aneurysmen im Gehirn werden vergrößert und deren Wand so weit ausgedünnt, dass sie schließlich reißen.
- ✔ Aneurysmen im *Subarachnoidalraum* (schmaler Spalt zwischen *Arachnoidea* = Hirnhaut und Gehirn) werden vermehrt gebildet und können reißen.

Es gibt zahlreiche klinische Studien, die den Zusammenhang zwischen gut eingestelltem Bluthochdruck und geringerem Schlaganfallrisiko beweisen – dies sogar unabhängig von Ausgangsblutdruck und Alter des Patienten. Jede Art von Schlaganfall (embolisch, hämorrhagisch, thrombotisch) kann durch einen besseren Blutdruck reduziert werden.

## Ungünstige Bedingungen

Zusätzlich zum Bluthochdruck gibt es noch einige andere Faktoren, die einen Schlaganfall wahrscheinlicher machen. Diese Risikofaktoren können wir einteilen in solche, die wir beeinflussen können, und solche, bei denen das nicht geht. Natürlich sollten wir alle Energie darauf verwenden, die beeinflussbaren Faktoren auszuschalten. Dies gilt umso mehr, wenn sowieso schon ein oder mehrere nicht zu ändernde Risiken vorhanden sind.

### Nicht zu beeinflussende Risikofaktoren

Die meisten dieser Faktoren begleiten uns schon von Geburt an:

- ✔ **Geschlecht:** Männer erleiden häufiger einen Schlaganfall als Frauen. Allerdings sterben Frauen eher an einem Schlaganfall, wenn sie denn einen haben.
- ✔ **Alter:** Je älter wir werden, desto größer wird das Risiko.
- ✔ **Familiengeschichte:** Sofern in Ihrer Familie schon Eltern oder Großeltern einen Schlaganfall hatten, ist auch Ihr Risiko erhöht.
- ✔ **Schlaganfall in der Anamnese:** Sofern Sie schon einmal einen Schlaganfall hatten, ist Ihr Risiko für einen weiteren Schlaganfall erhöht.

### Beeinflussbare Risikofaktoren

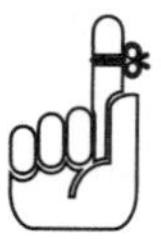

Dies sind die Dinge, an denen Sie wirklich etwas ändern können. Teil III beschäftigt sich ausgiebig mit allem, was Sie selbst unternehmen können, um Ihre Gesundheit zu verbessern. Dies bezieht sich vor allem auf:

- ✔ **Arteriosklerose:** Diese Erkrankung der Arterien, die auch das Gehirn versorgen, kann behandelt werden – die Gefäße können sogar wieder geöffnet werden.
- ✔ **Diabetes:** Die erhöhten Zuckerwerte bei einem nicht oder schlecht behandelten Diabetes gehen oft mit erhöhtem Blutdruck und hohen Blutfettwerten einher. Diese Risiken müssen behandelt und weitestgehend ausgeschaltet werden.

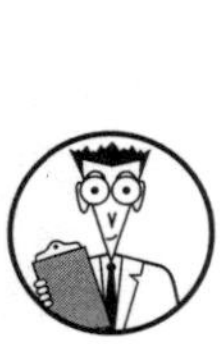

**Vorhofflimmern:** Herzrhythmusstörungen führen zur Bildung von Blutgerinnseln, die sich lösen können und dann Arterien im Gehirn blockieren. Diese Rhythmusstörungen sollten therapiert werden – fragen Sie Ihren Arzt danach.

- ✔ **TIA:** Diese *Transienten Ischämischen Attacken* (vorübergehende Durchblutungsstörungen, siehe hierzu auch den Abschnitt *Die Vorboten des Schlaganfalls erkennen* weiter hinten in diesem Kapitel) gehen zwar vorüber, sind aber im Grunde schon kleine Schlaganfälle. Sie sollten als Warnung sehr ernst genommen werden.

- **Erhöhtes Cholesterin:** Auch ohne Diabetes kann ein hoher Cholesterinspiegel das Auftreten eines Schlaganfalls wahrscheinlicher machen.
- **Rauchen:** Zigaretten und Zigarren (und übrigens auch Kautabak) reduzieren den Sauerstoffgehalt im Blut und schädigen die Gefäßwände. Wenn Sie also aufhören zu rauchen, verbessern Sie die Oxygenierung des Blutes und schonen Ihre Arterien und Venen.
- **Übergewicht:** Schon fünf Kilogramm Übergewicht begünstigen Bluthochdruck und das Auftreten einer Zuckerkrankheit. Allerdings gilt auch hier: Durch eine ausgewogene Ernährung und sportliche Betätigung können und sollten Sie eine Gewichtsreduktion erzielen.
- **Mangelnde Bewegung:** Eine sitzende Tätigkeit stellt ebenfalls einen Risikofaktor für einen Schlaganfall dar. Sie müssen nicht Ihren Job wechseln, aber wenn Sie in der Freizeit für genug Bewegung sorgen, verbessern Sie Ihre Chancen, ohne einen Schlaganfall alt zu werden.
- **Hormonelle Empfängnisverhütung:** Die Pille bringt häufig ein Risiko von Embolien und Thrombosen mit sich – vor allem, wenn Sie auch noch rauchen oder älter als 30 Jahre sind. Unter diesen Umständen sollten Sie ganz auf die Pille verzichten.
- **Drogen:** Amphetamine, Ecstasy und Kokain verschlechtern den Blutdruck und steigern die Chancen auf einen Schlaganfall.
- **Alkohol:** Auch legale Drogen wie Alkohol begünstigen die Entstehung eines Schlaganfalls – mehr als ein Glas Wein für Frauen oder zwei Gläser für Männer am Abend sind nicht zu empfehlen.

Wenn Sie diese Risikofaktoren eindämmen können, dann sinkt die Wahrscheinlichkeit, dass Sie an einem Schlaganfall erkranken, deutlich.

## Die Vorboten des Schlaganfalls erkennen

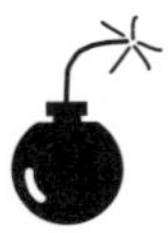

Die Anzeichen eines Schlaganfalls treten plötzlich auf. Verschwenden Sie nicht eine Sekunde, um in ein Krankenhaus zu gelangen. Wenn eine Behandlung in den ersten drei Stunden begonnen werden kann, werden viele dauerhafte Schäden vermieden. Sie sollten also bei einem der folgenden Zeichen sofort den Krankenwagen rufen:

- Plötzliche Sehstörungen auf einem oder beiden Augen
- Einseitige oder beidseitige Taubheitsgefühle, Schwäche oder Lähmungen im Bereich von Gesicht, Armen oder Beinen
- Schwierigkeiten beim Sprechen oder Verstehen von Worten
- Plötzlicher Schwindel oder Verlust des Gleichgewichts

Augenarzt !



- ✔ Schwierigkeiten beim Schlucken
- ✔ Plötzlich auftretender Kopfschmerz

Manchmal halten diese Symptome weniger als 24 Stunden an – wir sprechen dann von einer TIA (transiente ischämische Attacke). Ursache ist hier meist die Verengung einer Arterie, die sich dann mit der Zeit wieder weitet. Vielleicht hat sich auch ein kleiner Embolus festgesetzt, der dann aufgelöst oder umgangen wird.

Eine solche TIA kann ein Vorbote für einen Schlaganfall sein: Ungefähr ein Drittel derjenigen, die bereits eine TIA erlebt haben, erleiden später noch einen Schlaganfall – allerdings kommen die anderen zwei Drittel ohne davon. Jedenfalls muss eine solche vorübergehende Attacke ernst genommen werden. Der Arzt wird versuchen, die Ursache zu ermitteln und zu beheben.

### Untersuchung des Augenhintergrunds

Wenn der Augenarzt Ihren Augenhintergrund untersucht, dann benutzt er dafür ein spezielles Untersuchungsgerät mit sehr heller Lampe. Mit diesem Gerät kann er sozusagen einen kleinen Ausschnitt des Gehirns begutachten – da nämlich die Arterien im Auge ganz ähnlich wie die im Gehirn auf Bluthochdruck reagieren.

Als erste Veränderung kann eine Verschmälerung der Arterien gesehen werden. Die Wand der Gefäße verdickt sich und erscheint dadurch heller. Die Arterien wirken somit eher wie weiße Drähte, da die rote Farbe des Blutes nicht mehr zu sehen ist.

Noch andere Veränderungen sind möglicherweise am Augenhintergrund abzulesen:

- ✔ Die Vene, die das Blut von der Retina – also dem Gewebe, mit dem wir sehen – abtransportiert, kann sich komplett verschließen – wahrscheinlich sind dann Einblutungen im hinteren Augenabschnitt zu sehen. In diesem Fall kann man mit dem Auge nicht mehr sehen.
- ✔ Wenn die Blutversorgung des Auges schlechter wird, sterben kleine Gebiete der *Retina* (Netzhaut) ab und erscheinen dann bei der Untersuchung weißlich (daher werden sie auch *Cotton-wool-Herde,* also Baumwollherde, genannt).
- ✔ Aufgrund des hohen Blutdrucks können auch eventuell kleine Aussackungen der Arterien zu sehen sein – *Aneurysmen*, die dann auch im Gehirn auftreten. Im Auge kommt es nur selten zu Blutungen aus Aneurysmen, wenn doch, müssen diese Stellen mit einer Laserbehandlung verschlossen werden.

Blutungen aus den Arterien der Retina hinterlassen flammenförmige Veränderungen, die als ein Zeichen der *malignen Hypertonie* (siehe Kapitel 6) gelten.

## Den Funktionsverlust einer Gehirnhälfte zuordnen

Das Gehirn ist sehr spezialisiert – für jede Funktion gibt es bestimmte Bereiche. Im Falle eines Schlaganfalls kann man meist den genauen Ort der Schädigung ermitteln, wenn man die Symptome analysiert. In Abbildung 7.2 sind einige dieser Zuordnungen dargestellt.

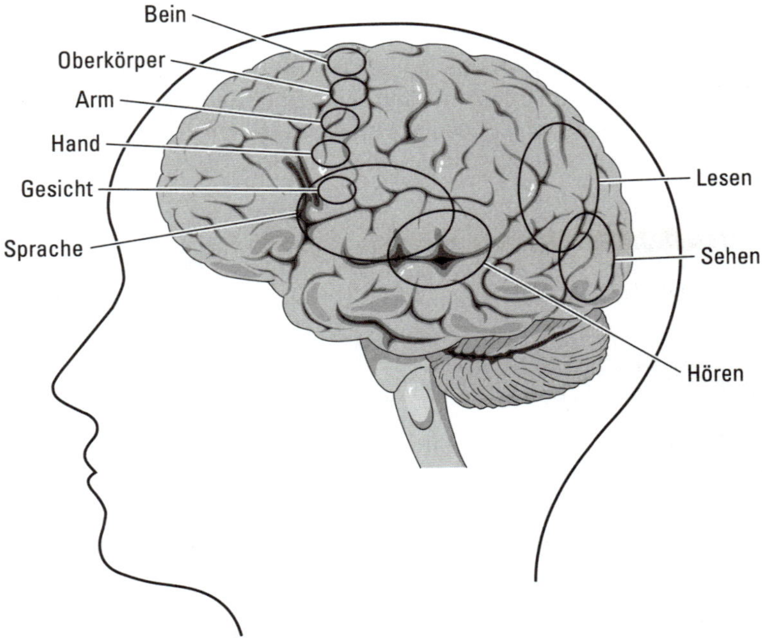


*Abbildung 7.2: Kontrollfunktionen des Körpers und ihre Zuordnung im Gehirn*

Mit dieser Abbildung sollte klar werden, dass mangelnde Blutversorgung von bestimmten Hirnregionen zum Verlust bestimmter Funktionen mit entsprechenden Zeichen und Symptomen führt. Da die Nervenbahnen im Gehirn auf die andere Seite kreuzen, kontrolliert die rechte Gehirnhälfte die linke Körperseite und umgekehrt. Eine Lähmung des linken Beines ist also die Folge eines Schlaganfalls auf der rechten Gehirnseite.

Es gibt aber auch einige Funktionen, die nicht beidseitig angelegt sind – zum Beispiel solche wie das Erinnern. Deshalb kann ein Schlaganfall auch zusätzlich zu den oben beschriebenen Anzeichen eines der folgenden Symptome zeigen:

- ✔ Konfuses oder impulsives Verhalten
- ✔ Mangelnde Koordination oder häufiges Hinfallen
- ✔ Vergesslichkeit
- ✔ Mangel an Einsicht und Beurteilungsvermögen
- ✔ Schwierigkeiten bei der Kommunikation

Leider kann man von den Symptomen nicht ganz so leicht auf die betroffene Arterie schließen, da die Versorgungsgebiete der Gefäße sich überschneiden. Genauso wenig kann man die Ursache des Schlaganfalls immer sehen – ob es nun ein Embolus oder ein Aneurysma ist oder vielleicht ein Gefäß aufgrund der Arteriosklerose nicht mehr durchgängig ist.

Es gibt noch weitere typische Anzeichen bei einem Schlaganfall, die aber nicht unbedingt auf die Schädigung im Gehirn zurückzuführen sind. Zum Beispiel leiden Menschen nach einem Schlaganfall häufig an Depressionen oder plötzlichen Stimmungsschwankungen. Durch Veränderungen im Sehen und Hören kann die gesamte Wahrnehmung beeinträchtigt sein. Durch Lähmungen und Muskelschwäche kommen viele nicht mehr so gut im Alltag zurecht – wirken ungeschickt und fast tollpatschig.

## Untersuchungen, um den Ort der Schädigung festzustellen

Eventuell muss der Arzt ein paar Untersuchungen vornehmen oder veranlassen, um die Region der Schädigung und auch die Ursache des Schlaganfalls zu erkennen. Die folgende Liste beschreibt häufig eingesetzte Untersuchungen:

- ✔ **Zerebrales Computertomogramm:** Ein CT kann eine Blutung als Ursache finden oder ausschließen, ebenso wie es Tumoren zeigen kann, die zum Teil ähnliche Symptome verursachen. Gerade in den ersten 24 Stunden nach einem Schlaganfall ist aber auf einem CT eventuell noch gar nichts zu sehen, da sich der geschädigte Bereich noch nicht in seiner Struktur verändert hat. Mit neuen Geräten kann man auch durch Kontrastmittelgaben die größeren Gefäße mit ihren krankhaften Veränderungen darstellen. Solche CT-Angiogramme geben vor allem für die Akuttherapie wertvolle Hinweise.
- ✔ **Magnetresonanztomogramm:** Das MRT zeigt die Ausdehnung und Lokalisation des Defektes. Blutungen werden ebenso gezeigt wie andere krankhafte Veränderungen in der Struktur. Spezielle Verfahren erlauben auch die Darstellung von Gefäßveränderungen.
- ✔ **Zerebrales Angiogramm:** Diese röntgenologische Darstellung der Hirngefäße durch Kontrastmittel ist immer noch der Goldstandard (übliche und bestmögliche Methode), um atherosklerotische Veränderungen mit Engstellen und Aneurysmen zu finden.
- ✔ **Ultraschall:** Verschiedene Arten der Sonographie können Veränderungen im Bereich der Halsschlagader (*Arteria carotis* oder auch nur *Carotis* genannt) darstellen. Die Flussgeschwindigkeit des Blutes und Verwirbelungen durch Unebenheiten kann man so ohne großen Aufwand erkennen.

## Die Behandlung des Schlaganfalls

Bei einem Schlaganfall verhält es sich so, dass es einen zentralen blutleeren Bereich gibt, in dem die Zellen abgestorben sind und der nicht mehr zu retten ist. Um diesen Infarktbereich herum ist die so genannte Penumbra, die aus noch lebendem Gewebe besteht, aber ebenfalls unterversorgt ist. Dieses Gebiet gilt es zu retten, denn durch gezielte Maßnahmen kann hier eine Normalisierung der Blutversorgung erreicht werden. Aus diesem Grund sollte ein erhöhter Blutdruck nicht abrupt gesenkt werden – eine ausreichende Durchblutung wäre dann nicht mehr sichergestellt.

Sofern keine Blutung vorliegt, kann innerhalb von drei Stunden nach dem Infarkt eine so genannte Thrombolyse durchgeführt werden. Dadurch kann das Gewebe der Penumbra gerettet werden. Die Thrombolyse erfolgt mit einem so genannten *rekombinanten Gewebeplasminogenaktivator* (*rtPA – **r**ecombinant **t**issue **P**lasminogen **A**ctivator*), einem Stoff, der das Blutgerinnsel wieder auflösen kann.

Falls eine Blutung vorliegt, kann rtPA nicht eingesetzt werden, weil es dann auch die Blutgerinnung am Ort der Blutung verhindern und damit die Blutung verschlimmern würde. Leider sind Blutungen auch nicht selten eine unerwünschte Nebenwirkung der Thrombolysetherapie.

Im Falle einer TIA wird Acetylsalicylsäure (ASS) zur Verhinderung weiterer Attacken eingesetzt. Auch Medikamente aus der Gruppe der *Cumarine* werden zur Prophylaxe bei TIA verschrieben. Eventuell kommen sie sogar schon bei Vorhofflimmern zum Einsatz, um die Bildung von Blutgerinnseln von vornherein zu verhindern. Falls eine Verengung der Halsschlagader die Ursache des Schlaganfalls ist, kann diese Einengung unter Umständen operativ behoben werden. Häufig ist aber mehr als nur ein Gefäß betroffen und das Problem kann nicht mehr mit einer *Karotisendarteriektomie* (operative Entfernung der Ablagerungen in der Karotis) beseitigt werden.

Falls die Ursache des Schlaganfalls eine Aneurysmablutung ist, kann das Aneurysma entweder chirurgisch verschlossen (*geklippt*) werden, was aufgrund der Lage nicht immer möglich ist. Eine Alternative ist das Coiling, bei dem die Ausstülpung des Aneurysmas durch einen Katheter mit Metallspiralen gefüllt wird. Diese führen dazu, dass das Aneurysmasäckchen nicht mehr vom Blut durchflossen wird und dadurch das Risiko eines Risses nicht mehr besteht.

## Rehabilitation nach Schlaganfall

Natürlich ist es viel besser, einen Schlaganfall zu verhindern, als mit den Folgen klarzukommen. Aber Millionen von Menschen leben weltweit mit den Folgen eines solchen Ereignisses. Es gibt eine Menge von Programmen und Hilfen für die Menschen nach einem Schlaganfall. Ein paar will ich Ihnen in den nächsten Abschnitten vorstellen.

Die Behandlung direkt nach einem Schlaganfall und die Versorgung in den Wochen und Monaten danach ist so gut, dass viele Patienten im längeren Verlauf einen relativ zufrieden stellenden Status erreichen.

## Nach dem Schlaganfall

Die meisten Schlaganfallpatienten haben zunächst Schwierigkeiten mit dem Schlucken, weil auch die dafür zuständigen Muskeln betroffen sind. Viele benötigen in der ersten Zeit eine künstliche Ernährung über Infusionen. Nach einer Weile können sie wieder selbst essen, ohne dass sie sich verschlucken und Teile der Nahrung versehentlich in der Luftröhre landen.

Es kann Monate dauern, bis klar ist, wie viel der Hirnfunktion wieder zurückkehrt und was endgültig verloren ist. Trotzdem sollte die Rehabilitation so früh wie möglich beginnen, das heißt ungefähr 24 Stunden nach dem Ereignis, sofern die Herzkreislauffunktionen stabil sind. Heutzutage gibt es eine Reihe von speziellen Einrichtungen (*Stroke Units*), in denen sowohl die Akutversorgung als auch die Frührehabilitation optimal auf Patienten mit Schlaganfall ausgerichtet ist.

Zu Beginn der Rehabilitation geht es erst einmal darum, sich zu bewegen und auch gegebenenfalls die gelähmten Körperpartien passiv in Bewegung zu halten. Recht früh wird auch das Sitzen, Stehen und Gehen wieder geübt.

Mit der Zeit rücken dann immer mehr die Aktivitäten des täglichen Lebens in den Mittelpunkt. Je nach Ausmaß und Lokalisation übt der Patient das Waschen, Rasieren, Kämmen, Zähneputzen und das eigenständige Zur-Toilette-Gehen. Sofern das alles funktioniert, gewinnt der Patient auch eher die Zuversicht, dass das Leben weitergeht und er auch in Zukunft nicht von anderen abhängig sein wird.

### Sex nach dem Schlaganfall

Sie müssen Ihr Sexleben nach einem Schlaganfall nicht aufgeben. Zunächst einmal erhöht sexuelle Aktivität nicht das Risiko für einen weiteren Schlaganfall. Nach der Stabilisierung der Körperfunktionen hängt ein erfülltes Sexleben davon ab, ob der Schlaganfall körperliche Beeinträchtigungen hinterlassen hat, die sich hier auswirken. Sofern die anderen Bedingungen stimmen – der richtige Partner, die richtige Umgebung und die richtigen Gefühle –, besteht auch die Chance auf ein zufrieden stellendes Sexleben.

## Rehabilitation

Je nachdem wie stark und welcher Art die Einschränkungen in Folge des Schlaganfalls sind, wird eine Rehabilitation im Anschluss an den Krankenhausaufenthalt angeschlossen. Eine Rehabilitation kann je nach Gegebenheiten ambulant oder stationär stattfinden. Die Inhalte sind variabel – je nach Schädigung – und bestehen normalerweise aus Krankengymnastik (*Physiotherapie*), Arbeits-/Beschäftigungstherapie (*Ergotherapie*) und Sprachtherapie (*Logo-*

*pädie*). Das Ziel ist es, den Patienten und seine Familie mit den Defiziten vertraut zu machen, Besserungen zu erzielen und Komplikationen zu vermeiden.

Nach dem bestmöglichen Wiederherstellen von Funktionen und dem Erlernen von Hilfsstrategien, um verbleibende Defizite zu überwinden, soll der Patient mit individuellen Verhaltensregeln nach Hause entlassen werden.

Unter Umständen sind in der häuslichen Umgebung des Betroffenen kleinere oder größere Umbaumaßnahmen erforderlich. Die Finanzierung ist unterschiedlich, erkundigen Sie sich bei Ihrer Krankenversicherung und beraten Sie sich mit Ihrem Arzt.

## Wer führt die Rehabilitation durch?

Im Laufe der Rehabilitation werden Sie mit verschiedenen Berufsgruppen zu tun haben – die Therapie erfolgt interdisziplinär. Damit Sie wissen, welche Berufsgruppen beteiligt sein können, erkläre ich hier die wichtigsten:

- ✔ **Neurologen:** Diese Ärzte kennen sich mit den Schlaganfallfolgen wie Sprachstörungen und Lähmungen aus. Auch eventuelle epileptische Anfälle nach einem Schlaganfall fallen in ihr Gebiet.
- ✔ **Neurochirurgen** werden hinzugezogen, wenn eine Operation am Gehirn nötig wird.
- ✔ **Internisten** sind im Falle von Herz-Kreislaufbeteiligung die Ansprechpartner.
- ✔ **Röntgenärzte** (*Radiologen*) werden unter Umständen für bestimmte Untersuchungen wie eine Computertomographie gebraucht.
- ✔ **Pfleger** kümmern sich um Medikamentengabe, Verbände, Lagerung, Körperpflege und die Versorgung mit Essen.
- ✔ **Krankengymnasten** sind zuständig für das Trainieren der Muskeln und die Beweglichkeit.
- ✔ **Ergotherapeuten** arbeiten mit den Patienten zusammen an der Wiederherstellung der Selbstständigkeit, also die Verrichtung der täglichen Aktivitäten und der Arbeit.
- ✔ **Logopäden** kümmern sich um die Kommunikation, üben also das Sprechen und Verstehen mit den Betroffenen.
- ✔ **Sozialarbeiter** stehen bei Anträgen an Versicherungen und Behörden zur Seite. Sie kennen die Rechte der Patienten und unterstützen auf diesem Gebiet auch die Familie.
- ✔ **Neuropsychologen** haben eine spezielle Weiterbildung in der Diagnose und Therapie von Hirnleistungsstörungen. Durch ihre individuellen Trainingsprogramme gelingt die Wiedereingliederung leichter.

## Hilfe finden nach dem Schlaganfall

Inzwischen gibt es viele Anlaufstellen für Schlaganfallpatienten und ihre Angehörigen. Sofern Sie im Internet suchen, werden Sie eine große Auswahl an Informationen finden. Da aber nicht alle über diese Möglichkeiten verfügen, stelle ich Ihnen hier einige Stellen mit Kontaktdaten vor:

Die **Deutsche Schlaganfall-Hilfe:** Diese Stiftung (`http://www.schlaganfall-hilfe.de`) arbeitet seit über zehn Jahren daran, Schlaganfälle zu verhindern und die Versorgung der Betroffenen zu verbessern. Sie bietet Information, Beratung und Aufklärung auf dem Gebiet der Gefäßerkrankungen mit dem Schwerpunkt Schlaganfall. Zu erreichen ist die Stiftung entweder per E-Mail (`info@schlaganfall-hilfe.de`) oder per Post oder Telefon:

Stiftung Deutsche Schlaganfall-Hilfe
Carl-Bertelsmann-Str. 256
Postfach 104
33311 Gütersloh
Service- und Beratungszentrum
Telefon: 0180/5 093 093 (0,12 €/Min.)
Telefax: 0180/5 094 094

Das **Kompetenznetz Schlaganfall** finden Sie im Internet `http://www.kompetenznetz-schlaganfall.de` (`info@schlaganfallnetz.de`) mit Informationen für Patienten und Angehörige. Ohne Internet können Sie unter folgender Adresse Kontakt aufnehmen:

Kompetenznetz Schlaganfall
Charité, Campus Mitte
Klinik und Poliklinik für Neurologie
Sekretariat Prof. Arno Villringer
Schumannstr. 20/21
10117 Berlin
Telefon: 030 / 450 560 142
Telefax: 030 / 450 560 952

Auch die **Stiftung Schlaganfall**, deren Vorstandsvorsitzender 1990 die erste Stroke Unit in Deutschland gründete, liefert viele Informationen im Netz und per Telefon oder Post:

Stiftung Schlaganfall
Oberföhringer Str. 123
81925 München
Telefon: 089 / 95 10 23
Telefax: 089 / 9 57 91 58

# Teil III

# Die Behandlung von Bluthochdruck

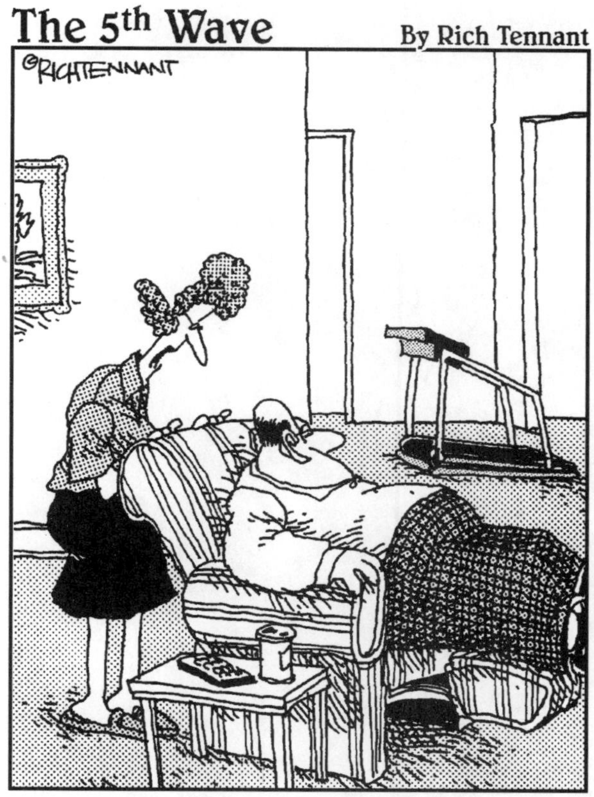


*»Weißt du, Schatz, wenn du eine Fernbedienung für dein Laufband haben möchtest, dann hast du wohl nicht verstanden, warum der Doktor dir das Gerät empfohlen hat.«*

## In diesem Teil ...

Zum Glück kann man Bluthochdruck auf vielfältige Weise behandeln. Angefangen mit Informationen zu Änderungen des Lebensstils bis hin zur Darstellung der Medikamente (wenn es unbedingt sein muss) gibt dieser Teil Ihnen alle nötigen Informationen, um Ihre Hypertonie in den Griff zu bekommen. Mit diesen vielfältigen Möglichkeiten muss niemand mehr einen Herzinfarkt, einen Schlaganfall oder Nierenversagen aufgrund von Bluthochdruck befürchten.

# Der erfolgreiche Behandlungsplan

8

### In diesem Kapitel

- Ein genauer Blick auf Ihre Behandlungsziele
- Planen, wie Sie die Ziele erreichen
- Den Plan umsetzen
- Spaß haben, während der Blutdruck sinkt

Zwei Tatsachen sollten Ihnen helfen, einen Behandlungsplan für Ihren Hypertonus aufzustellen und umzusetzen:

- ✔ Ein Bluthochdruck muss unter Kontrolle gebracht werden, um die schlimmen Folgen zu vermeiden, die Herz, Nieren und Gehirn schädigen können (siehe hierzu Teil II).
- ✔ Mit den heutzutage vorhandenen Möglichkeiten kann Bluthochdruck wirksam behandelt werden.

## Das Ziel der Behandlung

Sie müssen ein Ziel haben, um zu wissen, was Sie erreichen möchten. Das konkrete Ziel hängt vom jetzigen Blutdruck und den Begleiterkrankungen ab. Sofern der Blutdruck normal (unter 140/90 mmHg) ist, möchten Sie ihn sicher auf diesem Level halten. Sofern der Druck erhöht ist, sollte das Ziel sein, ihn in einen normalen Bereich zu bringen. Falls Sie bereits unter Folgen des Hypertonus leiden, so möchten Sie sicher das Fortschreiten dieser Komplikationen aufhalten – und am besten wäre es, wenn auch die schon eingetretenen Folgen wieder rückgängig zu machen sind.

In Tabelle 8.1 können Sie sehen, wie Ihr Blutdruck eingestuft wird (diese Tabelle ist zwar identisch mit der in Kapitel 2, aber ich kann sie gar nicht oft genug zeigen).

Schädigungen durch einen Bluthochdruck entstehen kontinuierlich. Es ist nicht so, dass plötzlich ab einem Wert von 140/90 mmHg die Zerstörung der Organe beginnt. Schon ein leicht erhöhter Blutdruck ist mit dem Risiko verbunden, an Komplikationen zu leiden. Der optimale Blutdruck verhindert diese Schäden am sichersten. Alles, was darüber liegt, macht Folgeschäden wahrscheinlich – je höher, desto wahrscheinlicher.

| Kategorie | Systolischer Wert (mmHg) | Diastolischer Wert (mmHg) |
|---|---|---|
| Optimal | < 120 | < 80 |
| Normal | < 130 | < 85 |
| »noch normal« | 130–139 | 85–89 |
| leichte Hypertonie (Schweregrad 1) | 140–159 | 90–99 |
| mittelschwere Hypertonie (Schweregrad 2) | 160–179 | 100–109 |
| schwere Hypertonie (Schweregrad 3) | > 180 | > 110 |
| Isolierte systolische Hypertonie | < 140 | > 90 |

*Tabelle 8.1: Klassifikation des Blutdrucks nach AWMF-Leitlinien 2003*

Die Therapie ist nicht nur abhängig vom Blutdruck, sondern auch noch von anderen Faktoren, die insgesamt das kardiovaskuläre Gesamtrisiko darstellen, also das Risiko einer schweren Erkrankung des Herzkreislaufsystems. Für alle Schweregrade der Hypertonie wird unbedingt die Anwendung nicht-medikamentöser Maßnahmen empfohlen – Änderungen der Ernährung und Lebensweise (siehe Kapitel 9, 10, 11 und 12). Eine medikamentöse Therapie ist unabhängig vom kardiovaskulären Gesamtrisiko bei einer Hypertonie Schweregrad 3 angezeigt.

Mit dem kardiovaskulären Gesamtrisiko wird die Wahrscheinlichkeit dargestellt, dass in den nächsten zehn Jahren eines der drei folgenden Ereignisse eintritt:

- ✔ Kardiovaskulär bedingter Tod
- ✔ Nichttödlicher Schlaganfall
- ✔ Herzinfarkt

Für die Ermittlung werden zunächst die Risikofaktoren gezählt, wobei zwischen beeinflussbaren, nicht beeinflussbaren und weiteren unterschieden wird:

**Beeinflussbare Risikofaktoren:**

- ✔ Schweregrad der Hypertonie
- ✔ Rauchen
- ✔ Erhöhte Blutfettwerte
- ✔ Diabetes mellitus

**Nicht beeinflussbare Risikofaktoren:**

- ✔ Positive Familienanamnese – also das Vorkommen eines dieser Ereignisse bei anderen Familienmitgliedern
- ✔ Alter: Männer älter als 55 Jahre, Frauen älter als 65 Jahre

**Weitere Risikofaktoren:**

- ✔ Übergewicht

- ✔ Zu wenig körperliche Bewegung
- ✔ Erhöhte Werte für Fibrinogen (ein Gerinnungsfaktor)

**Endorganschäden** – das Risiko ist aber auch erhöht, wenn bereits Schäden an einem der typischerweise betroffenen Organe festgestellt werden kann:

- ✔ Linksherzvergrößerung
- ✔ Mikroalbumine im Urin
- ✔ Arteriosklerotische Ablagerungen in den großen Gefäßen (durch Ultraschall oder Röntgenuntersuchungen zu sehen)
- ✔ Eiweiß im Urin oder erhöhte Werte für Kreatinin als Zeichen der Nierenschädigung (siehe Kapitel 6)
- ✔ Retinopathie (Schädigung der Netzhaut im Auge) durch die Hypertonie (siehe Kapitel 7)

**Folge- und Begleiterkrankungen** – weitere Erkrankungen, die unabhängig vom Bluthochdruck vorkommen und das Risiko für die oben genannten Ereignisse ebenfalls erhöhen:

- ✔ Eine koronare Herzerkrankung mit Angina pectoris oder sogar einem Herzinfarkt, Bypassoperationen oder einer PTCA (Ballondilatation) in der Vorgeschichte (siehe Kapitel 5)
- ✔ Herzinsuffizienz
- ✔ Schlaganfall oder TIA (siehe Kapitel 7)
- ✔ Chronische Nierenerkrankungen mit Eiweißausscheidung im Urin
- ✔ Periphere arterielle Verschlusskrankheit (PAVK)

All diese Faktoren spielen eine Rolle bei der Ermittlung des Risikos, in den nächsten Jahren ein schweres kardiovaskuläres Ereignis zu erleben, und sind deshalb auch mit ausschlaggebend für die Entscheidung, ob eine medikamentöse Therapie des Bluthochdrucks notwendig ist.

In Tabelle 8.2 lässt sich das kardiovaskuläre Gesamtrisiko und die notwendige Therapie ablesen.

| Blutdruck | < 130/85 | < 140/90 | < 160/100 | < 180/110 | darüber |
|---|---|---|---|---|---|
| **Zusätzliche Faktoren** | **Risiko/ Behandlung** | | | | |
| Keine Risikofaktoren | durchschnittlich/ keine | durchschnittlich/ keine | niedrig/evtl. Medikamente | mittel/ Medikamente | hoch/ Medikamente |
| ein bis zwei Risikofaktoren | niedrig/ beobachten | niedrig/ beobachten | mittel/ Medikamente | mittel/ Medikamente | sehr hoch/ Medikamente |
| mindestens drei Risikofaktoren oder Endorganschäden oder Diabetes mellitus | mittel/ beobachten | hoch/ Medikamente | hoch/ Medikamente | hoch/ Medikamente | sehr hoch/ Medikamente |

| Blutdruck | < 130/85 | < 140/90 | < 160/100 | < 180/110 | darüber |
|---|---|---|---|---|---|
| Begleiterkrankungen: Herzkreislauf- oder Nieren | hoch/ je nach Begleiterkrankung | sehr hoch/ Medikamente | sehr hoch/ Medikamente | sehr hoch/ Medikamente | sehr hoch/ Medikamente |

*Tabelle 8.2: Ermittlung des kardiovaskulären Risikos*

Dabei bedeutet bei *Risiko*

- *durchschnittlich:* ein Risiko wie in der Allgemeinbevölkerung
- *niedrig:* ein Risiko von unter 15 Prozent
- *mittel:* ein Risiko von 15 bis 20 Prozent
- *hoch:* ein Risiko von 20 bis 30 Prozent
- *sehr hoch:* ein Risiko von über 30 Prozent

Wenn Sie also zum Beispiel einen noch normalen Blutdruck haben (130-139/85–89 mmHg) und drei Risikofaktoren (Übergewicht, 66 Jahre und Blutfettwerte erhöht), dann sollten Sie nach diesen wissenschaftlichen Richtlinien ein Medikament gegen den Blutdruck bekommen – wobei auf jeden Fall auch eine Änderung der Lebensweisen ansteht (siehe Kapitel 9 bis 12).

Ich werde Ihnen das anhand einiger meiner Patienten verdeutlichen:

- Hubert Schreiner ist 59 Jahre alt und hat einen Blutdruck von 145/95 mmHg. Bis auf sein Alter liegt kein weiterer Risikofaktor vor. Zusammen mit seiner Hypertonie Grad I bedeutet das ein mittleres kardiovaskuläres Gesamtrisiko. Auf jeden Fall stehen also Änderungen des Lebensstils an, aber auch eine medikamentöse Therapie muss angefangen werden. Eventuell kann bei einer guten Einstellung (120/80 mmHg) nach ein bis zwei Jahren versucht werden, die Medikamenten wegzulassen. Die Änderungen im Lebensstil sollten aber auf jeden Fall beibehalten werden.
- Maria König ist 55 Jahre alt. Ihr Blutdruck liegt bei 165/110 mmHg. Sie hat es bisher nicht geschafft, mit dem Rauchen aufzuhören, und leidet aufgrund der Hypertonie an einer Netzhautschädigung (Retinopathie). Das Risiko eines kardiovaskulären Ereignisses liegt damit bei 20 bis 30 Prozent – ist also hoch. Eine Behandlung mit einem oder mehreren Antihypertensiva (Medikamente zur Behandlung des Bluthochdrucks) ist notwendig. Sehr wichtig ist allerdings auch die Lebensumstellung – insbesondere sollte Frau König dringend das Rauchen aufgeben.

Bestimmen Sie mit Hilfe Ihres Arztes Ihren Blutdruck. Besprechen Sie Risikofaktoren und eventuelle Schäden oder Begleiterkrankungen, die eine Rolle spielen. Mit Ihrem Arzt zusammen sollten Sie dann gegebenenfalls einen Plan aufstellen, um Risikofaktoren zu minimieren und den Blutdruck zu senken.

Ich habe noch zwei Beispiele aus meiner Praxis für Sie, die das Vorgehen bei verschiedenen Situationen zeigen:

- ✔ Manfred Bär ist ein 43-jähriger Büroangestelllter, der wegen seines erhöhten Blutdrucks in meine Praxis kam. Bei der Untersuchung stellten wir fest, dass Herr Bär mit einer Größe von 165,5 cm und einem Gewicht von fast 82 kg deutlich übergewichtig ist. Diabetes lag nicht vor. Herr Bär hatte bis dahin noch keine Diät oder Gewichtsreduktion ausprobiert. Bei der Arbeit saß er den ganzen Tag, benutzte morgens und abends das Auto. Bei mehreren Kontrolluntersuchungen lag sein Blutdruck um die 144/95 mmHg. Sein kardiovaskuläres Gesamtrisiko war also gering – eine Medikation nicht unbedingt notwendig. Nach einem ausgiebigen Gespräch beschloss Herr Bär mit Hilfe einer Ernährungsberatung sein Essen umzustellen, was ihm auch sehr gut gelungen ist. Zusätzlich benutzt er jetzt häufiger den Bus und legt viele Strecken auch zu Fuß zurück. Jeden Freitag geht er nach der Arbeit schwimmen. Drei Monate nach dieser Umstellung hatte Herr Bär bereits 5 kg an Gewicht verloren, der Blutdruck war auf 138/86 mmHg gefallen. Das motivierte ihn so sehr, dass er nun auch regelmäßig an einem Walking-Treffen teilnimmt.
- ✔ Charlotte Berg, eine 38 Jahre alte Mutter zweier Kinder, leidet an Diabetes. Sie wiegt 72 kg bei einer Größe von 1,60 m. Ich kenne Frau Berg schon lange und habe sie auch während ihrer unkomplizierten Schwangerschaften betreut. Beim letzten Besuch war ihr Blutdruck mit 165/98 mmHg deutlich erhöht. Diese Hypertonie Grad 2 zusammen mit der Zuckerkrankheit ergibt ein hohes Risiko und erfordert eine Blutdrucksenkung durch Medikamente. Zusätzlich waren aber auch eine Gewichtsabnahme, mehr Bewegung und die Einschränkung der Salzzufuhr dringend nötig. Wir begannen die Therapie mit 12,5 mg Hydrochlorothiazid (siehe Kapitel 13) und – als das allein den Blutdruck nicht ausreichend absenkte – Propanolol. Heute liegt der Blutdruck von Frau Berg dank Sport, Gewichtsverlust und Medikamenten bei 132/80 mmHg und sie fühlt sich sehr wohl.

## Den Lebensstil ändern

Kapitel 9 bis 13 beschreiben die schon erwähnten und so wichtigen Veränderungen des Lebensstils und die medikamentöse Therapie ganz genau. In den folgenden Abschnitten gehe ich nur kurz darauf ein, damit Sie schon mal einen Einblick in die Therapiemöglichkeiten haben.

### Den Lebensstil positiv verändern

Wissenschaftlich belegt ist der Nutzen folgender Änderungen des Konsumverhaltens und der Bewegung:

- ✔ Gewichtsnormalisierung (siehe Kapitel 9 und 12)
- ✔ Vermeidung von Alkohol (siehe Kapitel 11)
- ✔ Reduktion der Kochsalzzufuhr (siehe Kapitel 9 und 10)
- ✔ Körperliche Bewegung (siehe Kapitel 12)

- Umstellung der Ernährung (siehe Kapitel 9)
- Aufhören zu rauchen (siehe Kapitel 11)

Man kann davon ausgehen, dass psychophysiologische Verfahren zur Entspannung und Stressbewältigung (siehe Kapitel 12) den Blutdruck senken, allerdings liegen diesbezüglich noch keine Langzeitstudien vor. Der Nutzen von Kalium, Magnesium und Kalzium (siehe Kapitel 9 und 10) ist noch nicht eindeutig belegt.

Diese Liste ist keine große Überraschung für alle, die schon mal über ihre Gesundheit nachgedacht haben. Vielleicht ist Ihnen neu, dass auch der Erhalt eines ausreichenden Mineralstoffhaushalts positive Auswirkungen auf den Blutdruck haben kann. Auch wenn der Langzeiteffekt dieser Maßnahmen noch nicht eindeutig geklärt ist, ist es sinnvoll, auf diesen Aspekt zu achten. Kalium ist vor allem in Obst und Bohnen enthalten. Kalzium können wir durch Milch und Milchprodukte zu uns nehmen. Magnesium findet sich in ausreichenden Mengen in grünem Gemüse, Nüssen, Samen und Vollkornprodukten.

Es ist sinnvoll, nach und nach verschiedene Angewohnheiten zu ändern. Krempeln Sie Ihr Leben nicht von einem Tag auf den anderen komplett um. Am besten fangen Sie mit der Rauchentwöhnung an, denn Rauchen birgt das größte Risiko (siehe Kapitel 11) – reduzieren Sie es immer mehr oder hören Sie sofort damit auf. Danach könnten Sie den Alkoholkonsum in Angriff nehmen und wenn Sie diese beiden Gewohnheiten einigermaßen im Griff haben, könnten Sie mit Sport beginnen.

Stellen Sie sich jetzt mal einen Augenblick lang vor, Sie hätten einen Blutdruck von 140/85 mmHg. Ihre Organe sind alle gesund, allerdings ist das Cholesterin erhöht und in Ihrer Familie kommen Herzerkrankungen vor. Das alles bedeutet, dass Sie Ihr Leben ein wenig verändern müssen. Ihr Arzt hat Ihnen gesagt, dass Sie die tägliche Packung Zigaretten aufgeben und ungefähr zehn Kilo abnehmen sollten. Außerdem empfiehlt er eine halbe Stunde Sport jeden Tag. Ihnen ist klar, dass Sie nicht so weitermachen können wie bisher, deshalb haben Sie sich einen Plan gemacht, wie Sie Ihr Leben in den nächsten sechs Monaten umstellen können. Der Plan könnte ungefähr so aussehen wie der in Tabelle 8.3.

| | Tägliche Zigaretten | Täglicher Sport | Gewichtsverlust |
|---|---|---|---|
| Woche 1 | 9 | | |
| Woche 2 | 5 | 700 m gehen | |
| Woche 3 | Eine | 1000 m gehen | |
| Woche 4 | Keine | 1500 m gehen | |
| Woche 5–8 | Keine | 700 m gehen + 700 m laufen | 2,5 kg |
| Woche 9–12 | Keine | 400 m gehen + 1000 m laufen | 2 kg |
| Woche 13–16 | Keine | 1500 m laufen | 2 kg |
| Woche 17–20 | Keine | 1500 m laufen | 2 kg |
| Woche 21–24 | Keine | 1500 m laufen | 1,5 kg |

*Tabelle 8.3: Beispiel für einen Plan zur Lebensveränderung*

Arbeiten Sie einen solchen Plan für sich aus und notieren Sie dann, was Sie erreicht haben. Sie können erst einmal diesen Plan aus Tabelle 8.3 verfolgen, wenn Sie möchten. Schreiben Sie jeden Abend auf, wie viele Zigaretten Sie geraucht haben, wie viel Sie gegangen und gelaufen sind, und kontrollieren Sie jeden Monat Ihr Gewicht.

Bei jeder Umstellung hat die gesunde neue Lebensweise positiven Einfluss auf die anderen. Zum Beispiel baut tägliches Training Stress ab – und mit weniger Stress brauchen wir auch weniger Alkohol und Zigaretten, um uns zu beruhigen. Oder auch umgekehrt: Wenn man weniger raucht, macht der Sport mehr Spaß, weil man nicht so oft aus der Puste kommt. Und diese Veränderungen erleichtern auch das Abnehmen. Viele nehmen zwar zunächst ein paar Pfund zu, wenn sie mit dem Rauchen aufhören – aber der Nutzen ist trotzdem viel größer. Und wenn Sie dann auf weniger (ungesundes) Fett in der Nahrung achten, ist das Plus an Gewicht sicher auch schnell wieder runter. Ich verspreche Ihnen, dass Sie sich wirklich besser fühlen werden, wenn Sie das Ende der obigen Liste erreicht haben.

## Eine positive Einstellung

Noch finden wir in den Empfehlungen und Leitlinien keinen Hinweis auf Humor oder Lachen im Zusammenhang mit Bluthochdruck. Das muss meiner Meinung nach daran liegen, dass der Einfluss von Humor so schwierig zu messen ist. Wissenschaftler müssen alles messen, rechnen und darstellen können, sonst fällt der Beweis schwer. Es gibt aber bereits Untersuchungen, die den positiven Effekt von lustigen Filmen auf den Blutfluss zeigen, während tragische Szenen die Gefäße verengen. Langzeiteffekte konnten bisher allerdings noch nicht nachgewiesen werden.

### Lachen ist gesund

In der Schweiz fand bereits mehrmals ein Kongress zum Thema »Humor in der Therapie« statt. Dass Lachen und eine positive Einstellung der Gesundheit zuträglich ist, wird auch kaum noch bezweifelt. Schwieriger wird es da schon mit der Umsetzung dieser Therapie. Kinderkrebsstationen arbeiten bereits mit Clowns zusammen, die auf die Stationen kommen und den Kindern eine Freude bereiten. Bei Erwachsen ist dergleichen nicht bekannt. Im Gegenteil berichten sogar einige meiner Patienten, dass es in ihrem Bekanntenkreis nicht gut ankommt, wenn sie lachen: »Na, so krank kannst du ja gar nicht sein, wenn du noch so lachen kannst.« Offensichtlich passt es für manche Menschen nicht zusammen, dass man krank sein und lachen kann. Einer meiner Patienten wurde im Freundeskreis gar als Simulant dargestellt. Lassen Sie sich dadurch nicht entmutigen. Denn Lachen ist tatsächlich gesund.

Anhand von Fragebögen wurde festgestellt, dass es einen umgekehrten Zusammenhang zwischen der Angewohnheit, Dinge lustig zu finden, und dem Auftreten von Herzkreislauferkrankungen gibt. Durch Fragebögen wurde bei 300 Menschen festgestellt, ob bestimmte Situationen sie zum Lachen bringen. Diejenigen mit einer Herzkreislauferkrankung mussten weniger oft lachen als die Herzgesunden. Anscheinend schützt also Humor unser Herz.

## Humor als Therapie einsetzen

In den letzten 30 Jahren habe ich bei meinen Patienten oft erlebt, dass es besser ist, das Leben nicht zu schwer zu nehmen. Menschen, die alles sehr ernst nehmen, geht es oft nicht so gut wie solchen, die sich ihren Humor auch in schlechteren Lebenslagen bewahren. Ich finde den Wahlspruch eines Bekannten sehr schön: »Eines Tages werden wir darüber lachen. Warum sollten wir damit warten?« In den meisten Situationen kann man diese Weisheit anwenden. Lachen zeigt eine positive Grundeinstellung, es öffnet, verbindet und macht Freunde.

Auch wenn der Nutzen als Therapie noch nicht bewiesen wurde, empfehle ich Ihnen, das Leben mit Humor zu nehmen. Setzen Sie die positive Lebenseinstellung als Teil Ihrer Behandlung des Bluthochdrucks ein. Wie das geht? Finden Sie für sich heraus, worüber Sie lachen müssen, was Ihnen Freude bereitet. Manche Menschen mögen Clowns, viele lachen bei Witzen von Helge Schneider, anderen gefällt Harald Schmidt besser. Suchen Sie sich Ihre besondere Quelle der Freude und achten Sie darauf, genug davon zu bekommen. Leihen Sie sich Filme aus, lesen Sie Bücher, konsumieren Sie Hörbücher oder gehen Sie ins Kino.

Diese Maßnahmen werden alle anderen Bemühungen, den Blutdruck zu normalisieren, unterstützen. Vielleicht reduziert das Lachen direkt den Blutdruck. Vielleicht bewirkt es aber auch nur, dass Sie in besserer Stimmung sind, deshalb Ihre Diät einhalten, das Sportprogramm durchziehen und Ihre Tabletten regelmäßig nehmen.

Wie die anderen Empfehlungen zur Änderung des Lebensstils gilt auch das mit dem Humor im Grunde für uns alle – Kranke wie Gesunde. Es kümmert also überhaupt nicht, ob der Nutzen bei Bluthochdruck wissenschaftlich belegt ist.

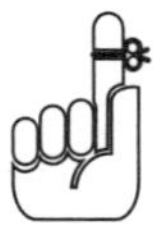

Wer zuletzt lacht, lacht am besten.

# Ernährung und Bluthochdruck

9

### In diesem Kapitel

- Eine Diät zur Blutdrucksenkung
- DASH – eine Diät, die Ihnen helfen kann
- Weniger Salz und weniger Gewicht
- Kilokalorien: So hoch ist Ihr Bedarf
- Professionelle Hilfe

Kennen Sie die Redensart: »Man ist, was man isst«? Wenn es um Bluthochdruck geht, ist dieser Spruch wirklich wahr. Eine Diät, die Ihnen hilft, Ihr Gewicht zu reduzieren und gleichzeitig die Salzaufnahme einschränkt, kann Ihren Blutdruck erfolgreich senken. Bisher konnte allerdings auf diesem Weg der Blutdruck nicht dauerhaft gesenkt werden. Bei vielen Patienten stieg er wieder an. Daher brauchen wir einen neuen therapeutischen Ansatz für das Problem.

In diesem Kapitel stelle ich Ihnen ein neues Rezept für gesunde Ernährung vor – die DASH-Diät. Ich erkläre Ihnen, wie sie entwickelt wurde, wie sie sich in verschiedenen Untersuchungen bewährte und wie Sie sie einsetzen können, um Ihren Blutdruck zu senken – egal, wie hoch er jetzt ist. Und wenn Sie Ihr Gewicht reduzieren möchten – egal warum –, zeige ich einen sanften und wirkungsvollen Weg, wie Sie dieses Ziel erreichen können. Um uns der Sache vorurteilsfrei zu nähern, sprechen wir doch einfach nicht von einer Diät (da klingen Misserfolg und Jojo-Effekt schon mit, oder?), sondern von einer gesunden und ausgeglichenen Ernährung.

## Reduzieren Sie Ihren Blutdruck mit DASH

Nach Studien in vier verschiedenen medizinischen Zentren der USA wurde 1997 im *New England Journal of Medicine* die »**D**iät-**A**nleitung zur **S**enkung des Blutdrucks bei **H**ypertonie« (**DASH**) veröffentlicht. Allen Patienten gelang es dank der DASH-Diät, ihren systolischen und diastolischen Blutdruck zu senken. Tabelle 9.1 zeigt die durchschnittliche Reduzierung des Blutdrucks in mmHg für verschiedene Gruppen.

Dieser Erfolg konnte ohne spezielle Nahrungsmittel, Nahrungsergänzungen, Medikamente oder wöchentliche Gruppensitzungen erreicht werden. Die Patienten mussten weder ihre Kalorienaufnahme reduzieren noch völlig auf Salz verzichten oder schweißtreibende Übungen machen.

| Gruppe | Reduktion des systolischen Blutdrucks | Reduktion des diastolischen Blutdrucks |
|---|---|---|
| Afro-amerikanische Patienten | 6,9 | 3,7 |
| Europäisch-kaukasische Patienten | 3,3 | 2,4 |
| Patienten mit Bluthochdruck | 11,6 | 5,3 |
| Patienten ohne Bluthochdruck | 3,5 | 2,2 |

*Tabelle 9.1: Durchschnittliche Reduktion des Blutdrucks bei unterschiedlichen Patientengruppen in mmHg*

## Die DASH-Diät

Die Idee zu DASH wurde geboren, als man feststellte, dass Vegetarier niedrigeren Blutdruck und ein geringeres Risiko für Erkrankungen der Herzkranzgefäße haben als Nichtvegetarier. Lange Zeit war unklar, was der Grund hierfür ist. Der große Unterschied zwischen Vegetariern und Nichtvegetariern liegt darin, dass Vegetarier erheblich mehr Obst und Gemüse essen. Sie essen natürlich auch kein Fleisch und nehmen dadurch weniger Cholesterin und gesättigte Fettsäuren auf.

Eine rein vegetarische Ernährung ist für die große Mehrheit der Bevölkerung nicht praktikabel, also suchte man nach einer vegetarischen Diät, zu der man eine kleine Menge Fleisch erlauben konnte. Das besondere Augenmerk lag auf den Bestandteilen der vegetarischen Ernährung, die die Blutdrucksenkung erklären könnten.

Eine Ernährung, die reich an Obst und Gemüse ist, enthält mehr Kalium. Es konnte gezeigt werden, dass der Kaliumgehalt einer Diät den Blutdruck beeinflusst: Je höher der Kaliumgehalt, umso niedriger der Blutdruck. Aber das ist nur ein Teil der Lösung. Denn in Ernährungsversuchen stellte man fest, dass die Aufnahme von Kalium den Blutdruck nicht in gleichem Maße senkt wie eine vegetarische Diät.

Andere wichtige Mineralstoffe in Obst und Gemüse sind Kalzium und Magnesium. In Studien konnte aber nicht gezeigt werden, dass diese Mineralstoffe den Blutdruck senken. Die Fettaufnahme und der Gehalt an Ballaststoffen in der Nahrung scheinen den Blutdruck ebenfalls zu beeinflussen. Wie dies allerdings geschieht, ist immer noch unklar.

Die »Erfinder« der DASH glaubten, dass die Kombination bestimmter Nahrungsmittel für den blutdrucksenkenden Effekt verantwortlich sein müsse, und entschlossen sich zu einer großen Feldstudie. Da in den USA insbesondere Afro-Amerikaner von Bluthochdruck betroffen sind, wurde das Hauptaugenmerk der Studie auf diese Bevölkerungsgruppe gelegt.

## Die Überprüfung der DASH-Diät

Bevor Ärzte ihren Patienten eine solche Diät empfehlen können, muss der Effekt bewiesen – die Diät evaluiert – werden. An der Studie nahmen 459 Personen teil. Sie alle hatten einen systolischen Blutdruck von unter 160 mmHg und einen diastolischen Blutdruck zwischen

80 und 95 mmHg. Alle Patienten waren über 22 Jahre alt, niemand nahm Medikamente gegen Bluthochdruck. Es durften keine Nahrungsergänzungsmittel wie Vitamin- oder Mineralstoffpräparate eingenommen werden. Die wöchentliche Alkoholmenge wurde auf 14 alkoholische Getränke begrenzt. Keiner der Teilnehmer litt unter einem schlecht eingestellten Diabetes mellitus (Zuckerkrankheit), unter erhöhten Blutfettwerten oder einem Body-Mass-Index von mehr als 35 (siehe Tabelle 9.5). Zwei Drittel der Teilnehmer waren Afro-Amerikaner. Das Durchschnittsalter der Probanden betrug 44 Jahre.

Der durchschnittliche Blutdruck der Gruppe war 132 zu 85 mmHg, 29 Prozent litten unter leichtem Bluthochdruck. Die Gruppe war mit einem Body-Mass-Index von 27 im Durchschnitt etwas übergewichtig. 27 Prozent der Gruppe waren Raucher.

Die Teilnehmer befolgten die Diätanweisungen sehr genau. Zunächst aßen alle eine durchschnittliche amerikanische Mischkost. Nach drei Wochen wurde die Gruppe nach dem Zufallsprinzip in drei Gruppen unterteilt. Eine Gruppe aß weiter wie bisher. Die zweite Gruppe erhielt eine Diät, die besonders reich an Obst und Gemüse war. Die dritte Gruppe erhielt die DASH-Kost. Alle Teilnehmer wurden acht Wochen lang kontrolliert. Die Energieaufnahme war in jeder Gruppe ausreichend, die Probanden reduzierten ihr Gewicht nicht. Auch die Salzaufnahme blieb gleich.

Nach nur zwei Wochen zeigten die Mitglieder der Obst-Gemüse-Gruppe bereits einen niedrigeren Blutdruck als die Normalköstler. Eine noch stärkere Reduzierung des Blutdrucks zeigte sich allerdings in der DASH-Gruppe. Und diese Unterschiede blieben auch während der gesamten Dauer der Feldstudie (acht Wochen) bestehen.

Die durchschnittliche Blutdruckminderung betrug 6 bzw. 3 mmHg. Teilnehmer mit erhöhtem Blutdruck zu Beginn der Studie erreichten allerdings eine deutlich höhere Blutdrucksenkung von bis zu elf bzw. sechs mmHg.

Seit dieser Studie haben auch andere Untersuchungen immer wieder den positiven Effekt der DASH-Ernährung auf den Blutdruck bestätigt, sowohl bei Feldstudien als auch bei klinischen Tests. Auch wurden weitere positive Effekte von DASH festgestellt.

DASH führt zu einer Verringerung des Gehaltes an Gesamtcholesterin und LDL-Cholesterin (*low-density lipoprotein* = schlechtes Cholesterin) im Blut. Homocystein, eine Substanz, die häufiger bei Herzkranzgefäßerkrankungen gefunden wird, wird ebenfalls verringert.

Die meisten Bluthochdruckpatienten sind dem Hypertoniestadium I (keine Beschwerden in Ruhe, diastolischer Blutdruck unter 100 mmHg) zuzuordnen. In dieser Gruppe treten auch die meisten Todesfälle auf. Gelingt es, durch die DASH-Ernährung den Blutdruck zu senken, kann somit einer besonders gefährdeten Gruppe von Patienten einfach und effizient geholfen werden.

Eine zweite große Studie, die *DASH-Natrium-Studie* genannt, untersuchte den Einfluss verschiedener Natriumgehalte der Nahrung auf den Blutdruck. Natrium ist ein Bestandteil des Kochsalzes (= Natriumchlorid, NaCl abgekürzt). Es wurde gezeigt, dass eine Verringerung des Natriumgehalts auf 1,5 Gramm pro Tag einen noch größeren Einfluss auf den Blutdruck hatte.

## Das DASH-Programm

Die DASH-Ernährung erlaubt normalerweise 2.000 Kilokalorien pro Tag. Wenn Sie weniger benötigen, um Ihr Gewicht zu halten, nehmen Sie die kleinere Menge der einzelnen Bestandteile, wenn Sie mehr benötigen, um Ihr Gewicht zu halten, die größere.

Wenn Sie es zu schwierig finden, DASH praktisch umzusetzen, scheuen Sie sich nicht, Ihren Arzt nach einer Ernährungsberatung zu fragen. Viele Krankenkassen bieten auch Kurse zu Ernährungsfragen an.

Die 2.000 Kilokalorien setzen sich folgendermaßen zusammen:

- ✔ **Sieben bis acht Portionen Getreide und Getreideprodukte am Tag**

  Eine Portion Getreide oder Getreideprodukt entspricht einer Scheibe Brot, einem halben Brötchen, eine Tasse Cornflakes, 100 Gramm gekochtem Reis, gekochten Nudeln oder anderem Getreide.

- ✔ **Vier bis fünf Portionen Gemüse am Tag**

  Eine Portion Gemüse entspricht etwa 100 Gramm rohem Blattgemüse, 100 Gramm gekochtem Gemüse oder einem Glas Gemüsesaft (etwa 170 Milliliter).

- ✔ **Vier bis fünf Portionen Obst am Tag**

  Eine Portion Obst entspricht etwa einem Glas Obstsaft (170 ml), einer mittelgroßen Frucht, einer halben Tasse Trockenfrüchte oder 100 Gramm frischem, gefrorenem oder eingekochtem Obst (zuckerfrei).

- ✔ **Zwei bis drei Portionen fettarme Milchprodukte am Tag**

  Eine Portion Milchprodukte entspricht etwa einem großen Glas fettarmer Milch (250 ml), zwei kleinen Bechern (zusammen 250 Gramm) fettarmen Joghurt oder 40 Gramm fettarmen Käse.

- ✔ **Höchstens zwei Portionen mageres Fleisch (Geflügel oder Rind) oder Fisch am Tag**

  Eine Portion entspricht etwa 90 Gramm magerem Fleisch oder Fisch.

- ✔ **Zwei Portionen Fett am Tag**

  Eine Portion Fett entspricht einem Teelöffel Öl, Butter, Margarine, Mayonnaise oder Salatdressing oder zwei Teelöffeln fettreduziertem Salatdressing.

- ✔ **Vier bis fünf Portionen Nüsse, Ölsaaten oder Hülsenfrüchte in der Woche**

  Eine Portion entspricht 75 Gramm Nüssen, zwei Teelöffeln Ölsaaten, 100 Gramm gekochten Hülsenfrüchten oder 80 Gramm Tofu.

- ✔ **Fünf Portionen Süßigkeiten in der Woche**

  Eine Portion entspricht einem Teelöffel Zucker, Honig, Marmelade oder Gelee, zehn Gramm Süßigkeiten oder einem großen Glas Limonade (250 ml).

Hier einige Beispiele für geeignete Lebensmittel:

- ✔ **Getreide und Getreideprodukte:** Vollkornbrot, Müsli (ohne Zuckerzusatz), Haferflocken und zuckerfreie Vollkornfrühstücksflocken, Vollkornnudeln, Vollkornreis
- ✔ **Gemüse:** Tomaten, Kartoffeln, Möhren, Erbsen, Kürbis, Broccoli, Kohlrabi, Wirsing, Weißkohl, Rotkohl, Spinat, Artischocken, grüne Bohnen, Mangold, Salat, Grünkohl, Rote Bete, Sellerie, Lauch, Zucchini
- ✔ **Obst:** Äpfel, Aprikosen, Bananen, Datteln, Orangen, Grapefruits, Birnen, Mandarinen, Apfelsinen, Ananas, Mangos, Melonen, Beeren, Weintrauben, Pflaumen, Pfirsiche, Nektarinen
- ✔ **Fettreduzierte Milchprodukte:** Milch, Buttermilch, Joghurt, Quark, Kefir, Frischkäse, Hartkäse
- ✔ **Fleisch und Fisch:** Mageres Fleisch, Huhn, Pute, Kabeljau, Seelachs
- ✔ **Nüsse, Ölsaaten und Hülsenfrüchte:** Mandeln, Nussmischungen, Erdnüsse, Erdnussbutter, Walnüsse, Sesam, Kürbiskerne, Sonnenblumenkerne, Leinsamen, Kidneybohnen, Linsen, Dicke Bohnen, Tofu

Tabelle 9.2 zeigt, wie Sie Ihre täglichen Mahlzeiten zusammenstellen können. Ergänzen Sie die einzelnen Komponenten hinter den Mengenangaben:

| Frühstück | Mittagessen | Abendessen | Zwischendurch |
|---|---|---|---|
| Zwei Portionen Getreide | Eine Portion Fleisch | Eine Portion Fleisch | Eine Portion Obst |
| Eine Portion Milchprodukte | Eine Portion Milchprodukte | Drei Portionen Getreide | Eine Portion Getreide |
| Zwei Portionen Obst | Eine Portion Getreide | Zwei Portionen Gemüse | Eine Portion Nüsse oder Ähnliches |
| Eine Portion Getreide | Eine Portion Fett | Eine Portion Gemüse | |
| Eine Portion Fett | Eine Portion Gemüse | Eine Portion Fett | |
| | Eine Portion Obst | Eine Portion Obst | |

*Tabelle 9.2: Das 2.000-Kilokalorien-DASH-Menü*

Essen Sie nur einmal am Tag etwas zwischendurch.

In Tabelle 9.3 und Tabelle 9.4 wird gezeigt, wie die einzelnen Mahlzeiten konkret aussehen könnten.

| Frühstück | Mittagessen | Abendessen | Zwischendurch |
|---|---|---|---|
| Zwei Tassen Cornflakes | 60 g mageres Hühnerfleisch | 85 g Salami | Ein Apfel |
| Ein großes Glas fettarme Milch (250 ml) | 15 g fettarmer Käse | Eine Scheibe Vollkornbrot | Eine Scheibe Vollkornbrot |

| Frühstück | Mittagessen | Abendessen | Zwischendurch |
|---|---|---|---|
| Eine Banane | 200 g gekochter Reis | Ein Teelöffel Margarine | 75 g Nüsse |
| Eine Scheibe Vollkorntoast | 200 g Kürbis | 100 g Spinat | |
| Ein Teelöffel Marmelade | 100 g geraspelte Möhren | Ein Teelöffel fettreduziertes Salatdressing | |
| Ein Glas Apfelsaft | Eine Apfelsine | 15 g Hüttenkäse | |
| Ein Teelöffel Margarine | | | |

*Tabelle 9.3: Ein Beispiel für einen 2.000-Kilokalorien-DASH-Tagesplan*

| Frühstück | Mittagessen | Abendessen | Zwischendurch |
|---|---|---|---|
| Ein Glas Orangensaft (170 ml) | 60 g mageres Rindfleisch | 60 g Putenfleisch | Eine Apfelsine |
| 100 g Haferflocken | Ein Teelöffel Ketchup o. Ä. | 200 g gekochter Vollkornreis | 30 g getrocknete Früchte |
| Eine Scheibe Vollkornbrot | Ein Brötchen | 100 g gekochte Linsen | Ein großes Glas fettarme Milch (250 ml) |
| 60 g Salami | 200 g gekochte Kartoffeln | Ein Teelöffel fettreduziertes Salatdressing | |
| Ein großes Glas fettarme Milch (250 ml) | 15 g fettreduzierter Käse | 100 g Spinat | |
| Eine Banane | 100 g Blattsalat | Ein Muffin | |
| | Ein Teelöffel fettreduziertes Salatdressing | Ein Teelöffel Margarine | |
| | Ein Glas Traubensaft (170 ml) | | |

*Tabelle 9.4: Ein weiteres Beispiel für einen 2.000-Kilokalorien-DASH-Tagesplan*

Wenn Sie diese Diät ausprobieren möchten, können Sie sich die Sache folgendermaßen erleichtern:

- ✔ Stellen Sie Ihre Ernährung nicht von einem Tag auf den anderen komplett um. Versuchen Sie, zunächst weniger Fleisch zu essen und stattdessen mehr Gemüse und Obst.
- ✔ Essen Sie zu jeder Mahlzeit zwei Portionen Obst oder Gemüse und zwei Portionen Obst oder Gemüse als Zwischenmahlzeit.
- ✔ Wenn Sie unter einer Lactose-Intoleranz leiden, müssen Sie auf lactosefreie Milchprodukte zurückgreifen.
- ✔ Wenn Sie Fertigprodukte kaufen, werfen Sie einen scharfen Blick auf die Zutaten- und Nährwertliste: Wählen Sie Produkte mit möglichst wenig gesättigten Fettsäuren, Cholesterin und Salz aus.

- ✔ Versuchen Sie Ihre Fettaufnahme einzuschränken. Bevorzugen Sie pflanzliche Fette gegenüber tierischen Fetten (lieber Olivenöl als Wurst).
- ✔ Trinken Sie so wenig wie möglich gesüßte Limonaden oder alkoholische Getränke.
- ✔ Als Nachtisch können Sie frisches Obst essen.
- ✔ Getreide wie Nudeln, Reis oder Bohnen und Gemüse sollte der Hauptbestandteil Ihrer Nahrung sein. Fisch oder Fleisch sind nur kleine Beilagen.

## Salzreduzierte DASH-Kost

Im Kapitel 10 erfahren Sie alles über den Zusammenhang von Salz und Bluthochdruck. Das ist die Kernaussage: Je weniger Salz Sie essen, umso niedriger ist Ihr Blutdruck. Wenn Sie zusätzlich zur DASH-Ernährung auch noch Ihre Salzaufnahme reduzieren, tun Sie Ihrer Gesundheit wirklich einen Gefallen. Hier einige Hinweise:

- ✔ Produkte, die Sie kaufen, sollten so wenig Salz wie möglich enthalten. Oft ist der Salzgehalt nicht genau angegeben, aber in der Zutatenliste werden alle Inhaltsstoffe in der Reihenfolge der verwendeten Menge aufgelistet. Bevorzugen Sie salzreduzierte Lebensmittel.
- ✔ Mit Kräutern, Pfeffer, Zitronensaft, Essig oder einem kleinen Schluck Wein können Sie Ihr Essen würzen und dabei eine Menge Salz einsparen. Verwenden Sie Kräutersalz anstelle von normalem Speisesalz.
- ✔ Stellen Sie den Salzstreuer nicht bei den Mahlzeiten auf den Tisch, auch so lässt sich schon manches Gramm einsparen.
- ✔ Kochen Sie lieber selbst, anstatt Fertigprodukte zu verwenden. So können Sie auf andere Gewürze zurückgreifen und frei die Salzmenge bestimmen, die Sie verwenden möchten.
- ✔ Vermeiden Sie stark salzhaltige Produkte wie Sojasauce, Ketchup, Worcestersauce und Brühwürfel.
- ✔ Vermeiden Sie auch Produkte, die mit Salz konserviert wurden wie Salzgurken, gesalzene Sardinen, Salzheringe oder Käse in Salzlake.
- ✔ Ersetzen Sie in Rezepten die angegebene Salzmenge durch andere Gewürze. Nur wenn Sie Lebensmittel konservieren möchten, müssen Sie sich an die angegebene Salzmenge halten.
- ✔ Essen Sie lieber Obst oder Gemüse anstelle von salzigen kleinen Snacks wie gesalzenen Erdnüssen oder Chips.
- ✔ Versuchen Sie auch dann, wenn Sie außer Haus essen, stark salzhaltige Lebensmittel zu vermeiden.

# Mit dem Gewicht geht auch der Blutdruck zurück

Je dicker Sie sind, umso höher ist auch Ihr Blutdruck. Etwa 50 Prozent der amerikanischen Bevölkerung sind übergewichtig oder fettleibig nach der Definition des Body-Mass-Index (BMI, siehe Tabelle 9.5). In diesem Abschnitt lernen Sie, wie Sie Ihren Body-Mass-Index errechnen können. Sie werden sehen, ob Ihr Körpergewicht bei Ihrer Körpergröße angemessen ist oder nicht. Für den Fall, dass Sie zu schwer sind, sage ich Ihnen, wie viele Kilokalorien Sie einsparen müssen, um abzunehmen.

## Ihr Gewicht

Wenn Sie abnehmen möchten, um Ihren Blutdruck zu senken, müssen Sie Ihr Idealgewicht kennen. Wenn Sie bereits Ihr Idealgewicht erreicht haben, ist es unwahrscheinlich, dass eine weitere Gewichtsabnahme Ihren Blutdruck senkt. Wenn Sie aber übergewichtig oder fettleibig sind, wird Ihr Blutdruck deutlich niedriger, sobald Sie Ihr Idealgewicht erreicht haben.

Ihr Idealgewicht können Sie folgendermaßen ausrechnen:

Für Frauen gilt Folgendes: Wenn Sie 1,60 m groß sind, beträgt Ihr Idealgewicht 47,5 kg. Für jeden Zentimeter, den Sie größer als 1,60 m sind, können Sie ein knappes Kilogramm (900 g) mehr wiegen. Sind Sie also 1,70 m groß, dürfen Sie 47,5 kg + (10 x 0,9 kg) = 56,5 kg wiegen. Ihr persönliches Gewicht kann bis zu 10 Prozent über oder unter diesem Wert liegen. Eine Frau von 1,70 m Größe darf also zwischen 50,9 kg und 62,2 kg wiegen und hat immer noch ihr Idealgewicht.

Bei Männern gilt: Wenn Sie 1,60 m groß sind, dürfen Sie 50,5 kg wiegen. Jeder Zentimeter mehr erlaubt Ihnen 1,1 Kilogramm mehr. Wenn Sie also 1,80 groß sind, dürfen Sie 50,5 kg + (20 x 1,1 kg) = 72,5 kg wiegen. Das Gewicht darf bis zu 10 Prozent vom Idealgewicht abweichen. Unser Beispielmann von 1,80 m Körpergröße hat also mit einem Körpergewicht von 65,3 kg bis 79,8 kg sein Idealgewicht.

Sie können auch den Body-Mass-Index (BMI) anwenden, um zu errechnen, ob Sie über- oder untergewichtig sind. Beim BMI wird auch die Körpergröße berücksichtigt, und das halte ich ja nur für gerecht. Natürlich ist es ein Unterschied, ob eine Frau mit 1,70 m Körpergröße 50 kg wiegt oder eine Frau, die 1,55 m groß ist.

Wenn Sie gut in Mathematik sind und einen funktionstüchtigen Taschenrechner zur Hand haben, können Sie Ihren BMI ganz leicht ausrechnen. Wenn Ihnen eine der genannten Bedingungen fehlt, können Sie auch einfach einen Blick in Tabelle 9.5 werfen und kommen schneller zu einem Ergebnis. So rechnen Sie Ihren Body-Mass-Index aus: Nehmen Sie Ihr Gewicht in Kilogramm und teilen Sie die Zahl durch Ihre Körpergröße in Metern. Teilen Sie das Ergebnis noch einmal durch Ihre Körpergröße in Metern. (Man könnte auch sagen: Teilen Sie Ihr Körpergewicht in Kilogramm durch das Quadrat Ihre Größe in Metern.) Ein Beispiel: Ein 1,90-m-großer Mann wiegt 78 kg. Die Rechnung lautet: 78 kg : 1,9 = 41,05 und 41,05 : 1,9 = 21,6. Der BMI beträgt also 21,6.

Ein Body-Mass-Index von 20 bis 25 gilt als normalgewichtig. Liegt der BMI zwischen 25 und 29,9, ist man übergewichtig. Ab einem BMI von über 30 spricht man von Fettleibigkeit (*Adipositas*).

Ein Mann, der 1,82 m groß ist und 94,0 kg wiegt, hat einen BMI von 28,4 und ist damit übergewichtig. Eine Frau mit einer Körpergröße von 1,70 m und einem Gewicht von 62 kg hat einen BMI von 21,5 und ist normalgewichtig.

Vielleicht gucken Sie doch lieber einfach in die Tabelle 9.5. Suchen Sie in der ersten Spalte Ihre Körpergröße. Fahren Sie dann die Zeile entlang, bis Sie Ihr Gewicht gefunden haben. Oben über der Spalte mit dem richtigen Gewicht steht dann Ihr BMI.

| BMI | 19 | 20 | 21 | 22 | 23 | 24 | 25 | 26 | 27 | 28 | 29 | 30 | 35 | 40 |
|---|---|---|---|---|---|---|---|---|---|---|---|---|---|---|
| **Größe in Metern** | **Gewicht in kg** | | | | | | | | | | | | | |
| 1,47 | 41,3 | 43,5 | 45,7 | 48,0 | 50,0 | 52,2 | 54,4 | 56,6 | 58,7 | 60,9 | 63,1 | 65,3 | 76,1 | 87,0 |
| 1,50 | 42,8 | 45,0 | 47,3 | 49,5 | 51,8 | 54,0 | 56,3 | 58,5 | 60,8 | 63,0 | 65,3 | 67,5 | 78,8 | 90,0 |
| 1,52 | 44,2 | 46,5 | 48,8 | 51,2 | 53,5 | 55,8 | 58,1 | 60,5 | 62,8 | 65,1 | 67,4 | 69,8 | 81,4 | 93,0 |
| 1,55 | 45,6 | 48,1 | 50,5 | 52,9 | 55,3 | 57,7 | 60,1 | 62,5 | 64,9 | 67,3 | 69,7 | 72,1 | 84,1 | 96,1 |
| 1,57 | 47,1 | 49,6 | 52,1 | 54,6 | 57,1 | 59,5 | 62,0 | 64,5 | 67,0 | 69,5 | 71,9 | 74,4 | 86,8 | 99,2 |
| 1,60 | 48,6 | 51,2 | 53,8 | 56,3 | 58,9 | 61,4 | 64,0 | 66,6 | 69,1 | 71,7 | 74,2 | 76,8 | 89,6 | 102,4 |
| 1,62 | 50,2 | 52,8 | 55,5 | 58,1 | 60,7 | 63,4 | 66,0 | 68,7 | 71,3 | 73,9 | 76,6 | 79,2 | 92,4 | 105,6 |
| 1,65 | 51,7 | 54,4 | 57,2 | 59,9 | 62,6 | 65,3 | 68,1 | 70,8 | 73,5 | 76,2 | 79,0 | 81,7 | 95,3 | 108,9 |
| 1,67 | 53,3 | 56,1 | 58,9 | 61,7 | 64,5 | 67,3 | 70,1 | 72,9 | 75,8 | 78,6 | 81,4 | 84,2 | 98,2 | 112,2 |
| 1,70 | 54,9 | 57,8 | 60,7 | 63,6 | 66,5 | 69,4 | 72,2 | 75,1 | 78,0 | 80,9 | 83,8 | 86,7 | 101,2 | 115,6 |
| 1,72 | 56,5 | 59,5 | 62,5 | 65,5 | 68,4 | 71,4 | 74,4 | 77,4 | 80,3 | 83,3 | 86,3 | 89,3 | 104,1 | 119,0 |
| 1,75 | 58,2 | 61,2 | 64,3 | 67,4 | 70,4 | 73,5 | 76,6 | 79,6 | 82,7 | 85,7 | 88,8 | 91,9 | 107,2 | 122,5 |
| 1,77 | 59,9 | 63,0 | 66,2 | 69,3 | 72,5 | 75,6 | 78,8 | 81,9 | 85,1 | 88,2 | 91,4 | 94,5 | 110,3 | 126,0 |
| 1,80 | 61,6 | 64,8 | 68,0 | 71,3 | 74,5 | 77,8 | 81,0 | 84,2 | 87,5 | 91,7 | 94,0 | 97,2 | 113,4 | 129,6 |
| 1,82 | 63,3 | 66,6 | 69,6 | 73,3 | 76,6 | 79,9 | 83,3 | 86,6 | 89,9 | 93,3 | 96,6 | 99,9 | 116,6 | 133,2 |
| 1,85 | 65,0 | 68,4 | 71,9 | 75,3 | 78,7 | 82,1 | 85,6 | 89,0 | 92,4 | 95,8 | 99,3 | 102,7 | 119,8 | 136,9 |
| 1,87 | 66,8 | 70,3 | 73,8 | 77,3 | 80,9 | 84,4 | 87,9 | 91,4 | 94,9 | 98,4 | 102,0 | 105,5 | 123,0 | 140,6 |
| 1,90 | 68,6 | 72,2 | 75,8 | 79,4 | 83,0 | 86,6 | 90,2 | 93,9 | 97,5 | 101,1 | 104,7 | 108,3 | 126,4 | 144,4 |
| 1,925 | 70,4 | 74,1 | 77,8 | 81,5 | 85,2 | 88,9 | 92,6 | 96,3 | 100,1 | 103,8 | 107,5 | 111,2 | 129,7 | 148,2 |
| 1,95 | 72,2 | 76,0 | 79,9 | 83,7 | 87,5 | 91,3 | 95,1 | 98,9 | 102,7 | 106,5 | 110,3 | 114,1 | 133,1 | 152,1 |

*Tabelle 9.5: Hier können Sie Ihren Body-Mass-Index ablesen.*

## Ihr täglicher Kalorienbedarf

Wie viele Kilokalorien Sie jeden Tag benötigen, hängt von Ihrem Alter, Ihrem Geschlecht und der täglichen Bewegung, die Sie haben, ab. Ein einleuchtendes Beispiel: Eine schwangere oder stillende Frau braucht natürlich mehr Kilokalorien. Wenn Sie Ihr Gewicht reduzieren wollen, können Sie dieses Ziel erreichen, indem Sie weniger Kalorien zu sich nehmen, als Sie täglich benötigen. Wenn Sie wissen, wie viel Sie bei Ihrer Körpergröße wiegen sollten, können Sie ausrechnen, wie viele Kalorien Sie jeden Tag benötigen, um Ihr Gewicht zu halten oder abzunehmen. Am besten lassen Sie sich von einem Profi (Hausarzt, Ernährungsberater usw.) helfen, damit Sie nicht nur die richtige Kalorienmenge, sondern auch die richtigen Nährstoffe zu sich nehmen.

Ein Kilo Fett entspricht 7.700 Kilokalorien. Wenn Sie also ein Kilogramm abnehmen möchten, können Sie entweder 16 Tage lang jeden Tag 500 Kilokalorien weniger essen, oder Sie machen jeden Tag so viel Sport, dass Sie 200 Kilokalorien mehr verbrauchen, und sparen zusätzlich täglich 300 Kilokalorien mit der Nahrung ein. Den meisten Menschen fällt das Abnehmen leichter, wenn sie Sport und Diät kombinieren.

Ihr Blutdruck profitiert bereits bei einer Gewichtsreduktion von 5 bis 10 Prozent. Gleichzeitig sinken Ihre Blutfettwerte und bei Diabetikern auch der Blutzuckerspiegel. Sie sehen also: Auch eine geringe Gewichtsreduktion ist bereits hilfreich für Ihre Gesundheit.

Stellen Sie sich eine Frau vor, die 160 cm groß ist und 68 kg wiegt. Das Idealgewicht dieser Frau liegt bei 52 kg, die erlaubte Spanne reicht von 47 kg bis 57 kg.

Für das Idealgewicht von 52 kg braucht diese Frau täglich 1.150 Kilokalorien plus einem Zuschlag, der größer oder kleiner ist, abhängig davon, wie viel sie sich bewegt. Treibt sie sehr wenig Sport, werden 10 Prozent dazugerechnet. Ist sie sportlich, kann man 20 Prozent zur Tagesration hinzurechnen. Für einen sehr bewegungsaktiven Menschen können 40 Prozent oder mehr zur täglichen Kilokalorienmenge hinzugerechnet werden. Sie dürfte dann täglich 1.610 Kilokalorien zu sich nehmen. Wenn die oben erwähnte Frau also zum Beispiel täglich nur 1.400 Kilokalorien mit der Nahrung zu sich nimmt und jeden Tag 300 Kilokalorien beim Sport verbraucht, kann sie innerhalb von 16 Tagen ein Kilogramm Übergewicht abbauen.

Wenn Sie den täglichen Bedarf an Kilokalorien errechnet haben, können Sie wieder zum DASH-Programm zurückkehren. In Tabelle 9.2 hatte ich Ihnen ein 2.000-Kilokalorien-Menü vorgestellt. Wenn Sie ohne professionelle Hilfe eines Ernährungsberaters Ihre tägliche Kalorienzufuhr verringern möchten, kann ich Ihnen eine kleine Hilfestellung anbieten. In Tabelle 9.6 sehen Sie, wie viel von welchen Portionen Sie benötigen, um nur 1.800 Kilokalorien oder 1.500 Kilokalorien zu sich zu nehmen.

| Komponente | 2.000 kcal | 1.800 kcal | 1.500 kcal |
|---|---|---|---|
| Getreide | 8 | 8 | 5,5 |
| Gemüse | 4 | 4 | 4 |
| Obst | 5 | 4 | 4 |
| Milchprodukte | 3 | 3 | 3 |
| Fleisch und Fisch | 2 | 1 3/4 | 1 3/4 |
| Fette und Öle | 2 1/2 | 2 1/2 | 1 1/2 |
| Nüsse, Ölsaaten, ... | 1 | 1 | 3/4 |
| Süßigkeiten | 5 in der Woche | 5 in der Woche | 5 in der Woche |

*Tabelle 9.6: Portionen einzelner Nahrungsmittelkomponenten nach der DASH bei 2.000, 1.800 und 1.500 Kilokalorien (kcal)*

## Andere Diäten

Abnehmen ist nicht leicht. Und manchmal braucht man einfach einen Anschub, damit es in die richtige Richtung los geht, die Pfunde weniger werden und der Blutdruck sinkt. Ich bestehe bei meinen Patienten nicht darauf, dass sie jeden Tag nach einem detaillierten Ernährungsplan essen, solange ich denke, dass sie im Großen und Ganzen alles Notwendige bekommen. Vielleicht benötigen Sie zum Anfang Ihrer Gewichtsreduktion einen speziellen Diätplan und können dann, wenn Sie alte Gewohnheiten abgelegt haben, auf die gesunde und ausgewogene DASH-Ernährung umsteigen. Einer meiner Patienten legt beispielsweise jeden Monat eine Reiswoche ein, in der er nur Reis und Wasser zu sich nimmt. In der restlichen Zeit ernährt er sich sehr ausgewogen und gesund. Er hat sehr erfolgreich sein Gewicht reduzieren können, sein Blutdruck und seine Blutwerte haben sich normalisiert und er fühlt sich großartig – er sieht auch großartig aus.

Wie gesagt: Abnehmen ist nicht leicht. Viele Patienten fangen ganz erfolgversprechend an, aber nach einer Zeit nehmen sie ihre schlechten Ernährungsangewohnheiten wieder an. Glauben Sie mir: Es ist möglich, abzunehmen und das Idealgewicht dauerhaft zu halten. Früher sagte man, dass nur ein Patient von 20 es schafft, sein Gewicht zu reduzieren und zu halten. Mittlerweile aber wissen wir, dass dank besserer Unterstützung einer von fünf Patienten es schafft.

Um erfolgreich und dauerhaft abzunehmen, müssen Sie bereit sein, Sport zu treiben. Im Kapitel 12 finden Sie alles zum Thema Sport, Blutdruck und Gewichtsabnahme. Auch wenn Sie beispielsweise Ihre Beine nicht bewegen können, ist es doch möglich, mit dem Oberkörper Sport zu treiben. Sport ist der Schlüssel zu Ihrem Idealgewicht. Fragen Sie Menschen, die erfolgreich abgenommen haben: Sie werden es bestätigen.

Ich stelle Ihnen drei Diäten vor. Alle drei Diäten sind nicht sehr ausgewogen. Sie sollten sie nicht länger als einige Wochen anwenden. Aber Sie können sie als »Starthilfe« benutzen, weil alle drei rasch zu sichtbaren Erfolgen führen. Leider sind sie auch recht langweilig und versprechen kaum Genuss beim Essen.

- ✔ **Diäten mit sehr geringer Kalorienmenge:** Wenn Sie jeden Tag nur 400 bis 800 kcal zu sich nehmen, werden Sie rasch Gewicht verlieren. Eine solche Diät dürfen Sie nur unter ärztlicher Aufsicht machen. Ihre Mahlzeiten bestehen aus Kohlenhydraten und Proteinen, ergänzend nehmen Sie Vitamine und Mineralstoffe zu sich. Eine solche Diät wird dann empfohlen, wenn es wichtig ist, dass Sie sehr schnell Gewicht verlieren, z.B. bei Herzproblemen. Eventuell nehmen Sie so schnell ab, dass Sie weniger blutdrucksenkende Medikamente einnehmen müssen. Einige Patienten leiden unter Schwindelgefühlen, wenn die Medikamentdosis nicht angepasst wird.
- ✔ **Diäten mit hohem Gehalt an tierischem Eiweiß** (wie die Atkins-Diät): Bei dieser Diät essen Sie jede Menge tierisches Eiweiß ergänzt durch Vitamine und Mineralstoffe. So soll verhindert werden, dass Sie Muskelmasse abbauen. Viele Patienten klagen über Haarausfall. Sobald Sie die Diät unterbrechen, nehmen Sie wieder zu. Diese Diäten sind ausgesprochen unausgewogen.
- ✔ **Nulldiät oder Fasten:** Sie dürfen eine gewisse Zeit lang gar nichts essen, sondern nur trinken (Wasser, Tees und eventuell Obstsaftschorlen). Dazu erhalten Sie Vitamine und

Mineralstoffe. Fasten ist ein gravierender Eingriff in den Stoffwechsel, Sie sollten es auf jeden Fall nur unter ärztlicher Aufsicht und nicht sehr lange machen. Wenn Sie die Nulldiät beenden, werden Sie sehr schnell wieder an Gewicht zulegen.

### Wer nimmt erfolgreich ab?

Wer schafft es, nicht nur abzunehmen, sondern das Idealgewicht danach auch dauerhaft zu halten? Was macht diese Menschen erfolgreicher als Sie und mich – oder nur mich? In den USA wurden mehr als 3.000 Menschen interviewt, die mindestens 15 kg abgenommen und ihr neues Gewicht über mindestens ein Jahr gehalten hatten.

Diese Menschen hatten zu Beginn ihrer Diät einen Body-Mass-Index von 36. Im Durchschnitt nahmen sie 32 kg ab und erreichten so einen BMI von 25. Das kam bei der Befragung heraus:

- ✔ Bei 74 Prozent der Befragten waren ein oder beide Elternteile übergewichtig.
- ✔ 20 Prozent waren bereits im Alter von 18 Jahren übergewichtig.
- ✔ Im Schnitt hatte jeder von ihnen im Laufe des Lebens insgesamt 123 kg »hin- und hergeschaufelt« (mal zugenommen, mal abgenommen).
- ✔ Der Großteil der Befragten setzte übliche Methoden zur Gewichtsabnahme ein: Weniger essen, kleinere Portionen, Kalorien zählen und Fette reduzieren.
- ✔ Täglich wurden durchschnittlich 1.400 Kilokalorien aufgenommen.
- ✔ Durch Bewegung und Sport wurden im Durchschnitt jede Woche 2.800 Kilokalorien verbraucht.
- ✔ 55 Prozent der Befragten fanden Unterstützung in einer Selbsthilfegruppe (wie Weight Watchers oder anderen).
- ✔ Die übrigen 45 Prozent der Interviewten schafften es ganz allein, ihr Gewicht zu reduzieren.
- ✔ 77 Prozent der Befragten berichteten, dass sie medikamentöse oder emotionale Unterstützung brauchten, um erfolgreich zu sein.

Ist Ihnen etwas aufgefallen? Menschen wie Sie und ich haben es geschafft, dauerhaft ihr Gewicht zu reduzieren, ohne exotische Methoden oder Wunderlehren zu benötigen. Sie benutzten einen ganz normalen Diätplan, trieben Sport und einige von ihnen suchten sich Hilfe von einem Profi.

## Lassen Sie sich helfen

Wenn Sie versuchen möchten abzunehmen, lassen Sie sich von Profis helfen – das kann eine Ernährungsberaterin Ihrer Krankenkasse sein. Es gibt auch niedergelassene Ärzte, die sich sehr gut mit dem Thema Ernährung und Diät auskennen. Fragen Sie Ihren Hausarzt, wer Ihnen helfen kann. Ein echter Ernährungsprofi kann Ihnen jede Menge Tipps rund um das Thema Ernährung geben. Als Erstes sollte ermittelt werden, wie viel Sie bei Ihrer Körpergröße wiegen sollten. Dann kann Ihre Ernährungsberaterin Ihren täglichen Kalorienbedarf errechnen. In vielen Städten gibt es Selbsthilfegruppen für übergewichtige Menschen. Ob Sie eine medikamentöse Unterstützung benötigen oder spezielle Diätnahrung, sollten Sie ebenfalls mit Ihrem Arzt oder der Ernährungsberaterin absprechen. Hüten Sie sich vor Angeboten, die müheloses Abnehmen mit Hilfe spezieller Präparate versprechen. Abnehmen ist nie mühelos, wenn es dauerhaft erfolgreich sein soll. Denn Sie müssen Ihre Ernährungs- und Bewegungsgewohnheiten verändern. Und wem fällt es schon leicht, leckere, verführerische Gewohnheiten zu ändern?

Eine Hilfe können die **Weight Watchers** sein. Die Weight Watchers propagieren eine langsame Gewichtsabnahme, Sport und Bewegung und eine Veränderung der Ernährungsgewohnheiten. Sie treffen sich einmal wöchentlich in ihren regionalen oder lokalen Gruppen, die es überall auf der Welt gibt. Sie müssen bei den Weight Watchers keine speziellen Diätprodukte kaufen, es werden aber kalorienarme Nahrungsmittel angeboten. Grundlage der Weight-Watchers-Diät sind die Punkte, mit denen jedes Nahrungsmittel bewertet wird. Sie dürfen zwar alles essen, aber eine bestimmte Punktzahl pro Tag nicht überschreiten. Wenn Sie das angestrebte Gewicht erreicht haben, dürfen Sie kostenlos Mitglied bleiben, so lange Sie dieses Gewicht halten. Die Mitgliedschaft bei den Weight Watchers ist sehr motivierend.

# Salz und Bluthochdruck

# 10

### In diesem Kapitel

- Auf den Spuren des Salzes
- Wie Salz Ihren Blutdruck erhöht
- Salzkonsum und Salzempfindlichkeit
- Salz, um zu leben, und nicht: Leben, um zu salzen

Es gibt Menschen, die behaupten, der Salzkonsum habe keinen Einfluss auf die Höhe des Blutdrucks. Und selbst wenn er den Blutdruck erhöhe, sei das völlig ungefährlich. Glauben Sie ihnen kein Wort. Abgesehen von sehr wenigen Ausnahmen wird Ihnen jeder Bluthochdruckexperte empfehlen, bei einer Hypertonie den Salzkonsum einzuschränken.

Kennen Sie die Hitliste der Salzproduzenten? Die USA stehen mit 45 Mio. t jährlicher Salzproduktion einsam auf Platz 1. Danach folgen China mit einer Jahresproduktion von 28 Mio. t, Deutschland mit 16 Mio. t, Indien mit 14 Mio. t, Kanada mit 12 Mio. t und Australien mit 10 Mio. t. Diese sechs Länder produzieren 125 Mio. der weltweiten Jahresproduktion von 209 Mio. t Salz. Von diesen 209 Mio. t werden aber nur 6 Prozent (also 12,5 Mio. t) für den menschlichen Verzehr verwendet. Die größten Salzproduzenten sind auch die größten Salzverbraucher. Hier besteht möglicherweise auch ein Zusammenhang mit den häufigen Bluthochdruckerkrankungen in diesen Ländern.

In diesem Kapitel werden Sie lernen, dass Ihr Salzkonsum Ihren Blutdruck erhöhen kann und dass dieser Zusammenhang mittlerweile wissenschaftlich einwandfrei belegt ist. Außerdem werden Sie erfahren, was unter Salzempfindlichkeit (*Salzsensibilität*) verstanden wird. Ich werde Ihnen zeigen, wie Sie sich salzarm ernähren können, welche Nahrungsmittel salzarm und welche reich an Salz sind und wie ein salzarmer Speiseplan aussehen kann. Auch schwach gesalzenes Essen ist schmackhaft und lecker. Ich hoffe, dass Sie am Ende dieses Kapitels Ihren Salzstreuer wegschmeißen werden – oder zumindest nur noch so wenig Salz essen, dass es Ihnen nichts mehr anhaben kann.

## Der Zusammenhang zwischen Salz und Bluthochdruck

Salz besteht zu 40 Prozent aus Natrium und zu 60 Prozent aus Chlorid. Salz ist lebenswichtig – ohne Salz stirbt der Mensch. Natrium hilft Ihnen, Ihr Blut ausreichend dünn und fließfähig zu halten, es ist an der Regulation des Säure-Basen-Haushaltes beteiligt und ermöglicht die elektrische Weiterleitung eines Reizes entlang Ihrer Nerven, um beispielsweise Ihre Muskeln bewegen zu können. Also: ohne Salz kein Leben.

Ihre Niere kann nur begrenzt Salz ausscheiden. Steigt allerdings der Blutdruck an, wird mehr Blut in kürzerer Zeit durch die Niere geschleust und mehr Salz kann aus dem Blut in den

Urin übergehen und wird über die Blase ausgeschieden. Der hohe Blutdruck hilft also der Niere, das Salz auszuscheiden. Aber Bluthochdruck hat noch weitere Folgen: Er zieht die Gefäßwände in Mitleidenschaft und setzt eine ganze Spirale von Folgeschäden in Gang, einen wahren Teufelskreis.

Die Deutsche Gesellschaft für Ernährung (DGE) empfiehlt eine maximale Salzaufnahme von sechs Gramm pro Tag für Erwachsene. Das entspricht etwa anderthalb Teelöffeln Salz. Durchschnittlich werden in Deutschland aber etwa acht Gramm Salz am Tag pro Person aufgenommen, und da sind kleine Kinder mit eingerechnet. Die Menge von zehn Gramm Salz sollte keinesfalls überschritten werden. Für unseren Körper wäre es ausreichend, täglich 500 mg Salz zu essen, um Salzverluste auszugleichen. USA, Kanada, Australien, Großbritannien und Portugal empfehlen eine erheblich geringere Menge von nur 2,4 g pro Tag. Einige Länder sind etwas großzügiger: Die Niederlande empfehlen 3,6 g und Belgien 3,5 g Salz pro Tag. Nur Schweden empfiehlt eine deutlich niedrigere tägliche Aufnahme von nur 0,8 g. Der Salzkonsum in der Bundesrepublik Deutschland ist höher als in den meisten anderen Industrieländern. Vielleicht zählt Deutschland deshalb zu den Ländern mit dem höchsten Anteil an Bluthochdruckpatienten in der Bevölkerung.

»Wer schüttet sich mehr als einen Teelöffel Salz in sein Essen?«, mögen Sie denken. Aber es ist gar nicht schwierig, jeden Tag diese Menge Salz zu sich zu nehmen: Viele Nahrungsmittel wie Fleisch und Fisch sind schon von Natur aus sehr salzhaltig. Andere sind aufgrund des Verarbeitungsprozesses stark gesalzen wie Käse, Knabbergebäck oder Fertiggerichte. Mehr Informationen zum Thema Salz in der Nahrung finden Sie in dem Abschnitt *So können Sie Ihren Salzkonsum reduzieren*.

## Stellen Sie fest, ob Sie salzempfindlich sind

Bereits 1957 wurde nachgewiesen, dass Salz im Futter den Blutdruck bei Ratten erhöhte. Die Ratten mit der salzreichsten Fütterung hatten nach neun Monaten die stärkste Blutdruckerhöhung. Aber der Blutdruck stieg nicht bei allen Ratten mit salzreicher Fütterung. Manche Ratten reagierten auf den hohen Salzgehalt des Futters mit einer Blutdrucksteigerung, andere nicht. Diese Empfindlichkeit gegenüber Salz ist erblich, das heißt, sie wird von den Eltern an die Nachkommen weitergegeben.

Ganz ähnlich verhält es sich mit der Salzempfindlichkeit beim Menschen. Kinder von Eltern mit Hypertonus können Salz über die Niere nicht so gut ausscheiden wie Kinder von Eltern mit normalem Blutdruck. Gibt man Kindern salzige Nahrung, steigt der Blutdruck bei den Kindern stärker an, deren Eltern beide unter Hypertonie leiden, als bei den Kindern, die nur ein Elternteil mit Bluthochdruck haben. Kinder von Eltern ohne Bluthochdruck können sehr salziges Essen zu sich nehmen, ohne dass ihr Blutdruck überhaupt steigt.

Die Salzempfindlichkeit scheint aber nicht nur von der *genetischen Disposition* (ererbte Veranlagung) abzuhängen, sondern auch von Alter, Geschlecht, Gewicht und der hormonellen Situation. Man vermutet, dass ältere Menschen, Diabetiker und Menschen mit Bluthochdruck generell empfindlicher auf hohen Salzkonsum reagieren.

Egal, ob Sie salzempfindlich sind oder nicht: Sie sollten Ihre Salzaufnahme reduzieren. Wenn Sie zu den salzempfindlichen Menschen gehören, wird Ihr Blutdruck davon profitieren. Wenn Sie nicht salzempfindlich sind, profitieren Sie davon, weil Ihr Körper weniger Wasser einlagert.

Auf den ersten Blick sieht es so aus, als gäbe es nur Forschungsergebnisse, die den Zusammenhang zwischen Salzkonsum und Bluthochdruck bestätigen. Bei näherem Hinsehen scheinen einige Studien aber auch zu zeigen, dass Salz gar nicht so schädlich für Ihre Gesundheit ist. Eine Studie zeigte eine besonders hohe Herzinfarktrate in der Gruppe männlicher Probanden, welche die niedrigste Salzzufuhr hatte. Allerdings weist diese Studie eine Reihe methodischer Probleme auf: Die größte Fehlerquelle war sicherlich, dass der Salzkonsum nur anhand einer einzigen Probe ermittelt wurde, die Studie aber über vier Jahre ging.

### Die Geschichte des Salzes

Menschen, die vor mehreren Tausend Jahren nicht in der Nähe der Küsten lebten, konsumierten sehr wenig Salz. Denn das Meer und seine Fische waren die wichtigste Salzquelle. Den Menschen im Landesinneren mussten 200 bis 400 mg Salz pro Tag (zwei bis vier Prisen) zum Überleben reichen. Das ist insofern kein Problem, als dass der menschliche Körper durchaus in der Lage ist, Salz einzusparen. Schwitzt beispielsweise ein Radfahrer während eines langen Rennens kontinuierlich, wird der Schweiß immer ärmer an Salz, je länger das Rennen dauert. Auch die Nieren bemühen sich bei niedrigem Salzwert im Blut, das gefilterte Salz wieder aufzunehmen.

Als die ersten Konservierungsmethoden mit Salz aufkamen und man lernte, dass viele Lebensmittel mit Salz erheblich länger haltbar sind, wurde Salz immer wichtiger und wertvoller. Gleichzeitig gewöhnte sich der Mensch an den Geschmack gesalzener Nahrung. Salz wurde so begehrt, dass Regierungen Salzsteuer erhoben, um vom Salzhandel zu profitieren. Die Salzsteuer war einer der Auslöser der Französischen Revolution.

Seit man Salz industriell herstellen kann und nicht nur natürliche Ressourcen mühevoll bergen muss, ist Salz erheblich billiger geworden. Der Salzkonsum nahm gleichzeitig immer mehr zu. Im 19. Jahrhundert nahmen die Menschen um die 20 Gramm Salz (entspricht der Menge von vier Teelöffeln) am Tag auf. Heute werden viele Lebensmittel eingekocht oder tiefgefroren, um sie zu konservieren, und wir nehmen nicht mehr ganz so viel Salz auf.

## Der Zusammenhang zwischen Salz und Bluthochdruck im Test

Es ist kaum möglich, einen Versuch über die Folgen übermäßigen Salzkonsums mit Menschen zu machen. Die meisten Menschen essen bereits sehr viel Salz, die aufgenommene Salzmenge noch weiter zu erhöhen, würde das Essen ungenießbar machen, bevor man eine signifikante Steigerung des Salzgehalts im Körper erreichen würde.

Zwar ist nicht garantiert, dass auch Ihr Blutdruck sinkt, wenn Sie weniger Salz essen. Aber es gibt viele Untersuchungen, die darauf hinweisen, dass sich bei reduzierter Salzaufnahme der Blutdruck normalisiert und weniger Schlaganfälle sowie Herzinfarkte auftreten. Es konnte beispielsweise gezeigt werden, dass Menschen mit einem starken Verlangen nach Salz einen erhöhten Blutdruck haben, wenn sie viel Salz essen. Bei normalem Salzkonsum sank der Blutdruck signifikant ab. Es gibt viele Studien, die zeigen, dass der Blutdruck von Hochdruckpatienten sinkt, wenn sie wenig Salz essen. Es konnte nachgewiesen werden, dass eine Reduktion der Salzaufnahme den Blutdruck normalisiert.

Eine salzarme Diät lässt etwa bei der Hälfte der Bluthochdruckpatienten den Blutdruck sinken. Bei den anderen Patienten kann vermutet werden, dass bereits irreversible Schädigungen des Herzkreislaufsystems vorliegen, so dass der Blutdruck nicht mehr auf den Salzverzehr reagiert oder dass diese Patienten einfach nicht salzempfindlich sind.

1948 wurde eine Studie veröffentlicht, die zeigte, dass eine Verringerung des Salzkonsums den Blutdruck senkt. Kurz danach kamen die ersten *Diuretika* (Medikamente, die die Wasser- und Salzausscheidung über die Niere in den Urin fördern, siehe Kapitel 13) auf den Markt. Damit verlor die Salzrestriktion als therapeutische Maßnahme bei Bluthochdruck an Bedeutung – eine Tablette zu nehmen, war ja viel einfacher. Erst die Erforschung der Nebenwirkungen von Diuretika machte die Salzreduktion als einfache und nebenwirkungsfreie Therapiemethode wieder populär.

Im Jahre 1988 wurde eine weltweite Studie zum Thema Salz mit über 10.000 Probanden durchgeführt, die so genannte *Intersalt-Study*. Hier wurde gezeigt, dass sowohl der systolische als auch der diastolische Blutdruck mit der Menge des konsumierten Salzes zusammenhängen. Die Wissenschaftler sind zu dem Schluss gekommen, dass eine Reduktion der täglichen Salzaufnahme im Alter von 25 bis 55 Jahren um einen Teelöffel am Tag den Blutdruck um durchschnittlich 9 mmHg senkt. Menschen aus Ländern mit sehr geringem Salzkonsum erleben im Alter keinen Blutdruckanstieg.

Neuere Forschungen zeigen, dass es keineswegs allein das Natrium ist, das den Blutdruck ansteigen lässt, sondern die Kombination von Natrium und Chlorid. Einige Studien zeigen, dass es Menschen gibt, die sensibel auf Natrium und Chlorid reagieren. Aber es gibt auch Menschen, die allein auf Chlorid mit einer Blutdruckerhöhung reagieren. Kaliumchlorid (abgekürzt *KCl*), das häufig als Ersatz für normales Speisesalz (Natriumchlorid) verwendet wird, erhöhte bei Ratten mit einer genetischen Disposition für Salzempfindlichkeit genauso den Blutdruck wie Natriumchlorid. Ob sich diese Forschungsergebnisse auf den Menschen übertragen lassen, ist zurzeit noch nicht klar. Natriumbikarbonat (Backpulver) erhöhte den Blutdruck salzempfindlicher Menschen nicht. Es wird daher empfohlen, Kaliumbikarbonat oder Kaliumcitrat anstelle von Kaliumchlorid als Salzersatz zu verwenden.

In Deutschland wurde in einer Studie gezeigt, dass Chlorid eine Rolle bei der Entstehung der Hypertonie spielt. Es wurde eine Gruppe von Hochdruckpatienten untersucht. Ein Teil der Gruppe erhielt Kaliumcitrat, ein anderer Teil Kaliumchlorid als Ersatz für übliches Speisesalz (Natriumchlorid). Bei den Patienten der Kaliumcitrat-Gruppe sank der Blutdruck signifikant. Aber bei den Patienten der Gruppe, die Kaliumchlorid erhielt, konnte keine Abnahme des Blutdrucks festgestellt werden. Übrigens liegt in Gemüse und Obst das Kalium nicht als Kaliumchlorid vor. Das mag den positiven Effekt einer obst- und gemüsereichen Kost auf den Blutdruck erklären.

## So können Sie Ihren Salzkonsum reduzieren

Sie können nur etwa 15 Prozent Ihrer täglichen Salzaufnahme unmittelbar kontrollieren. Zehn Prozent der täglich aufgenommenen Menge an Salz kommt natürlicherweise in Lebensmitteln vor und für die restlichen 75 Prozent ist die Lebensmittelindustrie verantwortlich. Je mehr Fertiggerichte Sie verwenden, umso weniger können Sie beeinflussen, wie viel Salz Sie täglich aufnehmen. Die folgenden Zusatzstoffe enthalten beispielsweise viel Salz:

Viele Lebensmittel enthalten durch ihre Zusatzstoffe bereits erhebliche Mengen an Natrium in Form von Natriumphosphaten, -carbonaten, -nitrat, -cyclamat oder -alginat. Aus folgenden Gruppen stammen natriumhaltige Zusatzstoffe:

- ✔ Rieselmittel
- ✔ Verdickungsmittel
- ✔ Emulgatoren
- ✔ Trennmittel
- ✔ Lösungsmittel
- ✔ Trägersubstanzen
- ✔ Konservierungsstoffe
- ✔ Süßmittel

Die Lebensmittelindustrie setzt Salz also nicht nur als Würzmittel, sondern in erster Linie als Hilfsmittel bei bestimmten Verarbeitungsprozessen ein.

Um Ihren Salzkonsum ernsthaft zu reduzieren, müssen Sie möglichst wenig Fertigprodukte oder aber spezielle salzarme Fertigprodukte essen. Ich empfehle Ihnen, so viele frische Lebensmittel wie möglich zu verwenden.

## Salzreduzierte Lebensmittel

Nicht jedes Lebensmittel in Deutschland darf einfach als »natriumarm« verkauft werden. Das ist die offizielle Einteilung:

- ✔ **Natriumfreie oder kochsalzfreie** Produkte enthalten weniger als 0,005 g Natrium (oder die entsprechende Menge Kochsalz) pro 100 g oder 100 ml.
- ✔ **Sehr natriumarme oder sehr kochsalzarme** Produkte enthalten weniger als 0,04 g Natrium (oder die entsprechende Menge Kochsalz) pro 100 g oder 100 ml.

- **Natriumarme oder kochsalzarme** Produkte enthalten weniger als 0,12 g Natrium (oder die entsprechende Menge Kochsalz) pro 100 g oder 100 ml.

Nehmen Sie sich beim Einkaufen die Zeit, die Zutatenliste von Lebensmitteln genau zu studieren. Kaufen Sie keine Produkte, die mehr als 180 mg Salz in einer Portion enthalten.

## Vermeiden Sie salzreiche Lebensmittel

Tabelle 10.1 zeigt Ihnen einige verarbeitete Lebensmittel, die besonders salzreich sind. Versuchen Sie einen Bogen um diese Lebensmittel zu machen. Glücklicherweise setzt nach jahrzehntelangen Aufklärungskampagnen der Gesundheitsverbände und Ernährungsgesellschaften auch bei den Lebensmittelproduzenten ein Umdenken ein: Einige dieser Produkte können Sie bereits in salzreduzierten Zubereitungen finden. Lesen Sie sich die Zutatenliste der verschiedenen Hersteller durch.

| | | |
|---|---|---|
| Brühwürfel | Fertiggerichte | Fertigsaucen |
| Fertigsuppen | Fischkonserven | Gemüsekonserven |
| Fleischkonserven | Gewürzgurken/Pickles | Gewürzzubereitungen |
| Hüttenkäse | Käse | Ketchup |
| Knabbergebäck | Laugengebäck | Meersalz |
| Oliven | Pommes frites | Salatdressings |
| Salsa-Sauce | Sardellen | Schinken |
| Soja-Sauce | Speck | Wurst |

*Tabelle 10.1: Lebensmittel mit einem hohen Salzanteil*

## So können Sie Ihre Salzaufnahme reduzieren

Natürlich können Sie salzreiche Lebensmittel meiden. Aber abgesehen davon gibt es weitere Möglichkeiten, Ihren Salzkonsum einzuschränken:

- Kochen Sie mit Pfeffer, Kräutern, Gewürzen, Obstsäften und Essig, um Ihren Mahlzeiten mehr Aroma und weniger Salz zu geben.
- Essen Sie viel frisches Gemüse.
- Lassen Sie den Salzstreuer lieber im Küchenschrank. Auf dem Tisch ist er viel verführerischer.
- Verwenden Sie bei allen Rezepten nur die Hälfte der angegebenen Salzmenge (oder noch weniger).

- ✔ Verwenden Sie salzarme Konserven oder spülen Sie die Salzlake von den Lebensmitteln ab.
- ✔ Kochen Sie möglichst selbst.
- ✔ Wenn Sie Fertiggerichte verwenden, achten Sie auf salzarme Zubereitungen.
- ✔ Ketchup oder Senf, die sehr viel Salz enthalten, sollten Sie nur selten verwenden.
- ✔ Knabbern Sie lieber abends vor dem Fernseher frisches Obst oder Gemüse als gesalzene Nüsschen oder Chips.
- ✔ Bitten Sie im Restaurant um ein schwach gesalzenes Essen. Lassen Sie sich die Salatsauce extra servieren, dann können Sie selbst bestimmen, wie viel Sie davon nehmen möchten.

### Die salzarme DASH-Diät

Im Kapitel 9 wird DASH (**D**iät-**A**nleitung zur **S**enkung des Blutdrucks bei **H**ypertonie) genau erklärt. Um einen noch besseren Effekt zu erzielen, können Sie diese Diät besonders salzarm gestalten. Hier einige Empfehlungen zu den verschiedenen Lebensmittelgruppen:

- ✔ **Getreide:** Bei Fertiggerichten oder behandelten Lebensmitteln sollten Sie den Salzgehalt der Zubereitung kontrollieren. Essen Sie möglichst wenig salzhaltige Getreideportionen wie salziges Gebäck.
- ✔ **Obst:** Einige wenige Trockenfrüchte enthalten Salz. Machen Sie einen weiten Bogen um diese Produkte.
- ✔ **Gemüse:** Verwenden Sie nur frisches oder tiefgefrorenes Gemüse. Lesen Sie bei Gemüsezubereitungen auf dem Etikett nach, ob das Gericht Salz enthält. Tomaten- und Gemüsesaft enthalten häufig viel Salz.
- ✔ **Fleisch und Fisch:** Auch hier sollten Sie bereits gesalzene Zubereitungen vermeiden. Kaufen Sie lieber frisch ein und kochen Sie selbst.
- ✔ **Milchprodukte:** Hüttenkäse, Frischkäsezubereitungen und fertiger Kräuterquark sind bereits kräftig gesalzen.
- ✔ **Fette:** Hier sind es besonders stark gesalzene Salatsaucen und gesalzene Butter, um die Sie einen Bogen machen sollten.
- ✔ **Nüsse:** Auch Erdnüsse und andere Knabbereien gibt es als salzarme oder ungesalzene Variante.
- ✔ **Süßigkeiten:** Ein Blick auf die Zutatenliste zeigt Ihnen, welche Produkte viele Zusatzstoffe enthalten. Zusatzstoffe sind häufig natriumhaltig, auch wenn Sie kein Salz schmecken können.

Natrium

Seien Sie vorsichtig mit Salzersatzstoffen. Einige dieser Produkte enthalten auch Natrium. Lesen Sie in jedem Fall vor der Verwendung die Liste der Inhaltsstoffe. Es kann Ihnen passieren, dass Sie so viel eines Salzersatzstoffes verwenden, um den gewohnten salzigen Geschmack zu erreichen, dass Sie schließlich genauso viel Natrium zu sich nehmen, als wenn Sie gewöhnliches Speisesalz verwenden.

# 11 Das sollten Sie meiden: Tabak, Alkohol und Kaffee

### In diesem Kapitel

- Schluss mit den schlechten Angewohnheiten
- Weniger Risiko ohne Tabak
- Alkohol und Ihr Blutdruck
- Koffein lässt Ihren Blutdruck steigen

Nehmen wir einmal an, Sie sind über 45 Jahre alt und ich behaupte Folgendes:

- ✔ Sie werden Ihre Leistungsbereitschaft im Beruf erhöhen, ein aktiveres Sexleben haben und Ihre Gesundheit verbessern.
- ✔ Sie genießen Ihre Freizeit und werden voraussichtlich länger leben.
- ✔ Die Wahrscheinlichkeit ein Knöllchen zu bekommen oder eine sexuell übertragbare Krankheit ist geringer.
- ✔ Sie werden Ihren Blutdruck senken.

Dafür würden Sie doch ein kleines Opfer bringen oder etwa nicht? Natürlich würden Sie das tun. Alles, was Sie dafür tun müssen, ist: Aufhören zu rauchen, exzessiv Alkohol und Kaffee zu trinken. Das ist für mich natürlich leichter gesagt, als für Sie getan. Aber ich werde Ihnen ein paar wertvolle Tipps geben, wie Sie Ihr Leben wirklich einfach umstellen können. Mit nichts anderem können Sie Ihre Gesundheit so einfach und wirkungsvoll schützen, als wenn Sie sich von Tabak, Alkohol und Kaffee verabschieden.

In diesem Kapitel werde ich jeden dieser Giftstoffe nacheinander behandeln und Ihnen erklären, wie sie Ihren Blutdruck beeinflussen. Außerdem werde ich Ihnen zeigen, wie sich Ihr Blutdruck ohne Tabak, Alkohol und Kaffee normalisieren kann und Sie gesünder leben.

Denken Sie daran, dass diese drei Giftstoffe oft gemeinsam konsumiert werden. Jemand, der raucht, trinkt auch häufig überdurchschnittlich viel Alkohol oder Kaffee – eine dreifache Herausforderung für Ihre Gesundheit. Aber darin liegt auch eine dreifache Chance: Wenn Sie es schaffen, eines der drei Gifte zu reduzieren oder ganz aus Ihrem Leben zu verbannen, ist es einfacher, die anderen ebenfalls einzuschränken. Wenn Sie keinen Kaffee trinken und keinen Cognac, müssen Sie auch keine Zigarette dazu rauchen.

## Das Spiel mit dem Feuer

Wenn Sie mit dem Feuer spielen, werden Sie sich verbrennen. Wenn Sie rauchen, riskieren Sie es, innerlich und äußerlich Brandwunden davonzutragen. Egal, ob Sie Tabak rauchen, kauen oder sonst etwas damit tun, das Nikotin im Tabak wird Ihren Blutdruck hochjagen. Je mehr Sie rauchen, desto mehr Nikotin findet sich in Ihrem Blut und umso höher ist Ihr Blutdruck. Deshalb finden wir bei Rauchern häufiger Schlaganfälle (siehe Kapitel 7), Herzinfarkte und aufgrund der verringerten Blutzirkulation Erkrankungen der Gefäße, die eine Amputation notwendig machen können.

Bei Rauchern ist der Sauerstoffgehalt des Blutes verringert. Zusätzlich stimuliert Nikotin die Bildung des Hormons *Adrenalin* in der Nebenniere. Adrenalin führt zu einer Verengung der Blutgefäße, dadurch steigt der Blutdruck an. Wenn Sie rauchen, erhöht sich sofort der Blutdruck und damit auch das Risiko für alle Folgen von erhöhtem Blutdruck (die in Teil II erläutert werden), ganz abgesehen von Erkrankungen wie Lungen- oder Kehlkopfkrebs.

Viele Studien zeigen, dass Tabakrauchen (oder Tabakkauen) den Blutdruck erhöht. Wenn Sie es schaffen, sich das Rauchen abzugewöhnen, sinkt der Blutdruck wieder. In einer Studie wurden 12.417 Männer – Raucher, ehemalige Raucher und Nichtraucher – untersucht. Unter den Rauchern war hoher Blutdruck am häufigsten. Bei den ehemaligen Rauchern litten diejenigen am häufigsten unter Bluthochdruck, die das Rauchen erst kürzlich aufgegeben hatten und sehr lange geraucht hatten. Unter den Nichtrauchern trat Bluthochdruck am seltensten auf. Na, brauchen Sie noch mehr Beweise?

Über Zigaretten (und andere Tabakprodukte) ließe sich ein ganzes Buch schreiben, aber ich werde Ihnen so viele Gesundheitsrisiken durch das Rauchen nennen, dass nur ein echter Dummie nicht sofort (oder noch früher) mit dem Rauchen aufhören würde. Es gibt viele Drogen, die erheblich weniger Gesundheitsschäden anrichten als Tabak, aber schon längst verboten sind. Warum ist also das Rauchen immer noch legal und darf sogar beworben werden? Natürlich spielen wirtschaftliche Gründe hier eine bedeutende Rolle. Der Zigarettenkonsum beschert dem deutschen Staat jährlich willkommene Steuermillionen und mit der Herstellung, dem Transport und Handel von Tabakerzeugnissen sind viele Tausend Menschen beschäftigt. Eines Tages werden uns unsere Enkelkinder fragen, wie wir jemals so dumm sein konnten, den Konsum von Tabakprodukten überhaupt zu erlauben.

## Ein riesiges Problem

Knapp ein Drittel der Deutschen raucht und etwa die gleiche Anzahl leidet unter Bluthochdruck. (Natürlich gibt es auch Raucher, die nicht unter Bluthochdruck leiden, und Bluthochdruckpatienten, die nicht rauchen.) In anderen Ländern ist das Ausmaß des Problems zum Teil noch größer. Ein Drittel der Weltbevölkerung über 15 Jahren raucht, insgesamt ungefähr 1,1 Milliarden Menschen. In vielen Ländern raucht mehr als die Hälfte der Erwachsenen.

In der Bundesrepublik Deutschland hat der Anteil der Raucher von 33,9 Prozent im Jahr 1996 auf 28,7 Prozent im Jahr 2006 abgenommen. Andere Länder sind selbst von diesen Zahlen noch weit entfernt.

Ungefähr 40 Prozent der Jugendlichen und jungen Erwachsenen zwischen 12 und 25 Jahren rauchen. In der Altersgruppe der 18- bis 59-Jährigen finden wir 20 Millionen Raucher. 75 Prozent der Raucher beginnen vor dem 18. Lebensjahr mit dem Rauchen. Das durchschnittliche Einstiegsalter beträgt 11,6 (!) Jahre.

In Deutschland sterben jährlich 140.000 Menschen an den unmittelbaren Folgen des Tabakkonsums. Der Schaden, der jedes Jahr für die Gesundheitssysteme entsteht, beträgt 17,5 Milliarden Euro (Behandlungskosten, Behandlung von Folgeerkrankungen, Arbeits- und Erwerbsunfähigkeit). Rechnet man noch den Schaden hinzu, welcher der Wirtschaft durch Ausfälle der Arbeitskraft entsteht, beläuft sich die Schadenssumme auf 45 Milliarden Euro.

Viele Experten fordern daher eine deutliche Steuererhöhung für Tabakprodukte, um diese Kosten aufzufangen. Diese Maßnahme hätte gleich zwei positive Effekte: Zum einen werden die durch das Rauchen entstehenden Kosten von den Rauchern selbst getragen, zum anderen schreckt ein hoher Preis für Tabakprodukte insbesondere Jugendliche vom Rauchen ab. Die momentane Abnahme der Zahl der Raucher wird auf solche Ansätze in der Steuerpolitik zurückgeführt.

Wenn Sie mit dem Rauchen aufhören, fällt als Erstes Ihr Blutdruck ab. Egal, wie stark dieser Effekt ist, die medizinischen Risiken des Bluthochdrucks (die in Teil II aufgezeigt werden) nehmen sofort ab.

## Immer mit einem Fuß im Grab

Die Erhöhung des Blutdrucks ist nur eine Konsequenz des Rauchens. Rauchen gefährdet Ihre Gesundheit auf vielfältige Weise:

- ✔ Lungenkrebs kommt unter Rauchern 20 Mal häufiger vor als unter Nichtrauchern.
- ✔ Krebs der Mundschleimhaut, des Kehlkopfs und der Blase tritt bei Rauchern häufiger auf. Auch Leberkrebs, Dickdarmkrebs, Bauchspeicheldrüsenkrebs, Nierenkrebs und Gebärmutterhalskrebs sind häufiger. Der genaue Zusammenhang ist noch unklar.
- ✔ Koronare Herzerkrankungen (Erkrankungen der Herzkranzgefäße) sind unter Rauchern häufiger, auch wenn sie nicht unter Bluthochdruck leiden.
- ✔ Auch Schlaganfälle (siehe Kapitel 7) treten bei Rauchern häufiger auf, wiederum unabhängig von Bluthochdruck.
- ✔ *Aortenaneurysmen* (Erweiterungen der Aorta im Bauchraum mit der Gefahr plötzlicher Blutungen) sind unter Rauchern häufiger.
- ✔ Chronische Lungenerkrankungen sind eine häufige Folge jahrelangen Rauchens.
- ✔ Raucher haben ein verringertes Lungenvolumen.
- ✔ Raucherinnen werden seltener schwanger und haben häufiger Fehlgeburten. Bei Raucherinnen setzen die Wechseljahre früher ein.

- Rauchen verringert die Knochendichte. Die Wahrscheinlichkeit von Knochenbrüchen im Alter steigt insbesondere für Frauen an.
- Bei Rauchern treten häufiger Depressionen auf.

Brauchen Sie noch mehr Argumente, um mit dem Rauchen aufzuhören? Denken Sie daran: Wer raucht, ist nicht cool oder schick, sondern schlichtweg dumm.

## Passivrauchen

Passivraucher rauchen nicht selbst Zigaretten, sondern inhalieren den Rauch, den Raucher in ihrer Umgebung ausstoßen. Glücklicherweise hat der Anteil der Passivraucher in der Bevölkerung von 1996 bis 2006 von 40,6 Prozent auf 24 Prozent abgenommen. Passivrauchen ist mindestens genauso schädlich wie Rauchen, wenn nicht sogar schädlicher. Der Rauch vom brennenden Ende der Zigarette ist völlig ungefiltert und enthält noch mehr Giftstoffe als der Rauch, den der Raucher selbst durch den Filter einatmet. Forscher des deutschen Krebsforschungszentrums in Heidelberg gehen davon aus, dass

- etwa 2.140 Nichtraucher jedes Jahr wegen des Mitrauchens an Herzerkrankungen sterben
- 770 Passivraucher jährlich durch Schlaganfall sterben
- 260 Nichtraucher wegen Rauchern in ihrer Umgebung an Lungenkrebs sterben
- 50 weitere anderen Lungenerkrankungen erliegen
- etwa 60 Säuglinge jedes Jahr sterben, weil sie zu Hause Zigarettenrauch ausgesetzt sind oder ihre Mutter während der Schwangerschaft rauchte.

Nikotin ist einer der Giftstoffe, die Passivraucher inhalieren. Und auch bei Passivrauchern treibt das Nikotin den Blutdruck in die Höhe. Wenn Sie selbst nicht rauchen, sollten Sie sich auch nicht als Passivraucher von Rauchern schädigen lassen:

- Erlauben Sie niemandem in Ihrer Wohnung oder Ihrem Auto zu rauchen.
- Rauchen Sie niemals in der Anwesenheit von Kindern.
- Wenn Sie Rauch nicht ausweichen können, sorgen Sie zumindest für eine ausreichende Belüftung.
- Bestehen Sie darauf, dass Regelungen zum Schutz von Nichtrauchern eingeführt und eingehalten werden.

## Kau- und Schnupftabak

Kau- und Schnupftabak ist zwar nicht sehr weit verbreitet, sollte aber hier auch einmal erwähnt werden. Der Tabak wird dazu in die Nase gesteckt und eingezogen oder im Mund gekaut, bis Saft austritt. Durch das Kauen wird die Speichelproduktion erhöht, was dazu führt, dass der Konsument hin und wieder einmal ausspuckt. Eine unappetitliche Sache.

Kau- und Schnupftabak enthält bis zu doppelt so viel Nikotin wie eine Zigarette. Acht- bis zehnmal am Tag Kautabak zu kauen, entspricht bezogen auf den Nikotingehalt in etwa dem Konsum von 40 Zigaretten. Dementsprechend ist Kautabak genauso gesundheitsschädigend wie das Rauchen von Zigaretten, Zigarren oder Ähnlichem: Herz und Blutgefäße werden geschädigt und der Blutdruck steigt an. Dieser Effekt ist sogar noch stärker und anhaltender. Zudem enthält Kau- und Schnupftabak eine Menge kanzerogener (krebserzeugender) Stoffe.

Kautabak wird Ihnen die Rauchentwöhnung nicht erleichtern. Kautabak macht genauso süchtig wie Zigaretten. Er wird Ihnen nicht helfen, Ihre Nikotinsucht in den Griff zu bekommen. Stattdessen färbt Kautabak nicht nur Ihre Zähne und verpestet Ihren Atem, sondern verursacht Krebs der Mundschleimhaut, des Kehlkopfes und der Speiseröhre.

## Alles gewinnen und nichts verlieren

Warum sollten Sie mit etwas aufhören, was Ihnen Freude bereitet und Ihnen auch noch hilft, Ihr Gewicht zu halten? Nun, Ihr Gewicht können Sie auch mit etwas mehr Bewegung und etwas weniger Kalorien halten. Und die vielen positiven Effekte, die Sie spüren werden, wenn Sie mit dem Rauchen aufhören, können Ihnen noch mehr Freude bereiten.

- ✔ Innerhalb von zwölf Stunden nach der letzten Zigarette beginnt Ihr Körper aufzuatmen: Der Gehalt an Kohlenmonoxid im Blut nimmt ab. Die Herzfrequenz und der Blutdruck beginnen sich zu normalisieren, daher können Herz und Lunge besser arbeiten.
- ✔ Innerhalb einiger Tage erholen sich Ihre Geschmacksknospen und das Riechvermögen wird besser.
- ✔ Im Alter ist die Faltenbildung weniger ausgeprägt.
- ✔ Wenn Sie schwanger werden möchten, wird die Empfängnis wahrscheinlicher. Die Chance, eine komplikationslose Schwangerschaft zu haben, steigt.
- ✔ Innerhalb einiger Tage wird der Raucherhusten weniger. Allerdings werden Sie noch einige Zeit husten müssen, bis Ihre Lunge und Ihre Bronchien den ganzen Schleim und Dreck nach jahrelangem Rauchen ausgeschieden haben.
- ✔ Der Geruch von kaltem Zigarettenrauch und überquellende Aschenbecher verschwinden aus Ihrem Leben. Sie sparen einen Haufen Geld und Zeit, die Sie bisher für den Kauf von Zigaretten und vielleicht auch für die Suche nach einem ungestörten Plätzchen zum Rauchen aufbringen mussten.
- ✔ Die Gefahr eines vorzeitigen Todes ist, je nachdem, wie lange Sie geraucht haben, nach 10 bis 15 Jahren Nichtrauchens genauso hoch wie bei einem Nichtraucher.
- ✔ Nach fünf Jahren hat die Wahrscheinlichkeit von Mundschleimhaut-, Kehlkopf-, Blasen- und Gebärmutterhalskrebs deutlich abgenommen.
- ✔ Nach zehn Jahren ist die Gefahr, an Lungenkrebs zu erkranken, nur noch halb so groß, als wenn Sie weitergeraucht hätten.

Diese medizinischen Argumente sollten Sie eigentlich ausreichend überzeugen, das Rauchen endlich aufzuhören, aber es gibt noch weitere Gründe:

- Ihr Partner stellt Sie vielleicht vor die Entscheidung: »Entweder ich oder die Zigaretten!« Ehrlich gesagt: Einen Raucher zu küssen ist so, wie einen Aschenbecher sauber zu lecken!
- Mit dem gesparten Geld können Sie vielleicht Ihr neues Auto oder einen Computer abbezahlen oder einfach Ihren Lebensunterhalt sichern.
- Die Zeit, die Sie für das Rauchen und das Einkaufen von Zigaretten verwenden, können Sie lieber für ein bisschen Bewegung nutzen.
- Sie werden sich genauso wie ich über die Zigarettenstummel überall ärgern.
- Und schließlich: Sie werden Ihre Lebenszeit nicht nur um so und so viel Tage, Wochen, Monate oder Jahre verlängern, sondern vor allem auch um schöne, gesunde Tage, Wochen, Monate oder Jahre. Diese Zeit würden Sie als Raucher vielleicht mit einem Sauerstoffschlauch in der Nase verbringen, zu kurzatmig, um Ihren Enkelkindern eine Geschichte vorzulesen, und zu schwach, um sie in den Arm zu nehmen.

## Endlich aus alten Gewohnheiten ausbrechen

Die letzten Jahre haben die Raucherentwöhnung geradezu revolutioniert. Es begann mit etwas, das man im weitesten Sinn als Psychotherapie bezeichnen könnte, es folgte das Nikotinkaugummi, später ersetzt durch das Nikotinpflaster. Und heute werden Medikamente eingesetzt, die kein Nikotin enthalten, aber Ihnen helfen, die Nikotingier zu zügeln. In diesem Abschnitt werden Sie sicher etwas finden, das zu Ihnen passt.

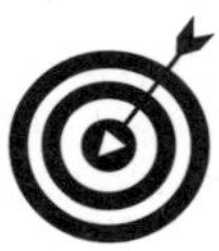

Genauso, wie wir alle unterschiedliche Individuen sind, gibt es auch für jeden einen anderen Weg, sich das Rauchen abzugewöhnen. Probieren Sie die verschiedenen Methoden aus. Wenn es nicht klappt, probieren Sie die nächste aus. Irgendwann wird es klappen.

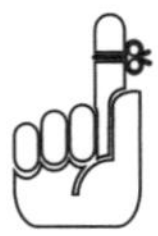

Ganz egal, wie alt Sie sind, seit wann Sie rauchen, wie viel Sie rauchen und wie Ihr Gesundheitszustand ist – Sie werden davon profitieren, wenn Sie mit dem Rauchen aufhören.

### Wege zum Nichtraucher

Hier nenne ich fünf wichtige Punkte auf Ihrem Weg zum rauchfreien Leben. Diese Punkte werden Ihnen das Nichtrauchen erleichtern und Sie vor Rückfällen schützen (und wenn Sie doch rückfällig werden, versuchen Sie es noch einmal). Mit diesen Hilfestellungen steigt Ihre Chance auf ein neues Leben:

1. **Bereiten Sie sich vor.**

   Setzen Sie sich ein festes Datum und feiern Sie diesen Tag. Schließlich ist dieser Tag so etwas wie eine Wiedergeburt. Ihr Geburtstag wäre ein guter Tag, mit dem Rauchen aufzuhören. Sie werden diesen Tag Ihr ganzes Leben lang feiern!

   Machen Sie sich eine Liste mit allen Gründen, die für das Nichtrauchen sprechen. Machen Sie einen kleinen Fitnesstest, um später Veränderungen feststellen zu können. Trinken Sie als frischgebackener Nichtraucher möglichst wenig Kaffee, um Schlafstörungen zu vermeiden. Wenn Sie Hunger bekommen, trinken Sie kalorienarme Getränke oder essen Sie Obst oder Gemüse. Wenn Sie Sport treiben, ein warmes Bad nehmen oder meditieren, können Sie leichter entspannen. Gegen den Raucherhusten (Ihre Lunge muss jetzt viel alten Unrat abhusten!) halten Sie Hustenbonbons, Salbeitee oder Ähnliches bereit.

2. **Bitten Sie Ihre Familie und Freunde um Unterstützung.**

   Lassen Sie ruhig alle wissen, dass Sie mit dem Rauchen aufhören möchten. Bitten Sie um Unterstützung. Vor allem sollte niemand mehr in Ihrer Gegenwart rauchen. Toll ist es natürlich, wenn jemand mit Ihnen aufhört zu rauchen. Suchen Sie sich eine Selbsthilfegruppe. Es gibt auch Gruppen der Krankenkassen, die Sie bei der Raucherentwöhnung unterstützen können. Vielleicht können Sie sich auch privat mit Gleichgesinnten treffen. Es kann eine Hilfe sein, in den ersten Tagen einen Ansprechpartner zu haben, den Sie mehrmals täglich kontaktieren können. Bitten Sie Ihren Hausarzt, Sie zu unterstützen.

3. **Ändern Sie Ihre Gewohnheiten.**

   Wenn der Wunsch nach einer Zigarette übermächtig zu werden droht, brauchen Sie etwas, das Sie ablenkt. Vermeiden Sie Situationen, die Sie zum Rauchen animieren. Die Frühstückspause oder der Besuch in der Kneipe am Abend können typische Situationen sein, in denen die Lust auf eine Zigarette besonders stark ist. Sie können ruhig für eine Zeit Ihre Gewohnheiten ändern. Suchen Sie sich einen angenehmen Ersatz für das Rauchen. Sie können auch, bevor Sie ganz mit dem Rauchen aufhören, zu einer leichteren oder weniger schmackhaften Marke wechseln. Rauchen Sie jede Zigarette nur noch halb und begrenzen Sie die Zahl der Zigaretten pro Tag. Wenn Sie nur noch sieben Zigaretten am Tag rauchen (oder weniger), können Sie den Tag festlegen, an dem Sie ganz aufhören werden. Vergessen Sie nicht, viel zu trinken. Natürlich nicht Limonade oder Kaffee, sondern Wasser, Kräutertee oder eine Saftschorle.

4. **Erkundigen Sie sich nach Möglichkeiten, um die Entwöhnung zu unterstützen.**

   Fragen Sie Ihren Arzt, ob er Ihnen Medikamente oder andere Behandlungen zur Unterstützung in dieser schwierigen Phase empfehlen kann.

5. **Bereiten Sie sich auf Rückfälle vor.**

   Menschen, die sich das Rauchen abgewöhnt haben, haben meist bereits mehrere erfolglose Versuche hinter sich. Geben Sie sich eine weitere Chance, wenn es beim ersten Mal nicht so erfolgreich läuft, wie Sie sich das vorgestellt hatten. Das Risiko für einen Rückfall ist in den ersten drei Monaten am größten. Versuchen Sie, Situationen zu vermeiden, in denen die Versuchung besonders groß ist:

- Trinken Sie möglichst keinen Alkohol. Der Kontrollverlust macht Sie nachgiebiger.
- Treffen Sie sich nicht mit Rauchern. Schon Passivrauchen kann Sie wieder auf den Geschmack bringen.
- Fangen Sie nicht wieder an zu rauchen, weil Sie zunehmen. Dieser Effekt tritt häufig auf, aber Ihr Gewicht wird sich innerhalb kurzer Zeit wieder normalisieren.
- Rauchen Sie nicht, weil Sie sich niedergeschlagen, nervös oder ängstlich fühlen.

Wenn Sie rückfällig werden, sollten Sie so schnell wie möglich wieder aufhören zu rauchen. Je weniger Sie rauchen, desto leichter ist es wieder aufzuhören. Versuchen Sie zu analysieren, warum es nicht geklappt hat, und lernen Sie aus Ihren Fehlern.

## Effektive Methoden der Raucherentwöhnung

Zur Unterstützung der Raucherentwöhnung können Sie entweder eine Nikotinsubstitution machen oder ein Medikament zur Unterstützung einnehmen. Manche Präparate sind freiverkäuflich, andere verschreibungspflichtig. Hier einige Details zu diesem Thema:

- ✔ **Nikotin-Substitution:** Durch die Substitution von Nikotin vermeiden Sie Entzugserscheinungen, indem Sie sich selbst kleine Dosen Nikotin zuführen. Wenn Sie unter Bluthochdruck leiden, sollten Sie so schnell wie möglich auf diese Therapie verzichten lernen, weil Nikotin auch in diesen Zubereitungen den Blutdruck steigert. Sie haben drei verschiedene Möglichkeiten:
  - **Nikotinkaugummi.** Es gibt die Kaugummis mit unterschiedlichem Nikotingehalt (2 mg und 4 mg). Beim Kauen wird das Nikotin freigesetzt und über die Mundschleimhaut aufgenommen. Die Anzahl der Kaugummis pro Tag wird schrittweise reduziert, bis Sie schließlich gar keine mehr brauchen.
  - **Nikotinpflaster.** Das Pflaster wird aufgeklebt und die Haut nimmt das Nikotin kontinuierlich auf. Es gibt sie in unterschiedlichen Stärken (zwischen 7 mg und über 50 mg). Nach und nach sollte die Stärke verringert werden. Menschen, die auf Pflaster empfindlich oder allergisch reagieren, sollten nicht zu dieser Form der Substitution greifen. Bei manchen Patienten ist eine Kombination von Pflaster und Kaugummi sinnvoll, aber darüber sollten Sie mit Ihrem Arzt sprechen.
  - **Nikotin-Lutschtabletten.** Auch hier gibt es verschiedene Stärken (1 mg, 2 mg und 4 mg). Die Anwendung und Wirkungsweise entspricht den Nikotinkaugummis.
- ✔ **Medikamentöse Unterstützung der Raucherentwöhnung**: Buproprion SR (Zyban®) mindert das Suchtpotenzial von Nikotin. Es wird mit einer Tagesdosis von 300 mg (zweimal täglich 150 mg) verschrieben. Zahlreiche Studien belegen seine Wirksamkeit bei der Raucherentwöhnung.

Eine Kombination von Buproprion, Nikotinsubstitution und motivierenden Maßnahmen verspricht erheblich mehr Erfolg als eine Monotherapie.

## Hier finden Sie Informationen und Unterstützung

www.rauchfrei.de

Arbeitskreis Raucherentwöhnung
Herrenbergerstr. 23
72070 Tübingen
Telefon: 07071 / 29-8 73 46
Telefax: 07071 / 44 03 30
Sprechstunde: Montag bis Freitag von 9 bis 16 Uhr

Sie können auch bei Ihrer Krankenkasse nachfragen, viele Kassen bieten Unterstützung bei der Raucherentwöhnung an.

# Alkohol und Bluthochdruck

In diesem Abschnitt möchte ich mich mit dem Alkoholkonsum beschäftigen: Ebenfalls ein häufig tödlich endendes Vergnügen. Angesprochen sollten Sie sich dann fühlen, wenn Sie mehr als ein oder zwei Gläser Wein am Tag trinken. Auch wenn Sie als Mann mehr als zehn bzw. als Frau mehr als fünf Gläser in der Woche zu sich nehmen, gibt es einen Grund, über Ihren Alkoholkonsum nachzudenken.

Alkohol erhöht den Blutdruck. Wenn man den Bluthochdruck von starken Trinkern mit dem Blutdruck von mäßigen Trinkern oder Abstinenzlern vergleicht, fällt auf, dass Alkoholkonsum den Blutdruck deutlich ansteigen lässt. Ebenso steigt der Blutdruck, wenn Nichttrinker anfangen zu trinken, bzw. er fällt, wenn Trinker aufhören zu trinken.

Wenn Trinker plötzlich aufhören, Alkohol zu trinken, kann der Blutdruck eventuell kurzzeitig ansteigen. Eine Entziehungskur muss aus diesem (und anderen Gründen) ärztlich überwacht werden.

Wenn Sie große Mengen Alkohol trinken, steigt Ihr Blutdruck an. Wird danach nicht weitergetrunken, normalisiert sich der Blutdruck wieder. Wird aber über eine längere Zeit immer wieder viel getrunken, bleibt der Blutdruck erhöht. Je länger eine Person bereits trinkt, umso höher ist der Blutdruck und umso wahrscheinlicher bleibt er erhöht.

Falls Sie es schon wieder vergessen haben: Wer mit einer schlechten Angewohnheit aufhört, kann auch häufig eine andere leichter aufgeben. Zigaretten und Alkohol gehören zusammen wie Dick und Doof, nur ist keines von beiden so lustig! Etwa 80 bis 95 Prozent der Alkoholiker rauchen. Wer es schafft, mit dem Trinken aufzuhören, dem wird es auch leichter fallen, das Rauchen zu lassen (und umgekehrt).

## Die Folgen von Alkoholismus

*Alkoholismus* ist definiert als permanenter oder schubweise auftretender übermäßiger Alkoholkonsum, der mit körperlichen, seelischen und sozialen Veränderungen aufgrund der chronischen Vergiftung und möglicher Suchterscheinungen einhergeht. Alkoholismus ist keine Charakterschwäche.

Schlaganfälle treten bei Alkoholikern gehäuft auf. Eine Studie belegt, dass der tägliche Konsum von vier Gläsern Bier oder einer vergleichbaren Menge Alkohols das Risiko für Schlaganfälle mehr erhöht als der tägliche Konsum von mehr als 20 Zigaretten.

Wenn Sie Medikamente gegen Bluthochdruck einnehmen und gleichzeitig viel Alkohol trinken, sollten Sie einmal darüber nachdenken, ob Sie bereits Alkoholiker sind.

Wenn Sie mehr als zwei der folgenden Fragen mit Ja beantworten, könnten Sie Alkoholiker sein: Haben Sie schon einmal ...

- ✔ versucht Ihren Alkoholkonsum einzuschränken?
- ✔ ärgerlich reagiert, wenn Sie jemand auf Ihren Alkoholkonsum angesprochen hat?
- ✔ sich schuldig gefühlt, weil Sie Alkohol trinken?
- ✔ morgens angefangen Alkohol zu trinken, um besser »in die Gänge zu kommen« oder sich zu beruhigen?

Es gibt noch eine andere Möglichkeit, zu prüfen, ob Sie Alkoholiker sind: Zählen Sie alle alkoholischen Getränke, die Sie in der Woche konsumieren. Als alkoholisches Getränk zählen eine kleine Flasche Bier (300 ml), ein Glas Wein (150 ml) oder ein kleines Glas Schnaps (20 ml oder 2 cl). Alkoholiker trinken meist mehr als 15 alkoholische Getränke in der Woche, bei Alkoholikerinnen sind es zwölf oder mehr. Wer einmal in der Woche mehr als fünf alkoholische Getränke konsumiert, ist ebenfalls alkoholgefährdet. Außerdem gilt meist: Alkoholiker ...

- ✔ **haben ein starkes Verlangen nach Alkohol.**

  Sie können dem Wunsch, Alkohol zu trinken, kaum widerstehen.

- ✔ **verlieren die Kontrolle über sich, wenn sie Alkohol trinken.**

  Wenn sie anfangen, Alkohol zu trinken, können sie nicht mehr aufhören.

- ✔ **sind körperlich abhängig vom Alkohol.**

  Wenn sie nicht trinken, leiden sie unter Entzugserscheinungen.

- ✔ **vertragen mehr Alkohol als Nichttrinker.**

  Ein Alkoholiker kann mehr Alkohol trinken, ohne betrunken zu wirken, als ein Nichttrinker.

### Ein teuflisches Getränk mit tückischen Folgen

*Endorphine* sind chemische Botenstoffe des Körpers, die Glücksgefühle auslösen. Beim Konsum von Alkohol schüttet das Gehirn Endorphine aus. Auch der Konsum von Heroin führt zu einer Endorphinausschüttung. Zwar müssen Sie mehr Alkohol konsumieren, um die gleichen Glücksgefühle zu erleben, aber bei einem Blutalkoholspiegel von 0,5 Promille fühlen sich die meisten Menschen bereits euphorisch. Ab einem Blutspiegel von 2,0 Promille treten ernsthafte Vergiftungserscheinungen auf, ab 3,0 Promille fällt man ins Koma und ab einem Blutalkoholspiegel von 3,5 Promille kann das Trinkgelage tödlich enden.

## Wer trinkt wie viel?

Alkoholmissbrauch kann folgende gesundheitliche Konsequenzen haben:

- ✔ Leberzirrhose und Leberversagen
- ✔ Herzerkrankungen im Zusammenhang mit Bluthochdruck

Der Alkoholkonsum beginnt bereits im Jugendalter, das durchschnittliche Einstiegsalter beträgt 12,8 Jahre. 18 Prozent der Jugendlichen zwischen 12 und 17 Jahren haben einer Umfrage zufolge in der letzten Woche Alkohol getrunken. 51 Prozent trinken seltener, 30 Prozent haben in den letzten zwölf Monaten gar keinen Alkohol getrunken. Zwar hat die Anzahl der Alkoholtrinkenden Jugendlichen zwischen 1994 und 2004 abgenommen, aber männliche Jugendliche zwischen 15 und 17 Jahren trinken immer mehr Alkohol.

Im Jahr 2005 lebten in der Bundesrepublik Deutschland ca. 10,4 Millionen Menschen mit einem riskanten Alkoholkonsum (mehr als 30 Gramm reiner Alkohol pro Tag; das sind zum Beispiel 3/4 Liter Bier oder knapp 400 Milliliter Wein), 1,7 Millionen Menschen litten unter Alkoholmissbrauch und weitere 1,7 Millionen waren abhängig vom Alkohol. 163.000 Menschen befanden sich wegen ihrer Alkoholsucht in ambulanter oder stationärer Behandlung.

Jede sechste Kündigung in Deutschland wird wegen Alkoholkonsum ausgesprochen. Bei jedem vierten Unfall spielt Alkohol eine Rolle. Die volkswirtschaftlichen Schäden durch Alkoholkonsum betragen in Deutschland geschätzte 40 Milliarden Euro im Jahr. Dagegen betragen die staatlichen Einnahmen aus der Branntweinsteuer 20 Milliarden Euro.

## Weitere Konsequenzen des Alkoholkonsums

Jetzt kommt eine wirklich lange Liste mit gesundheitlichen Schäden bei Alkoholikern. Wenn Sie übermäßig Alkohol konsumieren, werden Sie nicht nur eines dieser Probleme bekommen, sondern wahrscheinlich viele oder alle zusammen. Die gesundheitlichen Folgen können schon für junge Menschen tödlich sein, noch viel stärker beeinträchtigt sind ältere Menschen.

- ✔ Funktionsverluste des zentralen Nervensystems. Komplexe Vorgänge wie Autofahren können oft nicht mehr gesteuert werden. Aufmerksamkeitsverluste und Gedächtnisverlust, Verlust motorischer Fähigkeiten.

- Degeneration des zentralen Nervensystems, Verlust der Koordination und der emotionalen Stabilität, schmerzhafte Nervendegeneration
- Aufgrund der emotionalen Instabilität Konsum und Abhängigkeit von Beruhigungsmitteln
- Erhöhtes Risiko von Verletzungen und Traumata aufgrund häufigerer Unfälle
- Höhere Selbstmordrate, vermehrtes Risiko von gewalttätigem Verhalten bis hin zu Körperverletzung und Mord
- Erhöhtes Risiko ungewollter Schwangerschaften und Geschlechtskrankheiten
- Bei Geburten Auftreten von Neugeborenenalkoholismus, vermindertem Wachstum, geistiger Behinderung und Herz- oder Gesichtsmissbildungen
- Aufgrund der Leber- und Darmschädigungen Mangelerscheinungen mit Herzschmerzen, Übelkeit und Verdauungsstörungen
- Alkoholbedingte Herzerkrankungen
- Verlust des sexuellen Lustempfindens
- Vernachlässigung der Ernährung und der Körperpflege
- Schlafstörungen
- Lebensbedrohliche Bauchspeicheldrüsenentzündung mit starken Bauchschmerzen und Übelkeit
- Leberzirrhose, Blutungen im Magen-Darm-Trakt, Leberversagen mit Todesfolge
- Erhöhte Wahrscheinlichkeit von bösartigen Tumorerkrankungen

Krebserkrankungen im Bereich der Mundschleimhaut, des Kehlkopfs und der Speiseröhre treten bei Menschen, die rauchen und trinken, häufiger auf als bei »Nur-Rauchern« oder »Nur-Trinkern«. Die Kombination von Rauchen und Trinken erweist sich als besonders tückisch. Trinker leiden sechsmal häufiger unter Mundschleimhaut- oder Kehlkopfkrebs als Nichttrinker. Raucher erkranken siebenmal häufiger an diesen beiden Krebsformen als Nichtraucher. Aber wer raucht und trinkt, hat ein 38-mal höheres Risiko, an einer der beiden Krebsformen zu erkranken, als ein Mensch, der weder raucht noch trinkt.

## Gewinnen Sie Ihr Leben zurück

Wenn Sie aufhören zu trinken, kann Ihr Körper sich wieder erholen. Insbesondere der Blutdruck normalisiert sich wieder. Natürlich gibt es irreversible Schädigungen, wie die Leberzirrhose, die nicht wieder abheilen kann. Sie haben die Chance, Ihren Arbeitsplatz, Ihre Familie und Freunde wiederzubekommen – und Ihr Selbstwertgefühl.

Die vielen Studien zu Alkoholismus und der richtigen Therapie haben sich als wirklich nützlich erwiesen. Zunächst einmal hat sich gezeigt, dass die Chance, auf Dauer trocken zu bleiben, umso größer ist, je mehr Hilfe und Therapie ein Alkoholiker bekommt. Und zwar:

- ✔ Nur 4 Prozent der Alkoholiker, die auf eigene Faust versuchen zu entziehen, sind nach einem Jahr noch trocken.
- ✔ Mit einer unterstützenden Behandlung schaffen es 50 Prozent der Alkoholiker, nach einem Jahr noch trocken zu sein.
- ✔ 70 Prozent der Alkoholiker, die neben einer Behandlung regelmäßig eine Gruppe der Anonymen Alkoholiker waren nach einem Jahr noch trocken.
- ✔ 90 Prozent der Alkoholiker, die regelmäßig die Anonymen Alkoholiker besuchten, eine Behandlung und ein Nachsorge mindestens einmal in der Woche bekamen, waren nach einem Jahr noch trocken.

Die Behandlung und auch die Nachsorge stellten sich als wertvoll und wichtig heraus. Behandlung bedeutet in diesem Fall eine Intervention, in der der Alkoholiker den Entschluss fassen soll, das Trinken aufzugeben und eine Therapie zu machen, eine Entgiftung (unter ärztlicher Aufsicht in einer speziellen Einrichtung) und eine anschließende Therapie, um ohne Alkohol leben zu können. Zur Therapie gehören Medikamente und der Besuch der Anonymen Alkoholiker.

Die Mitgliedschaft bei den Anonymen Alkoholikern (AA) ist ein ganz wichtiger Schritt, den jeder Alkoholiker gehen kann. Ich will hier nicht viele Worte über die Anonymen Alkoholiker verlieren, gehen Sie hin und hören Sie sich an, was diese Menschen zu sagen haben. Mehr als zwei Millionen Menschen weltweit gehören dazu. Die AA treffen sich in regionalen oder lokalen Gruppen, Sie finden Sie in jedem Telefonbuch oder im Internet unter `www.anonyme-alkoholiker.de`.

## Die Intervention

Die Intervention bezieht sich auf zwei verschiedene Punkte: Zum einen soll dem Alkoholiker geholfen werden, das Trinken aufzugeben, zum anderen kann den Angehörigen geholfen werden, mit den Folgen und Problemen des Alkoholkonsums umzugehen. Es hat sich gezeigt, dass dieser Weg der wirkungsvollste ist. Selbst wenn der Alkoholiker es nicht schafft, das Trinken aufzugeben, profitieren die Angehörigen von der Intervention.

- ✔ **Passen Sie auf sich selbst auf.**

  Wenn Sie Partner, Kind, Eltern oder Arbeitgeber eines alkoholkranken Menschen sind, suchen Sie erst einmal Hilfe für sich selbst – zum Beispiel bei einer Selbsthilfegruppe für Angehörige von Suchtkranken oder Alkoholikern. Sie brauchen Hilfe von außen, um zu verstehen, wie Sie einem Alkoholiker in Ihrem Umfeld helfen können.

- ✔ **Suchen Sie professionelle Hilfe für den Alkoholiker.**

  Sie brauchen einen erfahrenen Therapeuten, der Ihnen hilft, Ihren Angehörigen oder sich selbst vom Alkohol loseisen zu können.

- **Ein Team aus Unterstützern**

  Dieses Team sollte aus Menschen bestehen, die sich um den alkoholkranken Menschen sorgen und bereits unter seinem Alkoholismus gelitten haben. Der Therapeut ist ein wichtiges Mitglied dieses Teams. Diese Menschen sollten dem Alkoholiker zum Beispiel schriftlich mitteilen, wie sie bereits unter seinem Alkoholkonsum gelitten haben und dass sie nicht länger bereit sind, ihn vor den Konsequenzen des Alkoholismus zu bewahren. Der Alkoholiker soll in deutlichen Worten dazu aufgefordert werden, eine Therapie zu beginnen. Das Team sollte klar machen, dass jeder einzelne Konsequenzen daraus ziehen wird, wenn der Alkoholiker keine Therapie beginnt. Auch eine Ehescheidung ist eine angemessene Konsequenz.

- **Das Ende der Intervention**

  Die Intervention wird so lange aufrechterhalten, bis der Alkoholiker einer Behandlung zustimmt und die Therapie beginnt oder der professionelle Therapeut der Ansicht ist, dass alle Möglichkeiten ausgeschöpft sind.

## Entgiftung

Der nächste Schritt ist die Entgiftung des Körpers vom Alkohol. Natürlich darf dabei kein Alkohol getrunken werden. Mögliche Entzugserscheinungen in dieser Phase sind vermehrtes Schwitzen, Herzrasen, Unruhe, Verwirrung, Übelkeit und Erbrechen, manchmal sogar Krämpfe und Anfälle. Dabei kann auch Niedergeschlagenheit bis hin zur Depression auftreten. Der Arzt behandelt die auftretenden Symptome medikamentös. Die Entzugserscheinungen können drei bis sieben Tage anhalten.

Während der Entgiftungsphase kann der gesundheitliche Zustand des Patienten genau untersucht werden. Spezielle Untersuchungen zeigen Abweichungen der Blutgerinnung oder Leberfunktionsstörungen. Häufig werden ernährungsbedingte Mangelzustände diagnostiziert, die mit einer speziellen Diät und zusätzlichen Vitaminen sowie Mineralstoffen ausgeglichen werden können.

## Das Langzeitprogramm

Ziel der Behandlung ist die völlige Alkoholabstinenz. Auch die geringste Menge Alkohol ist nicht erlaubt.

Der Alkoholiker nimmt an einem Rehabilitationsprogramm teil, das sich aus Beratung, Aufklärung, medizinischer Versorgung und Pflege zusammensetzt. Viele der Menschen, die in solchen Einrichtungen arbeiten, sind ehemalige Patienten, die ähnliche Erfahrungen gemacht haben wie die Patienten.

Um die Patienten vom Alkoholkonsum abzuhalten und die Auswirkungen jahrelanger Suchterkrankungen zu mildern, werden Medikamente eingesetzt. Zum Einsatz kommen folgende Medikamente:

- ✔ **Disulfiram** (Antabus®): Wird Disulfiram mit Alkohol gemeinsam eingenommen, verstärkt es die körperlichen Folgen des Alkoholkonsums und führt zu Kopfschmerzen, Übelkeit, Erbrechen, erhöhtem Blutdruck und beschleunigtem Pulsschlag. Wer Disulfiram einnimmt, muss wirklich wachsam sein, denn es gibt viel mehr Nahrungsmittel, die Alkohol enthalten, als man gemeinhin annimmt: Salatsaucen, Fruchtsäfte und Süßspeisen sind nur einige Beispiele. Die Wirkung von Disulfiram hält zwei Wochen nach Beendigung der kontinuierlichen Einnahme an. Das Medikament sollte nicht von Schwangeren genommen werden. Bekannt sind Wechselwirkungen mit blutverdünnenden Medikamenten und *Antikonvulsiva* (Mittel gegen Krampfanfälle). Ihr Arzt sollte also vor der Verschreibung über alle anderen eingenommenen Medikamente genau informiert werden. Patienten mit psychischen Erkrankungen sollten Disulfiram nicht einnehmen. Als Nebenwirkungen treten allergische Hautreaktionen und bei einigen Patienten starke Müdigkeit auf. Wer davon betroffen ist, sollte natürlich nicht Auto fahren oder große Maschinen steuern. Verminderter Sexualtrieb kann ebenfalls eine Folge der Einnahme von Disulfiram sein. Das Medikament wird so lange eingenommen, bis der Patient sein Trinkverhalten unter Kontrolle hat. Das kann Monate – manchmal aber auch Jahre – dauern.
- ✔ **Acamprosat** (Handelsname *Campral*®). Dieses Medikament wird im Anschluss an die Entgiftung eingesetzt. Es soll den Abhängigen dabei unterstützen, abstinent zu bleiben. Mögliche Nebenwirkungen sind Durchfall, Erbrechen, Übelkeit, Bauchschmerzen und Erytheme. Auch die sexuelle Erregbarkeit kann verringert sein. Die Einnahme sollte auch bei einem Rückfall nicht unterbrochen werden. Das Medikament wirkt nicht gegen die Folgen von Alkoholkonsum.

Eine sehr gute Wirksamkeit kann erzielt werden, wenn die Präparate kombiniert eingesetzt werden.

Diese Medikamente sind nicht für die dauerhafte Einnahme gedacht und ersetzen keineswegs die Teilnahme an einer Selbsthilfegruppe (Anonyme Alkoholiker oder andere).

## Die Anonymen Alkoholiker

Die Unterstützung einer AA-Gruppe ist sehr wertvoll für einen Alkoholiker. Ein typisches Treffen läuft folgendermaßen ab: Der Leiter der Gruppe begrüßt die Mitglieder und erläutert die Grundsätze der Anonymen Alkoholiker. Danach erzählen einige der Mitglieder ihre persönliche Geschichte. Die Raumnutzung und eventuelle Getränke werden über Spenden finanziert. Danach geht die Gruppe auseinander oder Einzelne treffen sich privat. Jedes Gruppenmitglied spricht nur für sich. Niemand spricht für die ganze Gruppe.

Die einzelnen Gruppen stellen Literatur für ihre Mitglieder zur Verfügung. Das Erfolgsgeheimnis der AA beruht darauf, dass trockene Alkoholiker Noch-Trinkern helfen und sie auf ihrem Weg unterstützen. Dabei arbeiten sie mit den »Zwölf Schritten der Anonymen Alkoholiker«

und den »Zwölf Traditionen«. Aber das werden Sie alles genauer erfahren, wenn Sie mit einer Ortsgruppe in Ihrer Nähe Kontakt aufnehmen.

### Ist Alkohol in Maßen gesund?

Jahrelang glaubte man, dass ein Gläschen Wein am Abend gesund ist. Und einige Studien zeigen, dass Menschen, die geringe Mengen Alkohol trinken (nicht mehr als ein bis zwei alkoholische Getränke am Tag), weniger Herzprobleme und eine geringere Todesrate zeigen als Menschen, die gar keinen Alkohol trinken.

Aber eine andere Studie aus Schottland mit 5.500 Männern zeigt eindeutig, dass Männer, die zwei alkoholische Getränke am Tag trinken, ein höheres Todesrisiko haben als Männer, die weniger trinken. Eine weitere Studie zeigt, dass Männer, die sich gesund ernährten und dabei täglich geringe Mengen Alkohol tranken, häufiger unter Leberverfettung litten.

Also: Eindeutig kann die Frage wohl nicht beantwortet werden. Fangen Sie jedenfalls nicht an, Alkohol zu trinken, weil es so gesund ist.

## Hier können Sie Hilfe finden

Es gibt viele Organisationen und Vereinigungen, die Menschen mit Alkoholproblemen oder mit alkoholkranken Angehörigen helfen. Im Internet finden Sie jede Menge Adressen dazu. Daneben bieten auch Krankenkassen, Kirchengemeinden, Kommunen und sogar Arbeitgeber Hilfestellungen an. Sprechen Sie mit Ihrem Hausarzt. Hier ein paar Adressen für Sie:

**AA Anonyme Alkoholiker**
Lotte-Branz-Str. 14
80939 München
Telefon: 089 / 3 16 95 00
www.anonyme-alkoholiker.de

Postanschrift:
Gemeinsames Dienstbüro
Anonyme Alkoholiker Interessengemeinschaft e. V.
Postfach 460227
80910 München

Sie finden Ortsgruppen der Anonymen Alkoholiker in vielen Gemeinden. Alle Anfragen oder Anrufe werden vertraulich behandelt.

**Al-Anon Familiengruppe/Alateen**
Emilienstr. 4
45128 Essen
Telefon: 0201 / 77 30 07
www.al-anon.de

Und im Internet:

www.alkoholratgeber.de
www.forum-alkoholiker.de

## Im Kaffeerausch

Koffein ist eine chemische Substanz, die in den Blättern, Samen und Früchten von mehr als 63 Pflanzen vorkommt. Nicht nur im Kaffee ist Koffein. Zwar finden wir dort die größte Menge, aber auch Kakaobohnen, Kolanüsse und Teeblätter enthalten Koffein.

Kaffeekonsum hat nicht die gefährlichen gesundheitlichen Auswirkungen wie Tabak oder Alkohol, aber man weiß doch, dass Koffein, egal in welcher Form konsumiert, den Blutdruck ganz schön nach oben treiben kann. Wer ein oder zwei Tassen Kaffee am Tag trinkt, muss zwar keine Gesundheitsschäden befürchten. Aber die Angewohnheit, jeden Tag viele Tassen koffeinhaltigen Kaffee zu konsumieren, kann den Blutdruck anhaltend erhöhen. Menschen, die täglich vier bis fünf Tassen Kaffee trinken, zeigen eine Blutdruckerhöhung um 5 mmHg (in Kapitel 2 finden Sie Informationen zur Blutdruckmessung). Liegt nicht bereits Bluthochdruck vor, kann sich der Blutdruck wieder normalisieren, auch wenn der Kaffeekonsum gleich bleibt. Ist der Blutdruck aber bereits erhöht, reagieren diese Patienten sehr empfindlich auf die blutdrucksteigernde Wirkung von Koffein und der Blutdruck bleibt erhöht. Das betrifft insbesondere ältere Menschen.

Ein Blutdruckanstieg von 5 mmHg – das hört sich lächerlich an. Aber damit steigt auch das Risiko einer Herzerkrankung um 21 Prozent und die Wahrscheinlichkeit eines Schlaganfalls sogar um 34 Prozent (siehe Kapitel 7). Wird der Kaffee dann noch mit Alkohol oder Zigaretten kombiniert, wie es ja häufig der Fall ist, potenzieren sich die blutdrucksteigernden Effekte der einzelnen Substanzen.

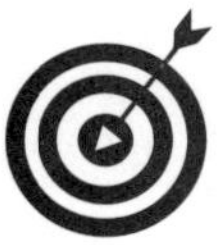

Trinken Sie vor einer Blutdruckmessung keinen Kaffee. Ihr Arzt wird sonst glauben, dass Sie unter Bluthochdruck leiden, auch wenn Ihr Blutdruck sonst völlig im Normbereich liegt.

### Wie viel ist zu viel?

Wer trinkt koffeinfreien Kaffee? Ich – und zwar schon seit vielen Jahren. Ich bin auf koffeinfreie Getränke umgestiegen und war sofort meine Magenschmerzen los und hatte seitdem auch nie wieder Magenschmerzen. Viele Menschen trinken koffeinhaltige Getränke, einige von ihnen wirklich in großen Mengen.

Eine normale Tasse Filterkaffee (etwa 125 ml) enthält 80 bis 120 mg Koffein, ein Espresso 40 bis 60 mg. Ein großer Becher Milchkaffee in einer netten Bar kann dann schon einmal auf 120 mg Koffein kommen, eine Dose Cola auf ungefähr 20 bis 40 mg. Eine Tasse Tee enthält etwa 30 bis 50 mg (Grüner Tee übrigens genauso viel wie Schwarzer Tee!), selbst eine Tafel

Schokolade schlägt mit 20 mg (Vollmilch) bis 90 mg (Bitterschokolade) zu Buche. Sie sehen: Die empfohlene tägliche Höchstmenge von 300 mg kommt schnell zusammen.

## Koffein und seine Folgen für die Gesundheit

Wenn Sie mehr als 300 mg Koffein täglich zu sich nehmen, kann das folgende medizinische Folgen haben:

- **Entmineralisierung der Knochen (Osteoporose)**

  Aufgrund der stimulierenden Wirkung von Koffein wird mehr Harn und damit auch Kalzium mit dem Urin ausgeschieden. Frauen (in geringerem Ausmaß auch Männer) sollten den Kalziumverlust ausgleichen, indem sie ihren Kaffee mit Milch trinken und andere kalziumhaltigen Lebensmittel zu sich nehmen.

- **Unfruchtbarkeit, Fehlgeburten oder Schädigungen des Babys**
- **Sodbrennen und sogar Magengeschwüre aufgrund der vermehrten Säureproduktion im Magen**
- **Einschlaf- und Schlafstörungen**

  Koffein hält Sie zwar wach, aber es führt nicht unbedingt dazu, dass Sie besser schwierige Aufgaben lösen oder komplizierte Sachverhalte verstehen können.

- **Weitere Erkrankungen bei ungefiltertem Kaffee**

  Möglicherweise PMS (Prämenstruelles Syndrom) und Knotenbildung in der Brust (umstritten)

Koffein hat nur ein geringes Suchtpotenzial. Wenn Sie aufhören, Kaffee zu trinken, müssen Sie eventuell mit folgenden Entzugserscheinungen rechnen:

- Schläfrigkeit
- Gefühl der Übermüdung
- heftige Kopfschmerzen

## Die Vorteile des Kaffeeverzichts

Wenn Sie aufhören, Kaffee zu trinken, ersparen Sie Ihrem Körper eine weitere überflüssige Droge. Außerdem sinkt die Wahrscheinlichkeit, dass Sie unter einer der gesundheitlichen Folgen leiden müssen, die ich im Abschnitt *Koffein und seine Folgen für die Gesundheit* geschildert habe. Und Sie können Ihren Blutdruck besser kontrollieren. Als Frau steigt Ihre Chance, schwanger zu werden, eine problemlose Schwangerschaft zu haben und ein gesundes Baby zu bekommen.

Kaffee wird zwar aus Bohnen gemacht, aber diese Bohnen können Sie nicht unter der Rubrik »Gemüse« verbuchen. Fünf Tassen Kaffee am Tag ersetzen nicht die fünf empfohlenen Portionen Gemüse aus dem DASH-Plan (siehe Kapitel 9).

## Kein Kaffee, keine Schokolade und keine »Energy-Drinks«

Wenn Sie Ihren täglichen Koffeinkonsum bereits auf zwei Tassen Kaffee gedrosselt haben, dürfte es Ihnen nicht schwer fallen, ganz auf koffeinhaltige Getränke zu verzichten und auch anderen Koffeinquellen wie Schokolade konsequent aus dem Weg zu gehen. Ich war genau an diesem Punkt, als ich mich entschied, ganz auf Koffein zu verzichten. Und trotzdem litt ich ein wenig unter Entzugserscheinungen.

Wer mehr als zwei Tassen Kaffee am Tag trinkt oder große Menge koffeinhaltiger Limonaden (Cola oder Energy-Drinks), wird unter dem Entzug möglicherweise mehr leiden. Hier einige praktische Hinweise:

- ✔ Versuchen Sie einmal herauszufinden, wie viel Koffein Sie jeden Tag zu sich nehmen. Denken Sie dabei an alle Getränke, Lebensmittel und Medikamente, damit Sie keine Koffeinquelle übersehen.
- ✔ Reduzieren Sie zunächst Ihre tägliche Koffeinmenge und beobachten Sie, ob Sie unter Entzugserscheinungen leiden.
- ✔ Reduzieren Sie die tägliche Aufnahme um etwa 50 mg, bis Sie koffeinfrei leben können.
- ✔ Bewegen Sie sich täglich, um den Kreislauf anzukurbeln (und damit die Wirkung des Koffeins zu ersetzen).
- ✔ Wenn Sie das Kaffeetrinken mit anderen schlechten Angewohnheiten verbunden haben (wie zum Beispiel Rauchen), könnten Sie damit auch gleich aufhören.
- ✔ Bitten Sie Ihre Familie oder Freunde um Unterstützung. Wenn alle weniger Kaffee trinken, fällt es jedem Einzelnen leichter. Schließlich profitiert jeder gesundheitlich vom Verzicht auf Koffein.

## Pro und contra Koffein

Es gibt noch keine letzte Beurteilung aller Folgen des Koffeinkonsums. Und genauso fehlt auch noch eine abschließende Beurteilung, ob die positiven oder die negativen Effekte des Kaffees überwiegen. Einige Studien weisen darauf hin, dass Kaffee vor Dickdarmkrebs schützt. Andere scheinen zu zeigen, dass Kaffee die Leber vor Schädigungen durch Alkohol schützt. Weitere Studien werden zeigen, ob diese Ergebnisse tatsächlich stimmen.

Nachgewiesen ist in jedem Fall der Effekt, den Kaffee auf die Fruchtbarkeit von Frauen hat. Drei Tassen Kaffee am Tag reduzieren die Fruchtbarkeit signifikant. Außerdem bringen Frauen, die während der Schwangerschaft täglich drei Tassen Kaffee trinken, häufiger ein untergewichtiges Kind zur Welt als andere Frauen. Einige Frauen, die täglich wirklich große Mengen Kaffee tranken (mehr als acht Tassen Kaffee am Tag), brachten Kinder mit angeborenen Schädigungen zur Welt. Das ist sicher noch kein Beweis für eine fruchtschädigende Wirkung, aber es sollte doch vielleicht zu denken geben.

Im Internet finden Sie viele Informationen zum Thema Kaffee und Koffein, Auswirkungen von starkem Koffeinkonsum und dem Koffeingehalt verschiedener Lebensmittel und Getränke.

# Mit Sport und Bewegung zu niedrigerem Blutdruck

12

## In diesem Kapitel

- Warum Sie in Bewegung bleiben sollten
- Wie Sie in Bewegung kommen
- Welcher Sport Ihnen liegt
- Wo Ihre Grenzen sind
- Wie Sie Gewicht verlieren und Ausdauer gewinnen können
- Wie Sie auf andere Weise ein bewegtes Leben führen können

Wenn eine Patientin oder ein Patient zum ersten Mal zu mir in die Praxis kommt und ich eine Hypertonie feststelle, gebe ich gleich ein Medikament mit, aber dieses Medikament können Sie in keiner Apotheke bekommen, sondern nur bei sich selbst. Das wichtigste Medikament gegen Bluthochdruck heißt »Bewegung«. Das ist der erste Schritt zu niedrigerem Blutdruck.

Machen Sie sich mal ein paar Gedanken über Ihren Körper. Glauben Sie, Ihre Muskeln sind nur dazu da, um Ihre Knochen weich einzupacken? Der Mensch musste über Jahrtausende hinweg seine Beute jagen, Feuerholz sammeln und Behausungen bauen. Dazu brauchte er die Kraft seiner Muskeln. Deswegen ist unser ganzer Körper darauf eingestellt, körperliche Arbeit zu verrichten. Wenn wir unsere Muskeln nicht benutzen, sondern den ganzen Tag nur im Auto, Sessel und Bürostuhl verbringen, werden wir krank. Sport und Bewegung können den Blutdruck senken – besonders bei Hochdruckpatienten ist dieser Zusammenhang eindrucksvoll nachgewiesen worden. Und niemand wird bestreiten, dass Sie auch in vielerlei anderer Hinsicht von regelmäßiger Bewegung profitieren. Übergewicht, Rückenschmerzen, Verdauungsprobleme und Bluthochdruck sind nur einige Beispiele für Gesundheitsstörungen, die sich mit Bewegung hervorragend behandeln lassen.

Ein Leistungstest kann Ihnen zeigen, ob Ihr Blutdruck regelmäßig kontrolliert werden sollte. Wer auf körperliche Belastung mit einer kräftigen Blutdruckerhöhung reagiert, läuft Gefahr, einen permanenten Bluthochdruck zu entwickeln. Diese Menschen sollten regelmäßig zum Arzt gehen, um ihren Blutdruck kontrollieren zu lassen.

Ich hatte einen Patienten, der sich standhaft weigerte, irgendeine Form von Sport zu machen. Ich fragte ihn nach den Gründen für sein Verhalten, ob es Unwissenheit oder Faulheit sei. Er antwortete mir: »Ich weiß es nicht und es ist mir auch egal!«

Bitte lesen Sie dieses Kapitel! Wenn Sie danach immer noch keinen Sport treiben, ist wenigstens nicht mehr Unwissen der Grund dafür!

## Ihr Herz profitiert vom Sport genauso wie der Rest Ihres Körpers

Wenn Sie sich bewegen, werden alle Muskeln, die für diese Bewegung notwendig sind, gestärkt. Wenn Sie wandern oder joggen, stärken Sie Ihre Beinmuskulatur (na ja, und auch noch einige andere Muskeln). Wenn Sie ein Hanteltraining absolvieren, stärken Sie die Muskeln der Arme und des oberen Rückens. Aber egal, welche Bewegungen Sie machen, Sie stärken immer Ihren Herzmuskel. Gleichzeitig werden Ihre Arterien weit gestellt, um den benötigten Sauerstoff in die Muskulatur zu transportieren. Beide Vorgänge, die kräftigere und effizientere Herzaktivität und die Weitstellung der Arterien, sorgen für einen niedrigeren Blutdruck.

Die Blutdrucknormalisierung ist bereits ein gutes und überzeugendes Argument, um regelmäßig Sport zu treiben. Wenn Sie aber noch nicht überzeugt sind, kann ich Ihnen noch einige andere positive Effekte von regelmäßiger Bewegung aufzählen:

- Ein besseres Gedächtnis
- Ein verringertes Risiko von Brustkrebs und Dickdarmkrebs
- Niedrigeren Blutzucker und damit ein geringeres Risiko, an Diabetes zu erkranken
- Mehr Energie und Leistungsfähigkeit
- Mehr Sexappeal
- Erholsamerer Schlaf und weniger Ein- oder Durchschlafstörungen
- Festigung der Knochen
- Verbesserung des Cholesterinspiegels (mehr »gutes« und weniger »schlechtes« Cholesterin)

Brauchen Sie etwa noch mehr Argumente? Wenn ja, lesen Sie einmal das Buch *Fitness für Dummies* von Suzanne Schlosberg und Liz Neporent. Dort finden Sie noch viele andere gute Gründe, etwas für Ihre Fitness zu tun.

## Bevor Sie loslegen

Es gibt drei wichtige Punkte, die Sie beachten müssen, bevor Sie mit Ihrem Fitnesstraining beginnen. Als Erstes müssen Sie sich über Ihren momentanen Leistungsstand Gedanken machen. Wie fit sind Sie und welches Training ist das richtige für Ihren momentanen Zustand? Als Zweites müssen Sie sich entscheiden, welche Art von Übungen Sie machen möchten. Und schließlich besorgen Sie sich die notwendige Ausrüstung.

## Ihr Leistungsstand

Bevor Sie mit dem regelmäßigen Training anfangen, sollten Sie herausfinden, wie fit Sie eigentlich zurzeit sind. So bekommen Sie einen Vergleichswert, an dem Sie Ihre Fortschritte messen können. Es gibt eine einfache Methode, die eigene Kondition zu »messen«. Sie messen Ihren Puls, gehen zwei Kilometer, stoppen die Zeit, die Sie für die Strecke benötigen, und messen am Ende der Strecke wiederum Ihren Puls. Die Zeit, die Sie für die Strecke benötigen, und Ihr Puls nach der Belastung sind die Ausgangswerte für Ihr Training.

Ihren Puls können Sie am Handgelenk messen. Drehen Sie die Handfläche nach oben und legen Sie die Kuppe von Zeige- und Mittelfinger etwa zwei Zentimeter oberhalb des Handballens und zwei Zentimeter entfernt vom Rand des Arms (die Seite, an der der Daumen sitzt) vor die feste Sehne, die in der Mitte des Arms nach oben verläuft. Hier können Sie Ihren Puls als schwache Bewegung spüren. Sie müssen nicht unbedingt eine Minute lang die Pulsschläge mitzählen. Zählen Sie den Puls 15 Sekunden lang und multiplizieren Sie das Ergebnis mit vier. So erhalten Sie die Anzahl Ihrer Herzschläge pro Minute. Am Hals kann man den Puls mit Zeige- und Mittelfinger neben und etwas oberhalb des Kehlkopfs spüren. Notieren Sie sich das Ergebnis und wiederholen Sie die Messung jeden Monat. Wenn Sie regelmäßig Sport treiben, werden Sie feststellen, wie Ihr Puls immer langsamer wird. Das ist ein sicheres Zeichen dafür, dass Ihr Herz effektiver arbeiten kann.

Wenn Sie seit Jahren keinen Sport betrieben haben, sollten Sie nicht ohne Vorbereitung damit anfangen. Wenn Sie über 40 Jahre alt sind, sprechen Sie mit Ihrem Arzt und lassen Sie sich untersuchen, bevor Sie trainieren. Vielleicht wird Ihr Arzt Ihnen ein Belastungs-EKG empfehlen. Hierbei wird die Reaktion Ihres Herzens auf körperliche Belastung gemessen. Wenn Sie die Untersuchung ohne Kurzatmigkeit, Schmerzen und besondere Auffälligkeiten im EKG überstehen, können Sie unbesorgt mit einem Trainingsprogramm beginnen.

Bitten Sie Ihren Arzt, Ihnen zu helfen, einen Trainingsplan zu erstellen. Sagen Sie ihm, dass Sie Bluthochdruck vorbeugen und die Leistungsfähigkeit Ihres Herzens verbessern möchten. Wenn Sie bereits unter Bluthochdruck leiden, sollte der Trainingsplan Ihnen helfen, Ihren Blutdruck so weit absenken, dass Sie gut damit leben können.

Auch wenn Sie noch keine 40 sind, sollten Sie langsam anfangen, Sport zu treiben. Beginnen Sie mit kurzen Übungen und steigern Sie Ihr Pensum nur allmählich. Sie müssen keineswegs ein bestimmtes Ergebnis in einer bestimmten Zeit erreichen. Lassen Sie sich Zeit und setzen Sie sich selbst nicht unter Druck. Wenn Sie Ihr Ziel erreicht haben und Ihr Blutdruck ist auf ein akzeptables Maß abgesunken, müssen Sie Ihr Pensum nicht mehr weiter steigern, aber Sie sollten konsequent weiter trainieren. Sie erreichen insgesamt vielleicht eine Blutdrucksenkung um etwa 10 mmHg des systolischen Blutdrucks (siehe Kapitel 2). Auch mit einem intensiveren Training werden Sie keine stärkere Blutdrucksenkung erreichen. Wenn es Ihnen aber Spaß macht, sich selbst herauszufordern, und Sie sich weiter verbessern möchten, können Sie Ihr Pensum natürlich noch steigern. Nur Ihr Blutdruck wird nicht weiter absinken.

## Die Sportarten

Wenn Sie sich bewegen, brauchen Ihre Muskeln Energie. Die Energie kann sich der Muskel auf zwei verschiedene Arten verschaffen: durch aeroben und durch anaeroben Stoffwechsel.

Aerober Stoffwechsel bedeutet »Energiegewinn unter Sauerstoffverbrauch«. In der Muskulatur wird unter Sauerstoffverbrauch Energie gewonnen. Dieser Stoffwechselweg wird eingeschlagen, wenn Sie wandern, joggen, Volleyball spielen, schwimmen oder Fahrrad fahren. Während der Bewegung schlägt Ihr Herz schneller als in Ruhe. Es kommen mehrere Muskelgruppen zum Einsatz und die Bewegung kann über eine längere Zeit durchgehalten werden.

Anaerober Stoffwechsel bedeutet »Energiegewinn ohne Sauerstoffverbrauch«. Bei diesem Stoffwechselweg wird die Energie in der Muskulatur ohne Sauerstoffverbrauch gewonnen. Der Muskel greift dann auf diesen Stoffwechselweg zurück, wenn nicht schnell genug ausreichend Sauerstoff über das Blut zugeführt werden kann, also bei einer starken Anspannung über eine kurze Zeit. Beispiele sind Gewichtheben oder Sprints über kurze Strecken.

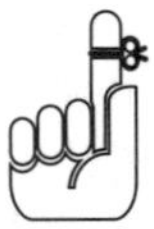

Wenn Sie regelmäßig im aeroben Bereich des Stoffwechsels trainieren, können Sie einen erhöhten Blutdruck um bis zu 10 mmHg senken. Eventuell brauchen Sie dann keine blutdrucksenkenden Medikamente einzunehmen. Trainieren Sie im anaeroben Bereich, stärken Sie zwar einzelne Muskelgruppen hervorragend, aber die positive Wirkung auf Blutdruck und Puls bleibt aus. Am besten ist es, so Sport zu treiben, dass Sie beide Trainingsarten miteinander kombinieren. Dann wird nicht nur Ihr Blutdruck normalisiert, sondern Sie können zusätzlich einzelne Muskelgruppen gezielt stärken (siehe Abschnitt *Krafttraining*).

Es gibt unendlich viele Ausdauersportarten, mit denen Sie im aeroben Stoffwechselbereich Herz und Kreislauf stärken können. Kombinieren Sie ruhig mehrere, damit Sie etwas Abwechslung haben. Wenn Sie zweimal in der Woche schwimmen gehen, gehen Sie an den anderen Tagen walken (Sie können es auch als flotten Spaziergang bezeichnen). Die meisten Menschen können ohne Vorbereitung anfangen, regelmäßig zu walken. Sie brauchen dafür nicht Mitglied in einem Sportverein zu sein und keinen Beitrag zu bezahlen. Es gibt auch kaum eine Wetterlage, bei der Walken nicht möglich ist, Sie brauchen nur wetterfeste Kleidung und vielleicht einen Regenschirm. Wenn Sie sich verabreden und gemeinsam walken, fällt es Ihnen leichter, das Training durchzuhalten. Außerdem macht es natürlich gleich mehr Spaß.

Tabelle 12.1 zeigt ein Walking-Programm. Das Programm ist so konzipiert, dass Sie ohne Vorbereitung damit anfangen können, auch wenn Sie völlig untrainiert sind. Nach und nach steigern Sie Ihre Geschwindigkeit. Wenn Ihnen die Strecke für den Anfang zu lang ist, beginnen Sie mit der halben Entfernung. Sie können Ihr Pensum dann langsam steigern. Aber erhöhen Sie Ihr Tempo erst dann, wenn Sie die Strecke sieben Mal in der richtigen Zeit bewältigt haben.

Im Abschnitt *Ihr Leistungsstand* habe ich Ihnen eine einfache Methode gezeigt, wie Sie Ihren momentanen Leistungsstand feststellen können. Wenn Sie den Test gemacht haben, wissen Sie bereits, wie viel Zeit Sie benötigen, um zwei Kilometer zu gehen. Vergleichen Sie Ihren momentanen Leistungsstand mit Tabelle 12.1 und beginnen Sie mit dem Training auf Ihrem jetzigen Niveau. Wenn Sie den Fitness-Test nicht gemacht haben, probieren Sie am ersten Tag aus, wie viel Zeit Sie für die Strecke benötigen, und trainieren auf dieser Leistungsstufe. Bevor Sie Ihr Tempo erhöhen, trainieren Sie sieben Mal auf dem gleichen Niveau.

In Tabelle 12.1 finden Sie 15 verschiedene Leistungsniveaus. Beginnen Sie bei Ihrem momentanen Leistungsniveau und arbeiten Sie sich dann langsam hoch.

| Leistungsniveau | Entfernung in km | Zeit in Minuten |
|---|---|---|
| 1 | 2 | 40 |
| 2 | 2 | 35 |
| 3 | 2 | 32 |
| 4 | 2 | 30 |
| 5 | 2 | 27 |
| 6 | 2 | 25 |
| 7 | 3 | 40 |
| 8 | 3 | 39 |
| 9 | 3 | 38 |
| 10 | 3 | 36 |
| 11 | 3 | 35 |
| 12 | 3 | 34 |
| 13 | 4 | 43 |
| 14 | 4 | 42 |
| 15 | 4 | 40 |

*Tabelle 12.1: Walking-Trainingsplan zur Verringerung erhöhten Blutdrucks*

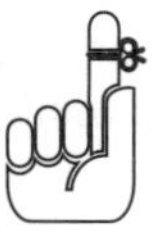

Sie müssen jedes Leistungsniveau sieben Mal absolviert haben, bevor Sie das Tempo erhöhen oder die zurückgelegte Strecke verlängern können.

Wenn Sie das Leistungsniveau 15 erreicht haben, können Sie auf dieser Stufe weiter trainieren. Der Trainingseffekt beim Leistungsniveau 15 ist so gut, dass Sie nicht nur Ihren Blutdruck senken, sondern auch von den vielen anderen positiven Folgen regelmäßiger Bewegung profitieren. Und ich bin überzeugt, dass Ihnen Ihre Gesundheit eine gute halbe Stunde Zeit am Tag wert ist.

Es gibt auch viele andere Sportarten, die hervorragend geeignet sind, einen erhöhten Blutdruck abzusenken. Vielleicht möchten Sie lieber etwas anderes machen. Denken Sie daran, eine Sportart auszuwählen, die Sie ohne allzu großen Zeitaufwand in Ihren Alltag integrieren können. In Tabelle 12.2 stelle ich Ihnen noch einige andere Möglichkeiten vor. Auch Volleyball, Fußball, Handball, Rudern, Judo oder Karate sind Sportarten, bei denen die benötigte Energie in erster Linie im aeroben Stoffwechselbereich gewonnen wird und die zur Reduzierung eines erhöhten Blutdrucks geeignet sind. Je nach persönlicher Vorliebe oder Herkunftsland werden Sie vielleicht Baseball, Cricket, Polo, Eishockey oder Standardtanzen bevorzugen. Das ist alles kein Problem. Das Wichtigste ist, dass Sie sich überhaupt regelmäßig bewegen.

## Die richtige Ausrüstung

Beim Joggen, Walken oder anderen Sportarten, welche die Gelenke sehr belasten, ist es wichtig, stoßdämpfende Schuhe zu tragen. Gehen Sie in ein Fachgeschäft, in dem Sie individuell beraten werden. Viele Geschäfte bieten eine videogestützte Analyse der Fußhaltung beim Laufen an. So kann für Ihre Bedürfnisse der richtige Schuh gefunden werden. Spezielle Laufschuhe sind erschreckend teuer, aber ich rate Ihnen trotzdem, sich wirklich gute Schuhe zu kaufen. Ihre Fußgelenke und besonders Ihre Knie werden es Ihnen lebenslang danken!

Bei Fehlstellungen der Füße benötigen Sie vielleicht zusätzlich orthopädische Einlagen. Besorgen Sie sich erst die Einlagen und gehen Sie dann mit den Einlagen in ein Fachgeschäft für Sportschuhe. Probieren Sie die neuen Schuhe mit den Einlagen an. Es gibt spezielle Schuhe für Menschen, die eher auf den Außenkanten oder den Innenkanten der Füße laufen. Außerdem können Sie wählen, ob die Schuhe für Waldwege oder asphaltierte Straßen geeignet sein sollen.

Tragen Sie beim Sport geeignete Kleidung. Wenn Sie mehrere Schichten übereinander anziehen, können Sie etwas ausziehen, wenn Ihnen warm wird. Es gibt spezielle Funktionskleidung für Sportler, die Feuchtigkeit nach außen lässt, damit Ihnen die Kleidung nicht am Körper klebt und die Haut nicht zu stark abkühlt. Synthetische Fasern erfüllen diese Funktion meist gut. Baumwollkleidung dagegen saugt den Schweiß auf und gibt ihn nicht nach außen ab. Wenn es kalt oder windig ist, sollten Sie Sportkleidung mit einer Wettermembran tragen, die kalte Luft und Regen abhält, aber Schweiß nach außen durchlässt.

Wenn Sie Fahrrad fahren, sollten Sie ein Fahrrad benutzen, das den Gegebenheiten des Geländes angepasst ist. Ein Rennrad zum Querfeldeinfahren oder ein Mountainbike beim Straßenrennen machen einfach weniger Freude. Für Waldwege sollten Sie breite Reifenmäntel mit einem groben Profil wählen. Beim Fahren auf glatten Straßen ist eine Vollfederung hinderlich. Eine Alternative für jedes Wetter ist ein Hometrainer. Wählen Sie ein bequemes Gerät aus, das sich Ihrer Körpergröße anpassen lässt. Sie werden Ihren Hometrainer nur dann regelmäßig benutzen, wenn Ihnen das Fahren auch Spaß macht.

In einem Sportgerätegeschäft finden Sie weitere Fitnessgeräte für Zuhause. Aber bevor Sie viel Geld bezahlen, sollten Sie in einem Fitness-Studio einfach mal verschiedene Geräte ausprobieren. Viele Fitness-Studios bieten ein Probetraining oder eine Probemitgliedschaft an – eine gute Gelegenheit, die verschiedenen Geräte intensiv zu testen.

# Wie viel ist »genug«?

Bei Bluthochdruckpatienten sinkt nach dem Sport der Blutdruck für sieben bis acht Stunden deutlich ab. Daher ist es wichtig, sich täglich und nicht nur drei oder vier Mal in der Woche zu bewegen.

Natürlich sind Sie neugierig, ob Sie durch die regelmäßige Bewegung schon leistungsfähiger geworden sind. Sie könnten jeden Tag einen Fitnesstest machen, aber ich glaube, das würde Sie nur enttäuschen, denn Ihre Leistung nimmt doch nur langsam zu. Sporttrainer empfahlen jahrelang, während des Trainings den Puls zu messen. Mit einer einfachen Formel ließ sich errechnen, innerhalb welchen Pulsbereichs (»Trainingsbereich«) trainiert werden sollte, um die Ausdauer zu verbessern, aber das Herz nicht zu überlasten. Mittlerweile geht man davon aus, dass diese Methode nicht wirklich nützlich ist.

Man kann auch mit einem Puls oberhalb des Trainingsbereichs trainieren. Entscheidend ist es, dass Sie während des Ausdauertrainings noch mühelos sprechen können. Variieren Sie die Intensität während des Trainings von sehr leicht bis sehr schwer. Sehr schwer fängt dort an, wo Sie nicht mehr mühelos sprechen können. Wenn Sie regelmäßig trainieren, werden sich Ihre Maßstäbe verschieben und was Ihnen anfangs schwer fiel, wird Ihnen später weniger Mühe bereiten.

Bewegung tut allen Bluthochdruckpatienten gut (siehe Kapitel 2). Im Allgemeinen wird Patienten im Stadium 2 oder 3, bei denen der systolische Blutdruck über 160 mmHg und der diastolische Blutdruck über 100 mmHg liegt, empfohlen, sehr vorsichtig mit sportlicher Betätigung zu beginnen. Sie sollten keineswegs sehr schwer trainieren.

## Sport und Abnehmen

Sport kann Ihnen helfen, Ihr Idealgewicht zu erreichen. Wenn Sie mit Sport abnehmen möchten, müssen Sie allerdings an sechs Tagen in der Woche mindestens 30 Minuten trainieren.

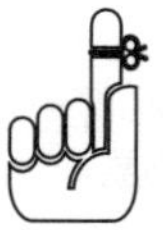

Ein Kilogramm Fett enthält 7.700 Kilokalorien (kcal). Eine Kilokalorie ist eine Maßeinheit für Energie, genauer gesagt die Menge an Energie, die benötigt wird, um ein Kilogramm Wasser um ein Grad Celsius zu erwärmen. Wenn Sie also ein Kilogramm Fett abnehmen möchten, müssen Sie 7.700 Kilokalorien weniger essen oder mehr verbrauchen. Wenn Sie also beispielsweise mit 2.000 Kilokalorien Ihr Gewicht konstant halten und jetzt jeden Tag 350 kcal für zusätzliche Aktivitäten verbrauchen, werden Sie in 22 Tagen ein Kilogramm abgenommen haben (22 x 350 kcal = 7.700 kcal). Wenn Sie täglich nur 175 Kilokalorien zusätzlich verbrauchen, benötigen Sie für das eine Kilogramm 44 Tage. Wenn Sie jeden Tag eine Stunde spazieren gehen, was ungefähr vier Kilokalorien pro Minute verbraucht, brauchen Sie, um ein Kilogramm überflüssiges Fett abzunehmen, einen Monat.

Tabelle 12.2 zeigt Ihnen für unterschiedliche Aktivitäten den Verbrauch in Kilokalorien in 30 Minuten, 45 Minuten und 60 Minuten an.

| Aktivität | 30 Minuten | 45 Minuten | 60 Minuten |
|---|---|---|---|
| Aerobic | 342 | 513 | 684 |
| Basketball | 282 | 423 | 564 |
| Fahrrad fahren (20 km/h) | 283 | 425 | 566 |
| Golf (ohne Cart) | 154 | 231 | 308 |
| Joggen (10 km/h) | 365 | 549 | 732 |
| Schwimmen | 250 | 375 | 500 |

| Aktivität | 30 Minuten | 45 Minuten | 60 Minuten |
|---|---|---|---|
| Skilanglauf | 291 | 438 | 583 |
| Tennis | 198 | 296 | 392 |
| Walken (5 km/h in der Ebene) | 120 | 180 | 240 |
| Walken (5 km/h bergauf) | 162 | 243 | 324 |
| Walken (6,5 km/h in der Ebene) | 146 | 219 | 292 |
| Walken (6,5 km/h bergauf) | 206 | 309 | 412 |
| Wassergymnastik | 140 | 210 | 280 |

*Tabelle 12.2: Verbrauch an Kilokalorien bei unterschiedlichen Aktivitäten*

## Krafttraining

Ein vollständiges Trainingsprogramm umfasst sowohl Übungen zur Verbesserung der Ausdauer im aeroben Stoffwechselbereich, mit denen Sie Ihren Blutdruck senken können, als auch Krafttraining im anaeroben Stoffwechselbereich, mit dem gezielt einzelne Muskelgruppen gestärkt werden können. Natürlich nutzt Ihnen die Muskelkraft auch beim Ausdauertraining, außerdem verbessern Sie Ihr Gleichgewicht und schonen Ihre Gelenke. Besorgen Sie sich einige Hanteln und zwei Hantelstangen, an die man unterschiedliche Gewichte hängen kann.

### Wie stark ist Ihre Oberkörper- und Unterkörpermuskulatur?

Um die Kraft Ihres Oberkörpers zu messen, können Sie zählen, wie viele Liegestütze Sie machen können. Legen Sie sich flach auf den Bauch und stützen Sie die Handflächen neben Ihrem Kopf ab. Die Hände sollten etwa schulterbreit auseinander stehen. Drücken Sie sich mit den Armen vom Boden hoch. Rücken und Beine müssen dabei eine gerade Linie bilden. Dann nähern Sie sich mit dem Oberkörper wieder dem Boden, aber legen Ihren Körper nicht ab. Anschließend drücken Sie sich wieder hoch. Denken Sie daran, dass Rücken und Beine die ganze Zeit in einer Linie gestreckt bleiben. Zählen Sie, wie viele Liegestütze Sie hintereinander ohne Pause schaffen.

Wenn Sie feststellen möchten, wie stark die Muskulatur Ihrer Beine ist, können Sie Kniebeugen machen. Stellen Sie sich gerade hin, beide Füße parallel auf dem Boden etwa schulterbreit auseinander. Beugen Sie die Knie und heben Sie gleichzeitig die Arme waagerecht vor Ihren Brustkorb. Beugen Sie die Knie so weit, dass Ihre Oberschenkel parallel zum Boden sind. Dann strecken Sie die Beine wieder. Zählen Sie, wie viele Kniebeugen Sie ohne Unterbrechung machen können.

Schreiben Sie sich beide Zahlen auf. Sie können diese Tests alle fünf bis sechs Wochen wiederholen und werden feststellen, wie Sie langsam, aber sicher an Muskelkraft hinzugewinnen.

Wenn Sie unter Bluthochdruck leiden, dürfen Ihre Gewichte nur so schwer sein, dass Sie viele Wiederholungen damit machen können. Wenn Sie versuchen, ein sehr schweres Gewicht mit großem Kraftaufwand zu stemmen, kann Ihr Blutdruck aufgrund der Anstrengung in die Höhe schnellen.

Ein effektives Krafttraining beansprucht nicht mehr als eine Viertelstunde Ihrer Zeit an fünf Tagen in der Woche. Trainieren Sie an zwei aufeinander folgenden Tagen, machen Sie dann einen Tag Pause. Trainieren Sie wieder an drei aufeinander folgenden Tagen und legen Sie dann wieder einen Tag Pause ein und so weiter. Ihre Muskulatur braucht die Pause, um sich zwischen den Trainingstagen zu erholen.

Im Folgenden stelle ich Ihnen sieben verschiedene Übungen vor, mit denen Sie die Muskulatur Ihres Oberkörpers kräftigen können. Sie brauchen für diese Übungen nicht mehr als eine Viertelstunde Zeit. Wiederholen Sie jede Übung 15 Mal und gehen Sie dann zur nächsten Übung. Wenn Sie alle sieben Übungen 15 Mal wiederholt haben, haben Sie einen Durchlauf geschafft. In jeder Trainingseinheit sollten Sie zwei Durchläufe machen. Wählen Sie die Gewichte so, dass Sie keine Schwierigkeit haben, von jeder Übung 15 Wiederholungen zu schaffen. Wenn Sie die 15 Mal nicht schaffen, benutzen Sie zu schwere Gewichte und überfordern sich.

- ✔ **Schulterpresse:** Stellen Sie sich aufrecht hin, die Füße etwa schulterbreit auseinander und die Knie nicht ganz durchgestreckt. Nehmen Sie in jede Hand eine kleine Hantel und halten Sie die Hände vor Ihre Brust neben die Schultern. Die Handflächen sollen nach innen zeigen. Heben Sie die Hanteln über Ihren Kopf, bis die Arme gestreckt sind, und bringen Sie sie dann wieder in die Ausgangsposition zurück. Die Handflächen zeigen dabei weiter nach innen.
- ✔ **Seitlicher Heber:** Stellen Sie sich aufrecht hin, die Füße etwa schulterbreit auseinander und die Knie nicht ganz durchgestreckt. Nehmen Sie in jede Hand eine Hantel. Die Arme befinden sich seitlich neben dem Körper, die Handflächen zum Körper gerichtet. Die Arme sollen zwar gerade, die Ellbogen aber nicht völlig durchgestreckt sein. Heben Sie beide Arme bis über den Kopf, die Arme dabei gerade lassen. Die Handflächen zeigen dabei nach unten. Dann senken Sie die Arme langsam wieder in die Ausgangsposition ab.
- ✔ **Rudern in Beugehaltung:** Stellen Sie sich aufrecht hin, die Füße etwa schulterbreit auseinander und die Knie nicht ganz durchgestreckt. Nehmen Sie in jede Hand eine Hantel. Beugen Sie den Oberkörper nach vorn, bis er parallel zum Boden ist. Die Arme lassen Sie nach unten hängen. Heben Sie nun beide gestreckten Arme seitlich an, bis sie sich auf Schulterhöhe befinden. Lassen Sie die Arme wieder sinken.
- ✔ **Guten Morgen:** Stellen Sie sich aufrecht hin, die Füße etwa schulterbreit auseinander und die Knie nicht ganz durchgestreckt. Halten Sie mit beiden Händen über Ihrem Kopf eine Hantelstange mit Gewicht. Die Arme sollen dabei gerade, die Ellbogen aber nicht ganz durchgestreckt sein. Beugen Sie den Oberkörper in der Hüfte nach vorne, bis Arme und Oberkörper parallel zum Boden sind. Richten Sie sich wieder auf.
- ✔ **Fliegen:** Legen Sie sich auf den Rücken, die Knie gebeugt und die Füße auf dem Boden aufgestellt. Nehmen Sie in jede Hand eine Hantel und legen Sie die Arme gestreckt auf

Schulterhöhe neben sich. Heben Sie beide Arme langsam hoch, bis die Hanteln sich über Ihrem Brustkorb berühren. Dann legen Sie die Arme wieder seitlich ab.

- **Pumpe:** Legen Sie sich auf den Rücken, die Knie gebeugt und die Füße auf dem Boden aufgestellt. Nehmen Sie eine Hantelstange mit Gewicht in beide Hände und halten Sie die Hantel mit geraden, aber nicht durchgestreckten Armen über Ihrem Brustkorb. Legen Sie die Arme langsam hinter Ihrem Kopf auf dem Boden ab. Heben Sie die Hantel dann wieder in die Ausgangsposition.
- **Brustpresse:** Stellen Sie sich aufrecht hin, die Füße etwa schulterbreit auseinander und die Knie nicht ganz durchgestreckt. Nehmen Sie in jede Hand eine Hantel und halten Sie die Hände vor sich mit den Handflächen nach außen. Beugen Sie die Ellbogengelenke und heben Sie die Hanteln, bis die Hände auf Schulterhöhe sind. Lassen Sie sie dann langsam wieder nach unten sinken.

Viele Übungen zur Stärkung der Beinmuskulatur enthalten folgende Bewegungsabläufe:

- Stellen Sie sich gerade hin, die Füße etwa schulterbreit auseinander und die Knie nicht ganz durchgestreckt. Nehmen Sie in jede Hand eine Hantel, die Handflächen nach innen gerichtet. Machen Sie mit dem rechten Fuß einen großen Schritt nach vorn und beugen Sie das rechte Knie, bis der rechte Oberschenkel parallel zum Boden ist. Bleiben Sie eine Sekunde in dieser Position, richten Sie sich dann wieder auf und stellen Sie den rechten Fuß wieder neben den linken. Wiederholen Sie die Übung mit dem linken Bein.
- Stellen Sie sich gerade hin, die Füße etwa schulterbreit auseinander und die Knie nicht ganz durchgestreckt. Halten Sie eine Hantelstange mit einem leichten Gewicht mit beiden Händen hinter Ihrem Nacken fest. Beugen Sie die Knie, bis Ihre Oberschenkel parallel zum Boden sind. Bleiben Sie einen Augenblick in dieser Position und richten Sie sich dann wieder auf.

Mit regelmäßigem Training werden Sie sehr schnell Fortschritte bemerken: Ihre Muskelkraft nimmt zu, die vorgeschriebene Anzahl an Wiederholungen fällt Ihnen leichter und Sie können zu schwereren Gewichten greifen. Krafttraining hat unter anderem folgende positive Effekte:

- Ihre Knochen werden gestärkt.
- Durch besseres Gleichgewicht beugen Sie Unfällen vor.
- Sie sehen besser aus.
- Sie kurbeln Ihren Stoffwechsel an.

Nach zehn Wochen regelmäßigem Training hat Ihre Muskelkraft um 7 bis 40 Prozent zugenommen.

## Andere Wege zur Blutdrucksenkung

Ich habe bisher die Wirksamkeit aeroben Trainings zur Blutdrucksenkung erklärt. Aber es gibt auch andere, so genannte *alternative Therapien* zur Blutdrucksenkung. Wenn Sie diese Therapien mit Sport kombinieren, tun Sie Ihrer Gesundheit wirklich einen Gefallen. Einige der hier vorgestellten Therapien überschneiden sich in ihren Wirkungen, aber jede ist doch so einzigartig, dass ich Sie Ihnen gerne vorstellen möchte. Wenn Sie wollen, probieren Sie die verschiedenen Therapien doch einmal aus. Vielleicht werden ja auch Sie einer der vielen begeisterten Anhänger alternativer Therapien.

## Yoga

Yoga ist eine über 5000 Jahre alte, spirituelle Lehre, deren Ziel die Vereinigung des Einzelnen mit dem »göttlichen Bewusstsein« ist. Meditations-, Atem- und Körperübungen zeigen dem Yoga-Schüler den Weg zu diesem Ziel. Heute wird Yoga vielfach genutzt als ein Weg zur Entspannung und zur Verbesserung der Gesundheit. Fitness-Studios und private Yoga-Lehrer bieten Power-Yoga-Kurse an, bei denen der spirituelle Aspekt des Yoga keine Rolle zu spielen scheint. Die Vereinigung von Körper und Geist als wesentlicher Bestandteil des Yoga ist aber auch in dieser westlichen Form des Yoga ein Element der Übungen.

Verschiedene Studien haben gezeigt, dass Yoga Ihren Bluthochdruck senken kann. Dieser Effekt hält so lange an, wie Sie regelmäßig Yoga praktizieren, lässt aber meist mit Abschluss des Trainings nach.

In den über 5000 Jahren des Yoga haben unterschiedliche Lehrer verschiedene Yoga-Schulen entwickelt. Man unterscheidet acht verschiedene Richtungen beim Yoga. *Hatha Yoga* betont die Bedeutung körperlicher Fitness und ist im Westen eine weit verbreitete und bekannte Yoga-Richtung. Aber auch hier spielen Meditation und Spiritualität eine wichtige Rolle.

Wenn Sie sich ausführlich über alle Aspekte des Yoga informieren möchten, kann ich Ihnen das Buch *Yoga für Dummies* von Georg Feuerstein und Larry Payne empfehlen (Wiley-VCH Verlag). Es ist wirklich ein tolles Buch, in dem Sie viele wertvolle Informationen finden.

Im Internet finden Sie auf folgenden Seiten Informationen zum Thema Yoga:

✔ `www.yoga.de`

Das ist die Homepage des Berufsverbandes der Yoga-Lehrenden.

✔ `www.yoga-aktuell.de`

Diese Online-Zeitschrift berichtet immer aktuell und informativ über verschiedene Themen rund um Yoga.

✔ `www.yoga-vidya.de`

Hier können Sie kostenlos Artikel zum Thema Yoga und Meditation herunterladen.

Viele Volkshochschulen bieten Yoga-Kurse an. Es gibt auch eine ganze Reihe privater Yoga-Lehrer, die Kurse anbieten. Krankenkassen, Krankengymnastikpraxen und Hebammen können Ihnen vielleicht weiterhelfen, eine passende Yoga-Lehrerin oder einen passenden Yoga-Lehrer zu finden.

## Meditation

Meditation ist eine geistig-spirituelle Übung, die Ihnen helfen kann, durch Konzentration auf einen Gegenstand, einen Gedanken, einen Klang oder Satz, auf ein bestimmtes Bild oder den eigenen Atem der eigenen Gedankenflut zu entkommen. So kann Ihr Geist zur Ruhe kommen und sich erholen. Meditation ist Teil der Atemübungen des Yoga. Allerdings fehlen der Meditation körperliche Übungen.

Viele klinische Studien zeigen die blutdrucksenkende Wirkung regelmäßiger Meditationsübungen bei Hochdruckpatienten.

Jede Menge Informationen zum Thema Meditation finden Sie in dem Buch *Meditation für Dummies* von Stephan Bodian (Wiley-VCH Verlag).

Kurse zum Thema Meditation finden Sie bei den unterschiedlichsten Anbietern. Neben christlichen Kirchen und buddhistischen Zentren veranstalten auch viele andere Einrichtungen Meditationskurse oder bieten kostenlose Meditationsmöglichkeiten zu bestimmten Terminen oder als regelmäßige wöchentliche Veranstaltung an. Über das Internet und den Kleinanzeigenteil der lokalen oder regionalen Presse können Sie sich über Angebote in Ihrer Nähe informieren.

## Autogenes Training

Das Autogene Training ist eine Methode der Entspannung durch Selbstbeeinflussung. Durch die eigene Vorstellungskraft können Körperfunktionen beeinflusst und so der eigene Zustand verbessert werden. Die Wirksamkeit dieser seit den 1930er Jahren immer weiter entwickelten Methode konnte in zahlreichen Studien nachgewiesen werden.

Das Autogene Training wird meistens in Gruppen-, seltener in Einzelkursen unter Anleitung eines Psychologen, Arztes oder anderen Erfahrenen erlernt. Solche Kurse dauern einige Wochen. Sie können es aber auch eigenständig erlernen. Hierzu gibt es inzwischen viele Bücher, die häufig zusätzlich mit einer Audiokassette oder CD ausgestattet sind. Einmal erlernt, können Sie das autogene Training sehr flexibel einsetzen. Im Grunde sind dann keine besonderen Situationen oder Hilfsmittel nötig, um sich zwischendurch kurz einmal zu entspannen.

Auch hierzu gibt es Informationen im Internet:

- `www.dgaehat.de/`

  Die Deutsche Gesellschaft für ärztliche Hypnose und Autogenes Training hält zahlreiche Informationen und auch Therapeuten für Sie bereit.

- `www.ganzheitsmedizin.de`
- Auf der Homepage der Deutschen Gesellschaft für Ganzheitsmedizin sind Informationen zu den Therapien und ebenfalls Adressen von Therapeuten zu finden.

## Hypnose

Hypnose kann man sich als eine Form von angeleiteter Meditation vorstellen (es gibt auch Selbsthypnose). Hypnose führt zu tiefer Entspannung, in welcher der Patient innerhalb enger Grenzen den Suggestionen des Hypnotiseurs folgt. Innerhalb enger Grenzen bedeutet, dass der Patient oder die Patientin keineswegs willenlos dem Hypnotiseur gehorcht, aber Anweisungen zur Entspannung leichter folgen kann. Es handelt sich **nicht** um einen schlafähnlichen Zustand, sondern jeder, der es einmal erlebt hat, wird Ihnen bestätigen, dass ein Patient unter Hypnose sehr wohl hören und sprechen kann.

Hypnose kann durch die richtige Anleitung zur Entspannung zu einer Senkung eines erhöhten Blutdrucks führen. Patienten können lernen, sich selbst zu hypnotisieren und so ihren Blutdruck zu kontrollieren.

Im Internet finden Sie unter folgenden Adressen Informationen zum Thema Hypnose:

✔ `www.dgh-hypnose.de`

Das ist die Homepage der Deutschen Gesellschaft für Hypnose. Hier finden Sie vielfältige Informationen zum Thema Hypnose.

✔ `www.meg-hypnose.de`

Hinter dieser Adresse verbirgt sich die Milton-Erikson-Gesellschaft für klinische Hypnose. Auf der Homepage finden Sie Adressen von Hypnosetherapeuten in Ihrer Nähe.

## Biofeedback

Die Biofeedback-Methode wurde Ende der 1960er Jahre entwickelt. Biofeedback ist eine Technik, mit welcher der Patient lernen kann, so genannte unwillkürliche Körperfunktionen wie Herzschlag, Körpertemperatur oder Blutdruck zu beeinflussen. Dazu wird ein Apparat genutzt, der die entsprechende Körperfunktion für den Patienten sichtbar bzw. erfahrbar macht. Es ist nachgewiesen, dass mittels Biofeedback der Blutdruck gesenkt werden kann.

Ich will es Ihnen am Beispiel von Rückenschmerzen aufgrund muskulärer Verspannungen erklären: Der Patient wird an ein Gerät angeschlossen, das muskuläre Verspannungen im Rückenbereich als Lichtsignale sichtbar macht. Dann lernt er, mit Hilfe bestimmter Techniken gezielt die Rückenmuskulatur zu entspannen. Das Biofeedbackgerät macht die Entspannung der Muskulatur sichtbar. Nach einer Weile benötigt der Patient das Gerät nicht mehr, um zu wissen, ob die Muskulatur entspannt ist oder nicht. Er kann dann die Muskulatur des Rückens gezielt ohne optische Kontrolle entspannen. Experimente mit Biofeedback-Geräten zeigen, dass der Mensch erheblich mehr Kontrolle über so genannte unwillkürliche Vorgänge des Körpers hat, als man jahrelang annahm. Glücklicherweise gehört auch der Blutdruck zu diesen unwillkürlichen Körperfunktionen, die Patienten lernen können zu kontrollieren.

Auch zum Thema Biofeedback finden Sie Informationen im Internet:

- ✔ `www.dgbfb.de`

  Das ist die Homepage der Deutschen Gesellschaft für Biofeedback e.V. Hier finden Sie Informationen zum Thema Biofeedback.

- ✔ `www.biofeedback.de`

  ist ein Diskussionsforum zum Thema Biofeedback.

Yoga, Meditation, Hypnose und Biofeedback sind die bekanntesten und nützlichsten alternativen Therapieformen, die Ihnen bei Bluthochdruck helfen können. Es gibt viele, viele weitere Therapien, die angeblich bei Bluthochdruck heilsam sein sollen. Informieren Sie sich und entscheiden Sie, welche Therapieformen Sie ansprechen. Sprechen Sie mit Ihrem Hausarzt oder dem behandelnden Internisten darüber, welche Therapien Sie ausprobieren möchten. Nutzen Sie die Chancen alternativer Heilmethoden, um die vielen Folge-Erkrankungen von Bluthochdruck zu vermeiden.

Informationen zu vielen verschiedenen Therapieformen finden Sie im Internet unter:

- ✔ `www.naturmedizin.qualimedic.de`
- ✔ `www.aok.de`

  Hier können Sie sich unter dem Stichwort »Gesundheitswissen« und dann weiter bei »Alternative Therapien« über viele verschiedene Therapieformen informieren.

# Wenn die Umstellung der Gewohnheiten nicht reicht: Medikamente

13

### In diesem Kapitel

- Wirkung und Einteilung von Medikamenten
- Welche Medikamente wirken auf Wasser, Natrium und Kalium?
- Nebenwirkungen vergleichen
- Das richtige Medikament für Sie finden
- Handelsnamen und Wirkstoffe

Es gibt unendlich viele Medikamente gegen Bluthochdruck. Mit Sicherheit wird Ihr Arzt für Sie das passende Medikament oder die beste Kombination aus den fünf Substanzklassen und unzähligen Wirkstoffen finden.

Aber nicht so schnell. Haben Sie wirklich alles in Ihrer Macht Stehende getan, um Ihren Blutdruck ohne Medikamente zu senken? (In den Kapiteln 8 bis 12 beschreibe ich ausführlich, was alles dazugehört.) Wenn Sie diese Frage guten Gewissens mit »ja« beantworten können und Ihr Blutdruck trotzdem immer noch erhöht ist, dann fragen Sie Ihren Arzt nach dem richtigen Medikament. Wenn die Antwort aber »nein« lauten müsste, dann schauen Sie noch einmal, was Sie selbst – ohne Medikamente – für Ihren Blutdruck tun können.

Bestehen bei Ihnen weitere Risikofaktoren für Herz-Kreislauf-Erkrankungen (zum Beispiel erhöhte Blutfette, Diabetes, Myokardinfarkte in der Familie), wird Ihr Arzt auch früher eine antihypertensive Medikation einleiten.

Die Auswahl an *Antihypertensiva* (Blutdruckmedikamenten) ist wirklich fast unendlich. Zunächst werde ich auf generelle Aspekte der Medikamente eingehen und dann widme ich mich den fünf Substanzklassen und den einzelnen Medikamenten. Sie sollten wissen, wie die verschiedenen Mittel wirken, welche Nebenwirkungen sie haben, welche Dosierungen richtig sind, wo es Wechselwirkungen mit anderen Medikamenten gibt und wann bestimmte Medikamente nicht oder eben gerade besonders gut eingesetzt werden können.

Ich habe schon am Anfang dieses Buches erwähnt, dass nur knapp 20 Prozent aller Hypertoniker ihren Blutdruck gut unter Kontrolle haben – und das liegt nicht an einer zu geringen Auswahl an Medikamenten. In den ersten Wochen und Monaten nach der Diagnosestellung sind die meisten Patienten noch eifrig bei der Sache, befolgen die ärztlichen Tipps und Anweisungen. Aber im Laufe der Zeit fällt es immer schwerer – sie fühlen sich gut, bemerken ihren überhöhten Blutdruck nicht. Der letzte Arztbesuch ist schon ein paar Monate – oder sogar mehr als ein Jahr – her. Bitte seien Sie weiterhin auf der Hut. Bluthochdruck – der Stille

Killer – arbeitet stetig weiter an der Zerstörung der verschiedenen Organe und Gewebe, wenn Sie ihn lassen. Zu verstehen, wie die Medikamente wirken und was genau in Ihrem Körper passiert, hilft Ihnen hoffentlich, der Therapie langfristig treu zu bleiben. Aus diesem Grund gehe ich in diesem Kapitel auch auf die Details genau ein.

Sie werden wahrscheinlich nur ein oder zwei, vielleicht auch drei Medikamente nehmen, die in diesem Kapitel erwähnt sind. Natürlich müssen Sie auch nicht alle Seiten und Abschnitte komplett lesen. Allerdings ist es doch sinnvoll, die einführenden Bemerkungen zu allen Substanzklassen anzuschauen. Eventuell kann Ihnen ein Medikament aus einer anderen Substanzklasse sehr gut helfen. Sprechen Sie mit Ihrem Arzt darüber. Im Abschnitt *Das richtige Medikament auswählen* weiter hinten können Sie sehen, ob Sie auf dem richtigen Weg sind. Informiert zu sein, bringt Ihnen unter anderem den Vorteil, dass Sie Ihrem Arzt schlaue Fragen stellen können.

Auch in Ihrer Apotheke können Sie viel über Medikamente erfahren. Dort und finden Sie zahlreiche Zeitschriften mit vielen Informationen zu Krankheiten und Medikamenten.

## Typische Eigenschaften der Medikamente

Medikamente für Bluthochdruck haben unterschiedliche Eigenschaften, die zum Teil förderlich, zum Teil aber auch schädlich für Sie sein können. Bevor Sie eine Tablette einfach hinunterschlucken, sollten Sie wissen, was sie im Körper bewirken kann.

### Wie wirksam ist ein Medikament?

Gerade die neuen Medikamente sorgen häufig für viel Aufsehen. In Studien konnte festgestellt werden, dass sie besser wirken als die bisherigen. Bevor ein Medikament auf dem Markt zugelassen wird, durchläuft es zahlreiche Studien und Untersuchungen. Im Prinzip sind diese Medikamente erwiesenermaßen sinnvoll und sicher. Allerdings gibt es Nebenwirkungen, die erst nach vielen Jahren der Einnahme auftreten. Und diese konnten vor der Zulassung noch nicht erkannt werden. So lange läuft keine Studie, was auch vernünftig ist, da wir sonst auch auf die besten Medikamente Jahrzehnte warten müssten. Wir sollten jedoch im Hinterkopf behalten, dass langjährig angewandte Medikamente den größeren Erfahrungsschatz bezüglich Nutzen und Risiken haben.

## Blutdrucksenkende Medikamente im Vergleich

Bis zu einem gewissen Punkt gilt: Je niedriger der Blutdruck, desto besser für den Patienten. Studien haben aber gezeigt, dass eine Senkung des Blutdrucks unter einen gewissen Wert, der nicht für alle Menschen gleich ist, das Risiko von Herzinfarkten wieder erhöht. Der Grund hierfür ist wahrscheinlich, dass ein so niedriger Blutdruck dann nicht genug ist, um den

Herzmuskel ausreichend mit Sauerstoff und Nährstoffen zu versorgen. Einzeln verabreicht, ist keines der herkömmlichen Mittel stark genug, um so niedrige Blutdruckwerte zu erzielen.

Vor allem für Thiaziddiuretika und Betablocker existiert die beste Datenlage zur Senkung des Blutdrucks.

## Die verschiedenen Substanzklassen

Medikamente, die zur Behandlung von Bluthochdruck eingesetzt werden, sind im Allgemeinen in fünf Substanzklassen eingeteilt:

- ✔ Diuretika
- ✔ Betablocker
- ✔ ACE-Hemmer
- ✔ Angiotensin-Rezeptoren-Blocker, auch AT1-Antagonisten oder Sartane genannt
- ✔ Kalziumantagonisten

Außerdem gibt es noch ein paar weitere Mittel, die nicht zu diesen fünf großen Gruppen gehören, die aber trotzdem wichtig sind und deshalb auch hier vorgestellt werden sollten.

Jede Substanzklasse wirkt über einen anderen Mechanismus. Diese Details werde ich in den einzelnen Abschnitten genauer beschreiben, damit Sie wissen, was in Ihrem Körper passiert und warum man manche Mittel besonders gut kombinieren kann.

Alle auf dem Markt befindlichen Wirkstoffe erkläre ich im Text, allerdings nicht immer mit allen Handelsnamen, da es zu viele gibt. Am Ende des Kapitels finden Sie eine alphabetische Liste mit den häufigsten derzeit verordneten Stoffen mit Handelsnamen und dem dazu gehörigen Wirkstoff, damit Sie Ihr Medikament einordnen können.

Häufig gibt es auch Kombinationspräparate, weil zwei Antihypertensiva zusammen eine stärkere Wirkung erzielen. Die Nebenwirkungen sind dann aber nicht so häufig, weil jedes Medikament nicht so hoch dosiert ist. Die häufigsten Kombinationspräparate sind auch in der Liste aufgeführt.

## Diuretika

Von allen Medikamenten, die bei Hypertonie eingesetzt werden, haben diese auch *Wassertabletten* genannten Mittel mit am sichersten bewiesen, dass sie Folgekrankheiten und Sterberaten durch Bluthochdruck reduzieren. Dies gilt vor allem dann, wenn sie als Erstmedikament eingesetzt werden. Besonders bei älteren Patienten zeigten sich Diuretika wirksamer als Betablocker, zum Beispiel in Hinblick auf das Auftreten von kardiovaskulären Schädigungen.

Der umgangssprachliche Name *Wassertabletten* trifft es ganz gut. Diuretika wirken, indem sie den Körper dazu bringen, mehr Wasser und Salz über die Nieren auszuscheiden (*Diurese* heißt Harnproduktion). Je nachdem, wo genau in den Nieren sie wirken (siehe Kapitel 6), entwässern sie den Körper mehr oder weniger. Durch diesen Mechanismus wird das Blutvolumen geringer und der Blutdruck sinkt. Nach ein paar Monaten unter dieser Therapie hat sich unser Körper allerdings an das geringere Blutvolumen gewöhnt. Dass die Wirkung trotzdem anhält, liegt an einer komplexen Änderung des Gefäßwiderstands.

Je nachdem, wo genau im Nephron (siehe Kapitel 6) die einzelnen Substanzen wirken, gibt es eine Einteilung der Diuretika in folgende Gruppen:

- ✔ **Thiazide:** Auch wenn sie nicht die stärksten Diuretika sind, ihre Wirkung auf den Blutdruck ist die stärkste. Thiazide wirken im distalen Tubulus des Nephrons (siehe Kapitel 6) und kurbeln die Ausscheidung von Natrium und Chlorid (Kochsalz) an.
- ✔ **Schleifendiuretika:** Diese Gruppe wirkt am dicken aufsteigenden Ast der Henleschen Schleife (siehe Kapitel 6) im Filtersystem der Nieren. Diese Medikamente haben eine starke Wirkung auf die Wasser- und Salzausscheidung.
- ✔ **Kalium sparende Diuretika:** Ihre Wirkorte sind der distale Tubulus und die Sammelrohre in der Niere (siehe Kapitel 6). Wie der Name schon sagt, tragen diese Diuretika dazu bei, dass nicht viel des wichtigen Kaliums verloren geht. Allerdings ist die diuretische (Wasser ausscheidende) Wirkung auch nicht allzu stark.
- ✔ **Aldosteronantagonisten:** Diese Diuretika wirken im Tubulus und Sammelrohr und hemmen dort die Natriumwiederaufnahme und die Kaliumausscheidung, weshalb sie ebenfalls zu den Kalium sparenden Diuretika gehören.

## Thiazide

Thiaziddiuretika werden seit ungefähr 50 Jahren eingesetzt. Die Besonderheiten dieser Gruppe habe ich hier für Sie zusammengestellt:

- ✔ Sie werden meist einmal täglich genommen.
- ✔ Die Kosten für die Medikamente sind niedrig.
- ✔ Die Wirkung ist häufig schon bei niedriger Dosierung ausreichend. Hohe Dosierungen können also vermieden werden, so dass weniger Nebenwirkungen auftreten.
- ✔ Der Blutdruck sinkt systolisch um etwa 15 mmHg, diastolisch um 7 mmHg.
- ✔ Erfahrungen zeigen, dass Patienten diese Medikamente weniger häufig absetzen als andere blutdrucksenkende Mittel.
- ✔ Die Herzvergrößerung (als Zeichen des unkontrollierten Bluthochdrucks) wird ebenso gut bekämpft wie bei anderen Medikamenten.
- ✔ Vor allem bei Senioren ist der Einsatz sinnvoll.

Zu den typischen Nebenwirkungen und Vorbehalten dieser Untergruppe gehören folgende Punkte:

- ✔ Es kann zu erheblichen Kaliumverlusten kommen.
- ✔ Der Cholesterinwert steigt an, die Insulinresistenz nimmt zu und damit auch der Blutzucker. Somit können Thiaziddiuretika das Auftreten von Diabetes begünstigen.
- ✔ Nächtlich vermehrter Harndrang kann durch die einmalige morgendliche Einnahme meist verhindert werden.
- ✔ Die Kalziumausscheidung im Urin wird reduziert, der Blutkalziumwert kann ansteigen.
- ✔ Während Schwangerschaft und Stillzeit sollte das Medikament nicht eingenommen werden.
- ✔ Bei Männern kann es vor allem in höheren Dosierungen zu Erektionsproblemen kommen – dies trifft allerdings mehr oder weniger stark auf alle Antihypertensiva zu.
- ✔ Bei übermäßiger Entwässerung und insbesondere bei älteren Patienten mit verminderter Flüssigkeitsaufnahme steigt die Thrombosegefahr. Diese Gefahr ist bei Durchfall, Fieber und Bettlägerigkeit nochmals deutlich erhöht.
- ✔ Es gibt Wechselwirkungen mit anderen Medikamenten: Blutverdünner, Harnsäure-Mittel, Antidiabetika vom Sulfonylharnstoff-Typ und Insulin verlieren bei gleichzeitiger Einnahme an Wirkung. Andererseits wird die Wirkung von Digitalispräparaten, Lithium und Vitamin D verstärkt.

Schauen wir uns jetzt einzelne Medikamente dieser Thiaziddiuretika an.

## Hydrochlorothiazid

Bei den Thiaziden gehört das Hydrochlorothiazid (HCT) zu den älteren und bekannten Substanzen. Seit vielen Jahren wird es erfolgreich eingesetzt und ist auch in kleinen Mengen effektiv. Allerdings sollte es nicht eingesetzt werden bei höhergradiger Nierenschädigung und bei Empfindlichkeit gegenüber Sulfonamid-Antibiotika. Auch bei schwerem Leberschaden ist besondere Vorsicht geboten. Weitere Kontraindikationen sind erhöhter Kalziumspiegel, Gicht, bekanntes Flüssigkeitsdefizit sowie ein bestehender Kaliummangel.

Studien haben gezeigt, dass bereits niedrig dosiertes Hydrochlorothiazid einen Herzinfarkt vermeiden hilft. Falls Sie also 50 oder mehr Milligramm (mg) für Ihren Bluthochdruck einnehmen, sollten Sie nach Rücksprache mit Ihrem Arzt eventuell die Dosis reduzieren. Vielleicht kommen Sie ja mit 25 oder gar 12,5 mg pro Tag aus, auch Nebenwirkungen tauchen dann seltener auf.

Höhere Dosen (50 mg und mehr) von Hydrochlorothiazid führen auch zu vermehrtem Kaliumverlust und erhöhtem Blutzucker. Eine weitere wichtige Nebenwirkung ist der mögliche Einfluss auf die Blutfette (Erhöhung von Triglyceriden und LDL-Cholesterin). Diese unerwünschten Nebenwirkungen sind eventuell weniger stark oder verschwinden ganz, wenn die Dosis reduziert wird. Bei sehr hohem Blutzucker sollte das Medikament unter Umständen abgesetzt werden – besprechen Sie das aber auf jeden Fall mit Ihrem Arzt. Der Kaliumverlust kann durch Kombination mit einem Kalium sparenden Medikament verringert werden. Die Alternative, mehr Kalium zu sich zu nehmen, funktioniert nicht immer ausreichend gut (mehr dazu finden Sie im Abschnitt *Kalium sparende Diuretika* weiter unten in diesem Kapitel). In der folgenden Liste finden Sie alle möglicherweise auftretenden Nebenwirkungen noch einmal zusammengefasst:

- ✔ **Verlust von Kalium, Magnesium, Natrium und Chlor:** Durch die starke Kaliumausscheidung kann ein zu niedriger Kalium-Blutspiegel entstehen. Vor allem bei gleichzeitiger Einnahme von Digitalispräparaten kann eine Hypokaliämie schnell gefährlich werden. Es kann zu lebensbedrohlichen Herzrhythmusstörungen kommen.
- ✔ **Erhöhung des Blutspiegels von Kalzium und Harnsäure:** Im Gegensatz zu den Schleifendiuretika (siehe weiter unten in diesem Kapitel) wird durch die Thiazide die Kalziumausscheidung reduziert, der Kalziumspiegel im Blut steigt. Durch höhere Harnsäurespiegel kann ein Gichtanfall ausgelöst werden.
- ✔ **Verminderte Glukosetoleranz:** Durch mehrere Wirkmechanismen haben die Thiazide eine *diabetogene* (Diabetes erzeugende) Wirkung.
- ✔ **Störungen des Fettstoffwechsels:** Thiazide können (wie auch die Schleifendiuretika) Triglyceride und LDL-Cholesterin im Blut erhöhen.

Eine Einnahme von Thiaziden ist aufgrund dieser Wirkungen nicht zu empfehlen, wenn ein niedriger Blutspiegel von Kalium, Natrium oder Kalzium vorliegt. Auch bei generellem Flüssigkeitsmangel und eingeschränkter Nierenfunktion sind diese Medikamente nicht angebracht.

Viele Menschen mit einem Bluthochdruck müssen mehrere Medikamente einnehmen, in diesem Fall ist immer auf Wechselwirkungen zu achten. Ihr Arzt muss deshalb ganz genau wissen, welche Tabletten Sie regelmäßig einnehmen. Zum Beispiel sind bei den Thiaziden vor allem folgende Stoffe interessant:

- ✔ **Blutdrucksenkende Mittel:** Die Kombination ist oft gewünscht und sehr sinnvoll, muss aber für die Dosierung bekannt sein, da der Blutdruck sonst zu stark gesenkt werden kann. Je nach Wirkweise können aber auch Effekte (zu niedriger Kaliumspiegel) auftreten.
- ✔ **Digitalis:** Die Kombination ist nicht generell schlecht, jedoch verstärkt ein niedriger Kaliumspiegel die Wirkung bzw. Nebenwirkungen von Digitalismitteln.
- ✔ **Kortikosteroide (Kortison bzw. Kortisol), Abführmittel, bestimmte Antibiotika und Schmerzmittel (nicht steroidale Antiphlogistika), Lithium, orale Antidiabetika, Insulin, Mittel zur Harnsäuresenkung, Zytostatika und Colestyramin.**

Sobald eines der folgenden Symptome auftritt, sollten Sie auf jeden Fall Ihren Arzt aufsuchen:

- ✔ Verwirrtheit
- ✔ Schwindel
- ✔ Trockener Mund

- ✔ Muskel- oder Gelenkschmerzen
- ✔ Übelkeit und Erbrechen
- ✔ Durst
- ✔ Schwäche
- ✔ Herzrhythmusstörungen

Hydrochlorothiazid gibt es als Tabletten zu 12,5, 25 und 50 mg. Empfohlen wird die Einnahme von 12,5 bis 25 mg morgens. Vor allem ältere Patienten sollten zunächst mit 12,5 mg beginnen. Täglich eine Tablette ist ausreichend. Wenn eine höhergradige Einschränkung der Nierenfunktion vorliegt, sollte auf dieses Medikament verzichtet werden. Bei mäßiger Nierenfunktionsstörung kann das Medikament eingesetzt werden, allerdings sollten die Nierenwerte dann engmaschig kontrolliert werden.

### Thiazidanaloga

Hier sind zwei Medikamente zu erwähnen, die bei Hypertonie eingesetzt werden können. Beide wirken vom Prinzip her ähnlich wie das Hydrochlorthiazid, allerdings unterscheidet sich Chlortalidon in seiner Wirkdauer – diese hält für ungefähr 48 bis 72 Stunden an. Für Xipamid ist zu erwähnen, dass es im Gegensatz zu den anderen Thiaziden auch bei etwas eingeschränkter Nierenfunktion eingesetzt werden kann. Die relative Kontraindikation bei koronarer Herzerkrankung muss beachtet werden. Allerdings gilt auch hier, dass die Wirksamkeit nachlässt, weil sie von den Vorgängen in der Niere abhängt. Ansonsten gilt alles bei Hydrochlorothiazid Genannte auch für diese beiden Thiazidanaloga. Mefrusid gehört ebenfalls in diese Gruppe, wird allerdings nur in Kombinationspräparaten eingesetzt.

## Schleifendiuretika

Diese Medikamente wirken stärker Wasser treibend als die Thiazide. Da sie zusätzlich besonders schnell und kurz wirken, sind sie sehr gut geeignet für eine kurzfristige Therapie – zum Beispiel bei akut auftretenden Wassereinlagerungen durch Nieren- oder Herzschädigungen oder bei chronischer Herz- und Niereninsuffizienz. Sie sind auch bei stark eingeschränkter Nierenfunktion noch einsetzbar.

Der älteste Vertreter dieser Gruppe ist das Furosemid, inzwischen gibt es weitere Schleifendiuretika vom Furosemid-Typ: Torasemid, Bumetanid und Piretanid. Ebenfalls in diese Gruppe gehört auch die Etacrynsäure. Für alle gilt, dass folgende Nebenwirkungen auftreten können:

- ✔ **Verlust von Kalium, Magnesium, Kalzium, Chlor:** Die Elektrolyte im Blut sollten regelmäßig bestimmt werden.
- ✔ **Verminderte Glukosetoleranz** mit Neigung zu Blutzuckerspitzen (Diabetes).
- ✔ **Bei zu hoher Dosierung – Starke Entwässerung** mit Schwindel, Schwäche und der Gefahr von Thrombosen.

- **Hörschäden:** Durch Änderungen in der Zusammensetzung der Elektrolyte im Innenohr kann es zu Hörschäden kommen, die nach Absetzen des Medikamentes vorübergehen können. Eine Verstärkung der ohrschädigenden Wirkung kann bei gleichzeitiger Einnahme von bestimmten Antibiotika auftreten.
- **Magen-Darm-Beschwerden**
- **Allergische Reaktionen**

Schleifendiuretika sollten deshalb bei schwerem Kalium-, Natrium- oder Wassermangel nicht eingesetzt werden. Ebenso wenig sind sie bei Nierenversagen oder einer Überempfindlichkeit gegen Sulfonamide (Antibiotikum) zu empfehlen. In der Schwangerschaft muss sehr streng zwischen Nutzen und Risiken abgewogen werden. Während der Stillzeit sollten Sie alle diese Mittel gar nicht nehmen.

In Bezug auf die Wechselwirkung mit anderen Medikamenten gilt für die Schleifendiuretika das Gleiche wie bei den Thiaziden (siehe oben). Zusätzlich ist aber auch große Vorsicht geboten bei Medikamenten, die eventuell das Gehör oder die Nieren schädigen können. Informieren Sie also Ihren Arzt unbedingt über alle Medikamente, die Sie von anderen Ärzten verschrieben bekommen bzw. einnehmen.

Unterschiede zwischen den genannten Schleifendiuretika bestehen hinsichtlich des Wirkungseintritts und der Wirkungsdauer. Furosemid wirkt nach 15 Minuten für bis zu sechs Stunden und Torasemid wirkt nach ungefähr ein bis zwei Stunden für bis zu 24 Stunden. Diese etwas gemäßigte Wirkungsweise wird besonders von Patienten mit bestehender Inkontinenz im Alltag häufig positiv gewertet. Bumetanid und Etacrynsäure wirken bereits nach ungefähr einer halben Stunde für sechs Stunden. Bumetanid ist außerdem 40 Mal so stark wie Furosemid und wird deshalb entsprechend niedriger dosiert.

## Kalium sparende Diuretika

Die Wirkung der Kalium sparenden Diuretika (Amilorid und Triamteren) auf die Salz- und Wasserausscheidung ist nicht besonders stark. Typischerweise werden diese Diuretika in Kombination genutzt, weil sie Kalium einsparen. Damit kann dann die Nebenwirkung des Kaliumverlustes der anderen Diuretika verhindert werden und gleichzeitig wird die gewünschte Wirkung der Wasserausscheidung verstärkt. Zusätzlich verhindern sie auch noch die starke Ausscheidung anderer Elektrolyte wie Kalzium und Magnesium.

Der Vorteil des Kaliumeinsparens birgt gleichzeitig auch eine große Gefahr – einen zu hohen Kaliumspiegel im Blut.

Aus diesem Grund dürfen Kalium sparende Diuretika auf keinen Fall bei hohem Kaliumspiegel eingesetzt werden. Auch bei schwerem Leberschaden sollte auf diese Wirkgruppe verzichtet werden. Die anderen möglichen Nebenwirkungen (zum Beispiel Übelkeit und Durchfall) sind weniger schlimm.

Wechselwirkungen mit anderen Medikamenten können bei gleichzeitiger Einnahme von Kalium, Digitalis, Lithium, bestimmten Schmerzmitteln und oralen Diabetesmitteln auftreten.

In Deutschland sind Kalium sparende Diuretika meist in Kombination mit Hydrochlorothiazid (HCT) auf dem Markt. Diese Kombination vermeidet einerseits eine Hypokaliämie durch HCT – weil es niedriger dosiert wird –, und andererseits besteht keine Gefahr einer gefährlichen Hyperkaliämie, die bei der Monotherapie mit Kalium sparenden Diuretika besteht.

- ✔ **Amilorid:** Die Wirkung setzt ungefähr zwei Stunden nach der Einnahme ein und hält 24 Stunden an.
- ✔ **Triamteren:** Die Wasserausscheidung beginnt zwei bis vier Stunden nach der Einnahme und dauert ungefähr neun Stunden.

## *Aldosteronantagonisten*

Aldosteronantagonisten sind nicht in erster Linie als Diuretikum zu bezeichnen. Sie hemmen die Wirkung des Hormons Aldosteron in der Niere (siehe Kapitel 6). Da Aldosteron dafür sorgt, dass Wasser und Salze nicht ausgeschieden werden, wirken Aldosteronantagonisten eben diuretisch. Dies funktioniert allerdings nur, wenn Aldosteron vorhanden ist. Das Besondere dieser Wirkgruppe ist, dass Kalium zurückgehalten wird – also nicht mit Wasser und den anderen Elektrolyten im Urin verloren geht. Aus diesem Grund darf Spironolacton – der Hauptvertreter dieser Gruppe – nur mit Vorsicht bei hohem Kaliumgehalt im Blut angewendet werden. Für Spironolacton gilt diesbezüglich also das Gleiche wie für die oben genannten Stoffe Amilorid und Triamteren.

Gleichzeitig macht diese Eigenschaft das Spironolacton aber auch für die Kombination mit anderen (Kalium ausscheidenden) Diuretika interessant. Bei der Therapie von Bluthochdruck kommen deshalb häufig Kombinationspräparate zum Einsatz (zum Beispiel ein Thiazid mit Spironolacton).

Die Wirkung des Kalium sparenden Aldosteronantagonisten fängt erst ein bis zwei Tage nach Beginn der Einnahme an. Die Nebenwirkungen beziehen sich einerseits auf den Wasser- und Elektrolythaushalt: hoher Kaliumspiegel, Wassermangel, Natriummangel, Harnsäureanstieg. Andererseits greift dieses Mittel aber in unseren Hormonhaushalt ein und kann auch dort Nebenwirkungen verursachen:

- ✔ **Bei Männern** können weibliche Symptome (Vergrößerung der Brust, höhere Stimme), aber auch Impotenz auftreten.
- ✔ **Bei Frauen** kann es zum Ausbleiben der Regelblutung und stärkerer Körperbehaarung kommen, die Brust spannt eventuell.
- ✔ **Weiter können auftreten:** Kopfschmerz, Schläfrigkeit, Verwirrtheit und Blutbildveränderungen.

Auch bei diesem Medikament ist bei der Kombination mit anderen Mitteln darauf zu achten, dass sich die Wirkungen und Nebenwirkungen nicht zu sehr beeinflussen. Bei anderen Blutdruckmitteln und hier vor allem bei Kalium sparenden Mitteln ist besondere Vorsicht geboten. Aber auch Digitalispräparate und bestimmte Schmerzmittel müssen bei der Verordnung berücksichtigt werden.

Aldosteronantagonisten dürfen nicht in der Schwangerschaft und Stillzeit, bei Nierenversagen oder bestehender Hyperkaliämie eingenommen werden.

## Kombination von Diuretika

Wenn der Arzt ein Thiazid in niedriger Dosierung verschreibt, dann ist auch die Wahrscheinlichkeit gering, dass dadurch ein Kaliummangel entsteht. Der Kaliumverlust kann dann im Allgemeinen gut mit einer ausgewogenen Diät ausgeglichen werden. Bei höheren Dosierungen besteht jedoch die Gefahr einer Hypokaliämie (niedriger Kaliumspiegel im Blut). Um dies zu vermeiden, werden Thiazid- oder Schleifendiuretika häufig mit Kalium sparenden Diuretika kombiniert. Eine Reihe von fertigen Kombinationen wird angeboten:

- ✔ Spironolacton plus Hydrochlorothiazid/andere Thiazide
- ✔ Spironolacton plus Furosemid
- ✔ Amilorid plus Hydrochlorothiazid/andere Thiazide
- ✔ Amilorid plus Furosemid
- ✔ Triamteren plus Hydrochlorothiazid/andere Thiazide
- ✔ Triamteren plus Furosemid

Sie können sich vorstellen, dass diese verschiedenen Mischungen zu einer großen und fast unüberschaubaren Anzahl von Medikamenten führen, zumal jede Mischung auch von verschiedenen Pharmafirmen angeboten wird. Am Ende des Kapitels sind die Handelsnamen von häufig verordneten Präparaten und Kombinationen alphabetisch aufgeführt.

### Die Reizweiterleitung im sympathischen Nervensystem

Die Reizweiterleitung im sympathischen Nervensystem erfolgt mit Hilfe von *Neurotransmittern* (Botenstoffen): Acetylcholin, Adrenalin (auch Epinephrin genannt) und Noradrenalin. Sobald also im Gehirn signalisiert wird, dass die Gefäße verengt werden sollen, werden Neurotransmitter aus *Speichervesikeln* (kleinen Depots) freigesetzt. Diese Transmitter überbrücken sozusagen den kleinen Spalt zwischen den Nerven: Aus dem ersten Nerv werden die Transmitter freigesetzt, an dem zweiten Nerv gibt es *Rezeptoren*, an die sich die Transmitter anbinden. So wird das Signal von Nerv zu Nerv weitergegeben. Genau an diesem Punkt setzen die zentral wirksamen Medikamente an.

# Betablocker

Die Blutgefäße besitzen in ihrer Wand eine Muskulatur, die je nach Bedarf aktiviert wird, um die Gefäße zu verengen oder zu erweitern. Diese Reaktion wird durch Nerven gesteuert und zwar durch das so genannte *vegetative* Nervensystem. Im Jahre 1940 stellten Wissenschaftler fest, dass der Blutdruck erheblich abfällt, wenn Nerven dieses Systems in Brust- und Bauchraum unterbrochen werden. Seit dieser Erkenntnis waren die Forscher auf der Suche nach Medikamenten, die denselben Effekt erzielen. Und inzwischen gibt es eine große Zahl solcher Medikamente, die wir in verschiedene Gruppen einteilen – je nachdem wie sie das sympathische Nervensystem und damit auch die Blutgefäße beeinflussen (der *sympathische* Anteil des vegetativen Nervensystem führt zur Verengung der Gefäße, der *parasympathische* zur Erweiterung). Die wichtigsten Vertreter aus dieser Gruppe sind die Betablocker, denen ich deshalb hier einen Extra-Abschnitt widme.

Betablocker greifen spezifisch an den Rezeptoren der Nerven an – die vollständige Bezeichnung ist deshalb auch: Beta-Rezeptoren-Blocker. Diese Medikamentengruppe ist schon älter und wird immer noch in der Therapie des Bluthochdrucks, der Angina pectoris und bei Herzrhythmusstörungen eingesetzt. Die blutdrucksenkende Wirkung ist dabei fast so stark wie bei den Thiazid-Diuretika. Inzwischen sind zahlreiche unterschiedliche Betablocker auf dem Markt. In ihrer Wirkung sind die verschiedenen Arten aber gar nicht so unterschiedlich, sie unterscheiden sich eher durch ihre Nebenwirkungen.

Für Patienten mit Angina pectoris, koronarer Herzerkrankung und nach einem Herzinfarkt wird die Wirksamkeit und Überlegenheit gegenüber anderen Medikamente in mehreren Studien belegt. Ihre Wirkung beschränkt sich nicht auf den Blutdruck. Vielmehr haben diese Medikamente auch eine direkte Wirkung auf die Herzfrequenz (Verlangsamung) und auf die Schlagkraft des Herzens (Abschwächung). Gleichzeitig reduzieren sie in der Niere die Freisetzung von Renin und Angiotensin II (siehe Kapitel 6). Vor allem bei Patienten mit atherosklerotischen Gefäßveränderungen (siehe Kapitel 5) haben sie einen positiven, schützenden Effekt, die Sterblichkeit bei Schlaganfall und Herzproblemen wird gesenkt.

Es werden zwei verschiedene Beta-Rezeptoren mit unterschiedlichen Funktionen im sympathischen Nervensystem unterschieden: Beta-1-Rezeptoren und Beta-2-Rezeptoren. Für beide gibt es Medikamente, die fast ausschließlich an einem der Rezeptoren anbinden. Dadurch kann die unterschiedliche Funktion ziemlich *selektiv* (ausschließlich) blockiert werden: Beta-1-Blocker hemmen die Beta-1-Rezeptoren und Beta-2-Blocker blockieren die Beta-2-Rezeptoren. Je höher die Blocker dosiert werden, desto mehr werden auch die jeweils anderen Rezeptoren blockiert – weil dann sozusagen noch so viele Blocker vorhanden sind, dass sie sich auch an die weniger passenden Rezeptoren anbinden.

Betablocker sind besonders bei Patienten mit koronarer Herzerkrankung angebracht. In Studien konnte nachgewiesen werden, dass sie die Todesrate an kardialen Ereignissen oder Schlaganfällen deutlich reduzieren. Viele Studien wurden mit Metoprolol durchgeführt und boten überzeugende Ergebnisse. Ganz besonders werden sie auch bei Migränepatienten eingesetzt.

Allerdings haben Betablocker auch ein paar Nebenwirkungen:

- **Zu langsamer Herzschlag mit Schwindel**
- **Herzrhythmusstörungen:** Gerade bei bereits geschädigtem Reizleitungssystem des Herzens können Betablocker gefährliche Blockierungen der Leitungsbahnen verursachen.
- **Verengung der Bronchien:** Ein bereits vorhandenes Asthma wird eventuell schlimmer.
- **Verengung von Gefäßen:** Kalte Extremitäten – eine bestehende Raynaud-Erkrankung kann sich stark verschlechtern ebenso wie periphere Durchblutungserkrankungen.
- **Senkung des HDL-Cholesterins:** Manche Betablocker reduzieren leider dieses (gute) Cholesterin.
- **Rebound**-Effekt: Bei plötzlichem Absetzen kann der Blutdruck eventuell auf sehr hohe Werte ansteigen. Deshalb sollte ein Betablocker immer langsam abgesetzt werden – jede Woche ein bisschen weniger einnehmen.
- **Hypoglykämien:** Bei Diabetikern können durch Betablocker Hormonveränderungen hervorgerufen werden, die einen niedrigen Blutzucker erzeugen. Zudem werden Warnsymptome der Unterzuckerung vermindert.
- **Müdigkeit, depressive Symptome**
- **Sexuelle Funktionsstörungen:** Änderung von Libido und Potenz
- **Rebound**-Effekt: Bei plötzlichem Absetzen kann der Blutdruck und die Herzfrequenz auf sehr hohe Werte ansteigen. Deshalb sollte ein Betablocker immer langsam in Absprache mit dem Arzt abgesetzt werden.
- **Entwicklungsverzögerung des Ungeborenen:** In der Schwangerschaft sollten Betablocker nicht eingesetzt werden, da sie zum Teil das Wachstum des Kindes gefährden.

Früher ging man davon aus, dass Betablocker bei Senioren weniger nützlich sind. Inzwischen belegen Studien, dass gerade in Kombinationen mit ACE-Hemmern sogar Patienten mit Herzschwäche von Betablockern profitieren. Allerdings ist bei eingeschränkter Nieren- und Leberfunktion auf die Dosierung zu achten.

**Kontraindikationen** für den Einsatz von Betablockern sind:

- Bestimmte Formen von Herzüberleitungsstörungen, zum Beispiel ein AV-Block zweiten oder dritten Grades
- Langsamer Puls (unter 50 Schläge pro Minute)
- Asthma Bronchiale
- Schwere periphere Durchblutungsstörungen
- Manifeste schwere Herzschwäche
- Relative Kontraindikation – *Psoriasis* (Schuppenflechte), instabiler Diabetes mellitus, schwere Leberinsuffizienz

Bei der **Kombination** mit folgenden Substanzen ist Vorsicht geboten:

- ✔ **Antiarrhythmika, Digitalis, Kalzium-Antagonisten vom Verapamil- und Dilzem-Typ, Narkosemittel:** Hier kann es zu starkem Abfall der Herzfrequenz und zu Blockierungen der Erregungsleitung im Herzen kommen.
- ✔ **Antihypertensiva:** Der Blutdruck kann unkontrolliert tief fallen.
- ✔ **Orale Antidiabetika:** Hypoglykämien treten häufiger auf und sind schlechter zu erkennen.
- ✔ **Asthmamittel:** Die bronchienerweiternde Wirkung von Betamimetika (Stoffen, welche die Beta-Rezeptoren reizen und bei Asthma eingesetzt werden) kann reduziert werden.
- ✔ **Mutterkornalkaloide:** Zum Beispiel Ergotamin bei Migräne oder Bromocriptin bei Morbus Parkinson können mit Betablockern schwere Durchblutungsstörungen auslösen.
- ✔ **MAO-Hemmer:** Dieses Parkinsonmittel kann zusammen mit Betablockern zu einer extremen Blutdrucksteigerung führen.

Einige der gängigen Betablocker möchte ich Ihnen hier vorstellen, am Ende dieses Kapitels finden Sie eine Liste mit Wirkstoffen und Handelsnamen. Dort können Sie auch Ihr Medikament wiederfinden. Die Namen der Wirkstoffe enden alle mit -(o)lol, daran kann man sie leicht erkennen:

- ✔ **Metoprolol:** Standardpräparat, das sowohl die Symptome als auch die *Prognose* (Krankheitsaussichten) bei Bluthochdruck, Herzinsuffizienz, Rhythmusstörungen und koronarer Herzerkrankung positiv beeinflusst. Die Wirkung hält etwa 8 bis 15 Stunden an. Es stehen retardierte Präparate zur Verfügung, so dass eine einmalige Tagesdosis reicht.
- ✔ **Bisoprolol:** Häufig angewendetes Mittel bei Bluthochdruck, *Herzinsuffizienz* (Herzschwäche) und Angina pectoris. Bei extremer Herzinsuffizienz sollte allerdings die Tagesdosis nicht über 10 mg liegen. Bisoprolol wirkt etwa 15 bis 24 Stunden, eine einmalige Tagesdosis reicht aus.
- ✔ **Nebivolol:** Wird nur bei Bluthochdruck eingesetzt, scheint aber auch einen Nutzen bei Herzinsuffizienz zu haben. Dieses Mittel hat eine lange Wirkzeit von 20 bis 40 Stunden und soll durch seine hohe *Selektivität* (blockiert nur ganz bestimmte Rezeptoren) vor allem die Stoffwechseleinflüsse auf Blutzucker und Blutfette nicht so negativ beeinflussen.
- ✔ **Acebutol:** Wird außer bei Bluthochdruck auch bei Angina pectoris bzw. koronarer Herzerkrankung eingesetzt. Bei Einschränkungen der Nieren- und Leberfunktion muss eventuell die Dosis reduziert werden (Wirkdauer wie bei Bisoprolol).
- ✔ **Atenolol:** Hat das gleiche Einsatzgebiet wie Acebutol, wird allerdings auch als Notfallmedikament bei Rhythmusstörungen und Herzinfarkt intravenös (in die Vene) gespritzt (Wirkdauer wie bei Bisoprolol).
- ✔ **Betaxolol:** Reines Antihypertensivum, das erst bei starker Nierenfunktionseinschränkung niedriger dosiert werden muss (Wirkdauer wie bei Nebivolol).

- **Propanolol:** Dieses nicht beta-selektive Medikament wird vor allem bei Bluthochdruck in Zusammenhang mit Migräne, essenziellem Tremor (Zittern der Hände) und bestimmten schnellen Herzrhythmusstörungen eingesetzt. Es ist das Mittel der Wahl bei schnellem Herzschlag im Rahmen einer Schilddrüsenüberfunktion.

## ACE-Hemmer

**A**ngiotensin-**C**onverting-**E**nzym-Hemmer beeinflussen die Aktivität des Angiotensin-Aldosteron-Systems (siehe Kapitel 6). Das Angiotensin-Converting-Enzym wandelt Angiotensin I in Angiotensin II um *(to convert* heißt umwandeln). Angiotensin II hebt den Blutdruck, indem es erstens die Blutgefäße verengt und zweitens die Nebennierenrinde anregt, mehr Aldosteron zu bilden (siehe Kapitel 4), das Salz und Wasser in der Niere zurückhält. ACE-Hemmer reduzieren die Menge an Angiotensin II und blockieren so über zwei Wege die Blutdrucksteigerung.

Hinzu kommt noch, dass Angiotensin II dazu führt, dass Bradykinin vermehrt abgebaut wird. Bradykinin erweitert die Blutgefäße, senkt also den Blutdruck. Angiotensin II würde diese Wirkung von Bradykinin verhindern, weil es den Stoff abbaut. Wird nun weniger Angiotensin II gebildet (weil ACE-Hemmer das verhindern), kann Bradykinin den Blutdruck senken und so trägt dieser dritte Wirkmechanismus ebenfalls zur blutdrucksenkenden Wirkung der ACE-Hemmer bei.

ACE-Hemmer werden außer zur Therapie von Bluthochdruck auch erfolgreich bei chronischer Herzinsuffizienz, nach einem Herzinfarkt und bei diabetischen Nierenschäden eingesetzt. Während der Therapie kommt es nicht zu einer Gewöhnung, es werden also nicht mit der Zeit größere Mengen des Medikaments gebraucht. Es tritt auch keine reflektorische Tachykardie auf und der Stoffwechsel (Blutzucker, Blutfette und Harnsäure) wird nicht beeinflusst. Durch viele Studien konnte gezeigt werden, dass die ACE-Hemmer den Diuretika und Betablockern in Bezug auf die Wirkung gleichwertig sind.

Aber auch ACE-Hemmer haben Nebenwirkungen, die bei einer Therapie berücksichtigt werden müssen. Diese beruhen auf der Hemmung des Angiotensin-Converting-Enzyms und können bei allen ACE-Hemmern auftreten:

- **Überschießende Blutdrucksenkung:** Vor allem wenn das Renin-Angiotensin-Aldosteron-System vorher stark aktiviert war – zum Beispiel durch Diuretika, Nierenarterienstenose, Herzinsuffizienz, salzarme Ernährung oder Volumenmangel –, kann diese Nebenwirkung auftreten. Zur Vermeidung dieser Nebenwirkung werden ACE-Hemmer einschleichend dosiert. Frühestens nach zwei bis drei Wochen sollte die Dosis dann gesteigert werden.
- **Hyperkaliämie:** Da weniger Aldosteron produziert wird, kann es zu einem starken Kaliumanstieg im Blut kommen. Dies kann vor allem bei der Kombination mit einem Kalium sparenden Diuretikum vorkommen.
- **Niereninsuffizienz:** Die Blutversorgung in der Niere kann sehr unter der Therapie leiden und sogar als Nierenversagen enden. Besonders gefährdet sind Patienten, deren Nierendurchblutung schon vor der Therapie nicht sehr gut war.

- **Reizhusten:** Leider kommt es bei 5 bis 20 Prozent aller Behandelten zu einem Reizhusten ohne Auswurf. Zwar beeinträchtigt dieser nicht die Gesundheit, viele Patienten fühlen sich aber sehr gestört.

Eine sehr seltene, aber möglicherweise gefährliche Nebenwirkung ist das so genannte *angioneurotische Ödem*. Hierbei kann es – nicht nur zu Therapiebeginn, sondern eventuell auch noch nach langzeitiger Einnahme – zu einem Anschwellen der Schleimhaut kommen, dies ist – zu Recht – vor allem im Bereich des Kehlkopfes sehr gefürchtet.

ACE-Hemmer sind absolut kontraindiziert in der Schwangerschaft. Da fruchtschädigende Effekte bekannt sind, sollte eine Schwangerschaft vor Therapiebeginn ausgeschlossen und während der Therapie sicher verhütet werden. Mütter sollten auch unbedingt vor der Einnahme von ACE-Hemmern abstillen.

Weitere **Gegenanzeigen** sind unter anderem:

- Beidseitige Nierenarterienstenose
- Einzelniere – wenn der Patient also zum Beispiel nach einer Operation nur noch eine Niere hat
- Zustand nach Nierentransplantation
- Schwere Niereninsuffizienz
- Bestimmte Herzklappenfehler

Vorsicht ist auch geboten bei der gleichzeitigen Einnahme von Allopurinol, Lithium, Entzündungshemmern, Immunsuppressiva und Glukokortikoiden. Wie bei den anderen Antihypertensiva auch, ist besonders bei einer Kombinationstherapie sehr auf den Kaliumspiegel zu achten. Die Wirkung von oralen Antidiabetika und Insulin kann verstärkt werden, Blutzuckerschwankungen treten etwas häufiger auf.

Die Wirkung der verschiedenen ACE-Hemmer setzt jeweils nach ein bis zwei Stunden ein. Die meisten Stoffe wirken ungefähr 24 Stunden lang. Abweichende Werte für die Wirkdauer gebe ich Ihnen unten bei den einzelnen Stoffen an. Alle ACE-Hemmer werden über die Nieren ausgeschieden, manche aber auch über die Leber und müssen deshalb bei Niereneinschränkung nicht reduziert werden.

ACE-Hemmer gelten heute wie Diuretika und Betablocker als Mittel der ersten Wahl. Vor allem bei bestehender Herzschwäche oder diabetischer Nierenschädigung sind sie sehr sinnvoll.

Nachdem 1981 mit Captopril der erste ACE-Hemmer auf den Markt kam, wurden viele neue, ähnliche Mittel eingeführt. Jeder ACE-Hemmer ist an der Endsilbe »pril« erkennbar. Einige werde ich Ihnen hier vorstellen:

- **Captopril:** Seit 1981 bis heute auch in Kombinationspräparaten genutzter ACE-Hemmer mit schnellem Wirkungseintritt (nach 15 bis 30 Minuten) und kurzer Wirkdauer (acht bis zwölf Stunden). Es scheint, dass Captopril etwas häufiger als andere Mittel dieser Stoffgruppe zu Hautausschlag und einem eigenartigen Geschmack im Mund führt. Ein Nachteil ist, dass Captopril meist zweimal am Tag eingenommen werden muss.

- **Enalapril:** Nach Captopril war das Enalapril der zweite Wirkstoff auf dem Markt, Enalapril hat eine etwas längere Wirkdauer – ungefähr 18 Stunden. Dies erklärt die patientenfreundliche tägliche Einmaldosis.
- **Ramipril:** Die Wirkung dieses ACE-Hemmers setzt nach spätestens zwei Stunden ein und hält sehr lange an – bis zu 48 Stunden.
- **Lisinopril:** Ebenfalls in vielen Studien belegte gute Wirkung, die ungefähr eine halbe Stunde nach der Einnahme einsetzt und für acht bis zwölf Stunden anhält.

Die Unterschiede zwischen den verschiedenen Mitteln dieser Gruppe sind gar nicht so groß. Insgesamt eignen sie sich alle, um alleine oder in Kombination mit einem Antihypertensivum einer anderen Substanzklasse zur Therapie des Bluthochdrucks eingesetzt zu werden.

## Sartane

Eigentlich heißt diese Substanzklasse »Angiotensin-II-Rezeptor-Antagonisten« – aber sie sind besser unter dem Begriff Sartane bekannt. Der Name leitet sich aus den Freinamen dieser Gruppe ab, die alle mit »sartan« enden. Eine weitere übliche Bezeichnung ist »$AT_1$-Antagonisten«.

Sartane verhindern die Wirkung von Angiotensin II, indem sie die Rezeptoren blockieren, an denen Angiotensin II normalerweise andockt und seine Wirkung ausüben würde. Die Wirkung soll spezifischer und stärker als die der ACE-Hemmer sein, da Angiotensin II auch auf alternativen Wegen produziert werden kann, die durch ACE-Hemmer nicht blockiert werden. Außerdem bleibt Bradykinin unbeeinflusst (siehe hierzu den Abschnitt *ACE-Hemmer* weiter oben).

Da der Wirkmechanismus den ACE-Hemmern ganz ähnlich ist, sind auch die Nebenwirkungen vergleichbar, allerdings treten sie seltener auf:

- **Hyperkaliämie:** Besonders bei bestehender Nierenschädigung
- **Überschießende Blutdrucksenkung:** Vor allem bei der Kombinationstherapie mit Diuretika, bei Flüssigkeits- oder Salzmangel
- **Niereninsuffizienz:** Auch diese Nebenwirkung tritt häufiger bei vorgeschädigter Niere auf.
- **Reizhusten:** Im Gegensatz zu den ACE-Hemmern tritt diese Nebenwirkung nur sehr selten auf. Ebenso ist auch das Angioödem (gefährliche Nebenwirkung der ACE-Hemmer, siehe dort) äußerst selten.
- **Schwindel:** Eine häufigere Nebenwirkung bei den Sartanen

Sartane kommen vor allem bei einer Unverträglichkeit der ACE-Hemmer zum Einsatz. Sie liegen im Preis deutlich über den anderen Antihypertensiva.

Schwangerschaft und Stillzeit verbieten den Einsatz von Sartanen. Genauso sind Nierenarterienstenosen, stark geschädigte Nieren und bestimmte Herzfehler ein Hinderungsgrund für die Einnahme dieser Substanzklasse. Sie sollte auch nicht mit Kalium sparenden Diuretika kombiniert werden, um den Kaliumspiegel nicht in die Höhe zu treiben.

Blutfettwerte, Harnsäure und Blutzucker werden nicht beeinflusst. Im Körper werden die meisten Sartane zu wirkungslosen Abbauprodukten (*inaktiven Metaboliten*) umgewandelt. Aus diesem Grund ist eine Einschränkung der Leber- oder Nierenleistung für die Dosierung nicht wichtig.

In Bezug auf die Wechselwirkungen bei gleichzeitiger Einnahme anderer Medikamente verhalten sich die Sartane genau wie die ACE-Hemmer: Vorsicht also bei Kombinationstherapie mit anderen Antihypertensiva, Allopurinol, Glukokortikoiden, Immunsuppressiva, Entzündungshemmern, Lithium und Antidiabetika.

Auch wenn die Sartane relativ neu auf dem Markt sind, gibt es schon einige zugelassene Medikamente. Die wichtigsten stelle ich Ihnen hier vor.

- ✔ **Candesartan:** Bei mäßiger Nieren- und Leberschädigung ist eine Einschränkung der Dosis notwendig, bei schwerer Schädigung darf Candesartan nicht eingenommen werden.
- ✔ **Irbesartan**: In höherem Alter sollte mit einer geringeren Dosis begonnen werden.
- ✔ **Losartan:** Nierenschäden beeinflussen die Wirkung oder die Ausscheidung nicht – erfordern also keine Dosisanpassung.
- ✔ **Olmesartan:** Auch leichte Organschäden schränken die Einnahme ein, eine Leberinsuffizienz schließt die Einnahme aus. Bei sehr alten Patienten ist die erlaubte Maximaldosierung halbiert.
- ✔ **Telmisartan**: Lediglich bei schwerer Leber- und Nierenschädigung ist die Anwendung nicht erlaubt.
- ✔ **Valsartan:** Eine Leberschädigung schränkt die Tagesmaximaldosis ein, sehr schwere Leber- oder Nierenschäden verbieten den Einsatz.

Die Sartane gehören zu den teureren Antihypertensiva und sind auch nicht die Medikamente der ersten Wahl. Wer allerdings ACE-Hemmer benötigt und nicht verträgt, ist mit Sartanen meist gut behandelt.

## Kalziumantagonisten

Kalziumantagonisten oder auch Kalziumkanalblocker wirken deswegen, weil für jede Muskelbewegung – also auch für die des kleinen Muskels in der Gefäßwand – Kalzium in der Muskelzelle sein muss. Wenn der Kanal, durch den das Kalzium in die Zelle gelangt, nun aber blockiert ist, kann der Muskel sich nicht zusammenziehen. Ebenso wird Kalzium auch für die Bildung und Weiterleitung der Erregung im Herzen benötigt.

Folglich bleiben die Blutgefäße eher weit gestellt, der periphere Widerstand sinkt und mit ihm der Blutdruck. Unser Körper versucht, diesen Blutdruckabfall zum Beispiel durch schnelleres Pumpen auszugleichen. Diese Reaktion ist jedoch nicht bei allen Kalziumantagonisten gleich stark. Zum Beispiel wirken Verapamil, Nifedpin und Diltiazem sogar verlangsamend auf das Herz.

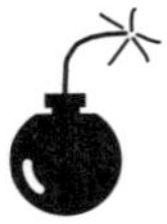

Kalziumantagonisten gehören zu den Medikamenten der engeren Wahl bei Bluthochdruck. Allerdings nur so lange keine Herzvergrößerung oder Herzinsuffizienz vorliegt. Auch nach einem Herzinfarkt sollte besser auf andere Medikamente zurückgegriffen werden. Kalziumantagonisten schwächen die Kontraktionen des Herzens ab und das kann bei den genannten Herzschädigungen nachteilig sein. Sie können auch keinen Beitrag zum besseren Überleben nach einem Herzinfarkt leisten. Für die Monotherapie sind langwirksame Kalziumantagonisten Mittel der zweiten Wahl, als spezielle Indikation wird die isolierte systolische Hypertonie älterer Patienten angesehen.

Wie bei allen Medikamenten können auch bei den Kalziumkanalblockern Nebenwirkungen auftreten. Allerdings zeigt die Erfahrung der letzten Jahre, dass diese Nebenwirkungen seltener als bei manchen anderen Antihypertensiva dazu führen, dass die Patienten das Medikament wieder absetzen. Außerdem wurden Präparate entwickelt, deren Wirkung langsamer einsetzt und die deshalb weniger häufig die typischen Nebenwirkungen erzeugen:

- ✔ Durch die Gefäßerweiterung können **Kopfschmerzen**, **Wärmegefühl** und **Rötungen** sowie **Wassereinlagerungen** in den Beinen entstehen.
- ✔ Als Reaktion auf die Blutdrucksenkung kann eine **reflektorische Tachykardie** (Herzrasen) auftreten.
- ✔ Die verschiedenen Wirkungen können bei entsprechenden Vorbedingungen eine **Angina pectoris** auslösen oder verstärken.

Aus diesen möglichen Nebenwirkungen lassen sich auch recht einfach die Kontraindikationen, also die Bedingungen, bei denen keine Kalziumantagonisten gegeben werden dürfen, ableiten:

- ✔ **Herzinsuffizienz**
- ✔ **Instabile Angina pectoris** oder Zustand innerhalb der ersten vier Wochen nach einem **Herzinfarkt**
- ✔ **Bestimmte schwere Herzfehler**

Weiterhin sollten Kalziumantagonisten nicht in der **Schwangerschaft** gegeben werden.

Wechselwirkungen mit anderen Medikamenten können vorkommen. Alle Medikamente, die den Blutdruck beeinflussen, sind hier zu berücksichtigen. Ebenso Chinidin, das zum Beispiel bei manchen Herzrhythmusstörungen eingesetzt wurde. Die Wirkung von Digoxin und Theophyllin kann verstärkt werden. Andererseits kann es bei gleichzeitiger Einnahme von Entzündungshemmern zu einer verstärkten Wassereinlagerung kommen.

Kalziumkanalblocker sind sicher und gut bei Patienten mit Diabetes, Asthma, Nierenschädigungen und erhöhten Blutfettwerten. Auch wenn es also nicht immer die Medikamente der ersten Wahl sind, haben sie bei diesen Patienten einen großen therapeutischen Nutzen.

Die Liste der zur Verfügung stehenden Kalziumantagonisten ist lang, verschiedene Substanzen sind auf dem Markt, die sich in ihrer chemischen Struktur gleichen. Es gibt die Kalziumantagonisten vom Nifedipin-Typ (der Gruppe der Dihydropyridine), die man an der Endung »-dipin« im Namen erkennt. Ich werde Ihnen die gängigsten Wirkstoffe dieser Gruppe vorstellen. Außerdem gibt es noch Diltiazem und Verapamil.

- ✔ **Nifedipin bzw. Dihydropyridine:** Dihydropyridine wirken stark gefäßerweiternd. Aus dieser Gruppe sind bei Bluthochdruck Amlodipin, Felodipin, Isradipin, Lercanidipin, Nicardipin, Nifedipin, Nilvadipin, Nisoldipin und Nitrendipin im Einsatz. Zur antihypertensiven Therapie sollten nur lang wirksame Kalziumantagonisten eingesetzt werden. Die Anwendung bei Kindern ist erst unzureichend überprüft, sie werden deshalb erst ab 18 Jahre eingesetzt. In Schwangerschaft und Stillzeit sind die Medikamente – bis auf Amlodipin, das unter Umständen gegeben werden kann – nicht einzusetzen. Und Achtung: Während der Therapie sollten Sie Grapefruitsaft meiden, es erhöht die Bioverfügbarkeit von Nifedipin – verstärkt also die Wirkung.

- ✔ **Verapamil:** Dieses Mittel wird in erster Linie gegen bestimmte Herzrhythmusstörungen eingesetzt. Eine Besonderheit ist, dass es den Herzschlag eher verlangsamt. Die gefäßerweiternde Wirkung ist weniger stark ausgeprägt. Eine typische Nebenwirkung ist Verstopfung. Zusätzlich zu den oben erwähnten Wechselwirkungen ist bei Verapamil Vorsicht bei gleichzeitiger Einnahme von Lithiumpräparaten geboten. Nahezu identisch ist auch das **Gallopamil.**

- ✔ **Diltiazem:** Diltiazem liegt in gewisser Weise zwischen Nifedipin und Verapamil – es bewirkt eine geringere Gefäßerweiterung als Nifedipin und reduziert den Herzschlag weniger als Verapamil. Die Nebenwirkungen entsprechen den für Verapamil erwähnten.

## Weitere Mittel

Es gibt noch eine Reihe weiterer Mittel, die in der Therapie des Bluthochdrucks nicht ganz so große Rollen spielen. Ich werde die wichtigsten vorstellen.

## Alpha-Rezeptorenblocker

Alphablocker besetzen die Alpha-1-Rezeptoren im sympathischen Nervensystem. Genau genommen blockieren sie auch die Alpha-2-Rezeptoren, diese Wirkung interessiert uns aber im Moment weniger. Durch die Blockade wird der Durchmesser der Blutgefäße vergrößert und der Blutdruck sinkt. Dies kann unter Umständen dazu führen, dass dem Patienten beim Aufstehen zunächst schwindelig wird. Eine positive Nebenwirkung ist die Senkung der Blutfette (Triglycerid und LDL-Cholesterin) und gleichzeitig die Erhöhung des guten HDL-Cholesterins.

Allerdings sind diese positiven Einflüsse relativ gering. Auch die positiven Einflüsse auf die Blasenentleerung können gerade bei bestehender Prostatahyperplasie gut genutzt werden – häufig werden die Entleerungsstörungen unter Alphablockern geringer.

Neben dem eben schon erwähnten Schwindel beim Aufstehen können noch ein paar andere Nebenwirkungen auftreten:

- **Herzrasen**
- **Verstopfte Nase** durch Schleimhautschwellung
- **Schwäche, Müdigkeit, Kopfschmerzen**

Nicht eingesetzt werden dürfen die Alphablocker bei einer sehr schweren Herzinsuffizienz, wenn also das Herz nicht mehr in der Lage ist, den Körper ausreichend mit Blut zu versorgen. Wenn dann durch die Alphablocker noch die Gefäße weit gestellt würden, käme der Kreislauf zum Erliegen.

Bei der Kombination mit bestimmten Schmerz- und Entzündungshemmern kann es zur Wirkungseinbuße kommen. Manche dieser Mittel führen dazu, dass weniger Salz und Wasser ausgeschieden werden.

Im Verlauf der Therapie ist eine Gewöhnung möglich – die Wirkung wird schwächer. In diesem Fall sollte entweder mehr von dem Medikament eingenommen werden oder es muss zum Beispiel mit einem Diuretikum kombiniert werden.

Ich möchte Ihnen einige der Substanzen aus dieser Wirkstoffgruppe vorstellen:

- **Prazosin:** Durch die sehr selektive (ausgesuchte) Blockierung von bestimmten Rezeptoren (Alpha-1-Rezeptoren) entsteht bei Prazosin im Allgemeinen kein Herzrasen. Die Wirkdauer beträgt ungefähr zehn Stunden.
- **Doxazosin:** Doxazosin ist dem Prazosin sehr ähnlich, wirkt jedoch etwas länger. Als zusätzliche Wirkung wurde bei diesem Mittel eine Erleichterung der Blasenentleerung bei Prostatahyperplasie festgestellt, die genutzt werden kann.

Diese Substanzgruppe wird nur in Kombination eingesetzt und hat insgesamt keine sehr große Bedeutung bei der Behandlung der Hypertonie. Alphablocker sind nicht die Mittel der ersten Wahl in der Hochdrucktherapie.

## Methyldopa

Methyldopa verhindert im Gehirn die Freisetzung der Neurotransmitter, so dass diese nicht zu ihren Rezeptoren gelangen können und der Impuls nicht weitergeleitet wird. Inzwischen ist dieses Medikament nicht mehr die erste Wahl, weil sich im Laufe der Zeit ernsthafte Nebenwirkungen gezeigt haben.

- **Anämie:** Eisenmangel und Blutarmut
- **Leberschäden:** Fieber und erhöhte Leberwerte

Wegen dieser Nebenwirkungen sollte auch vor dem therapeutischen Einsatz von Methyldopa eine Blutuntersuchung stattfinden. Die Werte sollten im Verlauf der Therapie immer wieder kontrolliert werden. Es gibt auch noch weniger schlimme Nebenwirkungen, die ebenfalls alle nach dem Absetzen des Medikamentes wieder verschwinden:

- ✔ **Trockener Mund:** durch verminderte Speichelproduktion
- ✔ **Libidoverlust:** mangelndes Interesse am Sex
- ✔ **Erhöhte Prolaktinwerte:** Prolaktin ist ein Hormon, welches das Wachstum der Brust anregt und eventuell auch einen Milcheinschuss verursachen kann.
- ✔ **Müdigkeit:** Gerade zu Beginn der Therapie sollte man nicht Auto fahren oder gefährliche Maschinen bedienen.

Gerade in der Schwangerschaft wird Methyldopa aber immer noch gerne eingesetzt. Einerseits ist es sicher und die Nebenwirkungen sind für die Dauer der Schwangerschaft zu übersehen. Andererseits liegen bei fast allen anderen Medikamenten Bedenken oder Kontraindikationen gegen den Einsatz in der Schwangerschaft vor. Da Methyldopa allerdings auch in der Muttermilch ausgeschieden wird, kann es während der Stillzeit nicht eingesetzt werden.

Bei der Einnahme beginnt die Wirkung nach etwa zwei Stunden und hält acht Stunden an. Deshalb sind meist drei Tabletten am Tag sinnvoll. Da Methyldopa über die Nieren ausgeschieden wird, sollte es bei Patienten mit Nierenschaden eventuell niedriger dosiert werden.

In der Kombination mit anderen Hochdruckmedikamenten kommt Methyldopa auch zum Einsatz – so zum Beispiel mit Hydrochlorothazid.

## Clonidin, Moxonidin und Urapidil

Diese drei Medikamente wirken ganz ähnlich. Sie beeinflussen die Reizweitergabe durch die Neurotransmitter und senken dadurch den Blutdruck. Bei einer Therapie mit Clonidin können folgende Nebenwirkungen auftreten:

- ✔ **Schwerer Hypertonus** beim Absetzen des Medikamentes (Rebound-Effekt)
- ✔ **Starke Verlangsamung der Herzfrequenz** (Bradykardie)
- ✔ **Müdigkeit**
- ✔ **Mundtrockenheit**

Moxonidin ist dem Clonidin sehr ähnlich. Allerdings treten hier die genannten Nebenwirkungen sehr viel seltener auf. Urapidil kann als Nebenwirkung vor allem Magen-Darm-Beschwerden zeigen, aber auch Kopfschmerz, Schwindel und Blutdruckabfall beim Aufstehen kommen vor. Während für den Einsatz von Clonidin und Moxonidin Schwangerschaft und Stillzeit kein Hindernis sind, sollte Urapidil in dieser Zeit nicht genommen werden. Alle drei Stoffe werden vor allem in der Kombination mit anderen Antihypertensiva genutzt.

## Vasodilatatoren

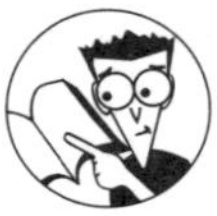

Vasodilatatoren entspannen die kleinen Muskeln in den Wänden der Blutgefäße. Dadurch werden die Gefäße weiter und der Druck im Kreislauf fällt ab. Wie das genau passiert, ist unklar. Die Erfahrung zeigt jedoch, dass bei alleiniger Einnahme von Vasodilatatoren das Herz versucht, diesen Druckabfall durch schnelleres Pumpen auszugleichen. Neben diesem Herzrasen sind auch typischerweise Kopfschmerzen und Schwindel die Folgen der Behandlung mit nur einem Medikament. Die Nieren versuchen ebenfalls, den Blutdruckabfall durch verminderte Wasser- und Salzausscheidung abzumildern. Die Dreier-Kombination mit einem Diuretikum (reduziert die oben beschriebenen Wassereinlagerungen) und einem Betablocker (reduziert die reflektorische Tachykardie der Vasodilatoren) ist aber in manchen schwer einstellbaren Fällen sinnvoll und effektiv.

Als Folge der Medikamenteneinnahme kann es zu **reflektorischen Herzrasen (Tachykardie), Angina pectoris, Flüssigkeitseinlagerungen und pulsierenden Kopfschmerzen** kommen. Wechselwirkungen treten bei gleichzeitiger Gabe anderer Medikamente, die den Blutdruck beeinflussen, auf. Ebenso bei **Isoniazid**, einem Mittel gegen Tuberkulose, das einen ähnlichen Abbauweg im Körper hat und deshalb den Abbau von Vasodilatatoren hemmt. Dadurch wird die Wirkung stärker.

Zwei Substanzen, die zu den Vasodilatatoren gehören, könnte Ihr Hausarzt Ihnen möglicherweise verschreiben. Auf beide werde ich kurz eingehen:

- ✔ **Dihydralazin:** Dieses Medikament wird meist in Kombination verabreicht, es kann unter Umständen in der fortgeschrittenen Schwangerschaft eingesetzt werden. Dihydralazin sollte bei schon vorher bestehendem schnellem Herzschlag, koronarer Herzerkrankung und Herzklappenfehlern nicht genommen werden.
- ✔ **Minoxidil:** Minoxidil wirkt stärker und länger als Dihydralazin, es gilt als Reservemedikament – wird also eingesetzt, wenn alle anderen Medikamente nicht greifen. Eine Nebenwirkung, die nur bei Minoxidil auftritt, kann verstärkte Behaarung sein. Es wird deshalb auch in Form einer Lotion als Haarwuchsmittel angewandt. Minoxidil gehört zu den teuersten Antihypertensiva.

# Das richtige Medikament auswählen

Jetzt wissen Sie alles über die Medikamente, die zur Auswahl stehen. Ich habe immer schon mal erwähnt, dass die verschiedenen Substanzklassen auch leicht unterschiedliche Einsatzgebiete haben. Damit Ihr Arzt die richtige Auswahl treffen kann, müssen Sie ihm alle nötigen Informationen geben: Welche anderen Erkrankungen oder Einschränkungen liegen vor, welche Medikamente nehmen Sie regelmäßig, welche Erfahrungen haben Sie mit Antihypertensiva gemacht. Die Entscheidung hängt also auch von Ihnen ab und deshalb stelle ich Ihnen jetzt die Entscheidungshilfen der Leitlinien in Deutschland vor.

## Die Behandlung des unkomplizierten Bluthochdrucks

Es gibt bei der Behandlung von Bluthochdruck wie bei jeder anderen Krankheit auch ein paar grundsätzliche Prinzipien für die Auswahl des Medikaments oder der Medikamente:

1. Optimal ist eine einmal tägliche Tabletteneinnahme, das Medikament sollte also 24 Stunden lang wirken. Dies erleichtert die Einnahme und vermeidet Blutdruckschwankungen während des Tages.

2. Einer Therapie mit möglichst wenig Nebenwirkungen ist der Vorrang zu geben.

3. Bei gleicher Wirksamkeit und Verträglichkeit ist das preiswertere Medikament zu bevorzugen.

4. Zunächst sollte mit einer niedrigen Dosierung angefangen werden, also zum Beispiel der Hälfte der empfohlenen Tagesdosis. Das gilt insbesondere für ältere Patienten.

5. Nach einer Weile sollte die Dosis langsam – je nach Medikament – gesteigert werden, bis der gewünschte Effekt eintritt.

6. Falls der Blutdruck mit einem Medikament nicht auf den gewünschten Wert gesenkt werden kann, sollte ein zweites Medikament hinzugefügt werden. Dies muss wiederum in kleiner Dosierung begonnen und langsam gesteigert werden. Die beiden Wirkstoffe sollten dann möglichst in einer Fixkombination verabreicht werden.

7. Wird das Mittel nicht vertragen oder treten starke Nebenwirkungen auf, sollte es abgesetzt und ein Medikament einer anderen Substanzklasse ausprobiert werden.

8. Bei jedem Arztbesuch sollte sofort der nächste Kontrolltermin ausgemacht werden und es muss sichergestellt sein, dass die verschriebenen Medikamente bis dahin ausreichen.

Bei vielen Behandlungen ist es ein großes Problem, dass Patienten die Therapie eigenständig abbrechen (mangelnde Mitarbeit oder Einnahmetreue). Beim Bluthochdruck ist das besonders oft der Fall, weil die Betroffenen meist nichts von der Erkrankung merken und somit auch keinen Nutzen durch die Therapie sehen. Stattdessen treten möglicherweise noch Nebenwirkungen auf. Es ist also sehr wichtig, dass die Patienten über Sinn, Wirkung und mögliche Nebenwirkungen der Therapie genauso gut aufgeklärt sind wie über den Bluthochdruck und seine Folgen. Aus diesem Grund bemühe ich mich, alle möglicherweise auftretenden Fragen zu klären. Wenn Ihnen aber trotzdem noch irgendetwas unklar ist, fragen Sie Ihren Arzt (oder Apotheker).

Ein Bluthochdruck wird dann unkompliziert genannt, wenn keine weiteren der folgenden Erkrankungen vorliegen: Herzinsuffizienz (Herzschwäche), Augenerkrankungen, Nierenerkrankungen, koronare Herzerkrankung oder andere typische Komplikationen eines Bluthochdrucks. Meist ist es so, dass der Arzt die Diagnose eines Bluthochdrucks gestellt hat, weil regelmäßig erhöhte Werte zu messen sind. Der Patient selber spürt noch nichts von der Erkrankung und den Folgen. Gewichtsreduktion, mehr Bewegung und die Umstellung auf eine salzarme Ernährung haben keinen ausreichenden Erfolg gezeigt, vielleicht haben Sie auch weitere Dinge ausprobiert (siehe Kapitel 12). Jetzt empfiehlt der Arzt die Einnahme eines Medikaments.

Sinnvollerweise beginnt man mit nur einem Antihypertensivum. Für die Verhinderung der Komplikationen und die zu erwartenden Folgen des Bluthochdrucks ist die Medikamentenwahl weitgehend unerheblich – entscheidend ist die Senkung des Blutdrucks. Bei einem Hypertonus ohne Begleiterkrankungen ist deshalb fast ausschließlich die Mitarbeit des Patienten ausschlaggebend für die Wahl des Medikaments – zumindest so lange keine Kontraindikationen für bestimmte Medikamente vorliegen.

Zunächst wird bei Senioren ein Diuretikum (zum Beispiel Hydrochlorothiazid) oder ein Betablocker in Frage kommen. Bei isolierter systolischer Hypertonie kommen die langwirksamen Kalziumantagonisten zum Einsatz. Gerade bei Männern mit einer gutartigen Vergrößerung der Prostata könnte auch ein Alphablocker hilfreich sein.

Bei jüngeren Patienten fängt man vielleicht mit einem Betablocker an. Auch ACE-Hemmer und Sartane können als Mittel der ersten Wahl eingesetzt werden. Vor allem die Sartane sind allerdings teurer und nicht unbedingt besser, was sie eher zu Reservemitteln bei nicht tolerierbaren Nebenwirkungen oder einer nötigen Kombinationstherapie macht.

Nach einer anfänglichen niedrigen Dosis kann diese bei Bedarf nach ein paar Wochen auf die empfohlene Tagesdosis gesteigert werden. Wird auch mit dieser Dosis noch keine ausreichende Blutdrucksenkung erreicht, sollte man nicht höher dosieren. Im Laufe der Jahre konnte man feststellen, dass noch höhere Dosen den Blutdruck nicht noch mehr senken. Stattdessen wird ein zweites Medikament dazugenommen. Solche Kombinationstherapien sind bei der Behandlung des Bluthochdrucks sehr sinnvoll und üblich. Weder die Zahl der Medikamente noch die Dosierung sagt also direkt etwas über den Schweregrad des Bluthochdrucks aus.

## Die Behandlung des komplizierten Bluthochdrucks

Eine Reihe von Begleit- oder Folge-Erkrankungen kompliziert die Therapie des Blutdrucks. Je nachdem welche dieser Erkrankungen vorliegt, greift man zu einer der Substanzklassen, die günstige Wirkungen auf die Begleiterkrankungen hat. Auch hier gilt es, zunächst mit einem Mittel in niedriger Dosierung anzufangen, gegebenenfalls zu steigern und ein weiteres Medikament hinzuzunehmen. Auf diese Weise lassen sich Nebenwirkungen und Unverträglichkeiten besser zuordnen. Folgende Begleitdiagnosen kommen typischerweise vor:

- ✔ **Herzinsuffizienz:** Hier greift man gerne zu einem Diuretikum und fügt dann einen ACE-Hemmer hinzu. Möglicherweise sollte man auf ein Schleifendiuretikum zurückgreifen, das stärker ausschwemmt. Auch Betablocker haben hier individuell dosiert einen festen Stellenwert.
- ✔ **Koronare Herzerkrankung und Angina pectoris:** Dies ist eine klare Domäne der Betablocker oder gegebenenfalls der langwirksamen Kalziumantagonisten.
- ✔ **Herzinfarkt:** Betablocker und ACE-Hemmer sind hier die Mittel der ersten Wahl. Aber auch Diltiazem und Verapamil (Kalziumantagonisten) haben ihre Wirksamkeit in diesen Fällen bewiesen.
- ✔ **Diabetes mellitus mit Nierenschädigung:** In diesem Fall sollten ACE-Hemmer oder Sartane eingesetzt werden.

- ✔ **Herzrhythmusstörungen:** Betablocker oder Verapamil bzw. Diltiazem als Kalziumkanalblocker sind bei Herzrhythmusstörungen die richtige Wahl.
- ✔ **Erhöhte Blutfettwerte:** Bei Hyperlipidämie sollte man ACE-Hemmer, Betablocker oder Kalziumantagonisten einnehmen, da sie die Blutfette nicht weiter erhöhen.
- ✔ **Schilddrüsenüberfunktion:** Hier sind auf jeden Fall Betablocker angezeigt.
- ✔ **Periphere arterielle Verschlusskrankheit (pAVK):** Bei einer solchen Durchblutungsstörung in den Beinen sind die Ergebnisse mit Kalziumantagonisten wie Nifedipin am besten.
- ✔ **Migräne:** Bei Migräne sind Betablocker und Diltiazem (Kalziumkanalblocker) Mittel der Wahl.
- ✔ **Tremor:** Das Zittern der Hände bei hohem Blutdruck spricht oft gut auf Propanolol (Betablocker) an.
- ✔ **Vor einer Operation** solle die Medikation unter Umständen auf Betablocker umgestellt werden, um die Steuerbarkeit des Blutdrucks zu erleichtern.

## Wenn das Mittel der ersten Wahl versagt

Sofern der Blutdruck durch das Mittel der ersten Wahl nicht ausreichend (unter 140/90 mmHg, für Menschen mit Nierenschaden sogar 130/85 mmHg) gesenkt wird, muss der Arzt wieder aktiv werden. Wenn der Blutdruck überhaupt nicht reagiert oder das Mittel unerträgliche Nebenwirkungen verursacht, sollte man auf eine andere Substanzklasse wechseln. Ist die Wirkung nur nicht ganz ausreichend, kann ein Medikament aus einer anderen Gruppe hinzugefügt werden. Gegebenenfalls werden auch drei Mittel miteinander kombiniert. Die Wirkung verstärkt sich dadurch, die Nebenwirkungen von jedem Mittel sollen aber durch möglichst niedrige Wirkdosis der Einzelsubstanz gering gehalten werden.

Jeweils ungefähr vier Wochen nach jeder Änderung der Medikation sollten Sie Ihren Arzt wieder aufsuchen.

Auch wenn es erst einmal zwei oder drei Medikamente braucht, um Ihren Blutdruck unter Kontrolle zu bringen, bedeutet das nicht, dass Sie alle diese Mittel für den Rest Ihres Lebens nehmen müssen. Eine Gewichtsreduktion oder andere Maßnahmen können dazu beitragen, dass Sie die Dosierungen reduzieren oder vielleicht auch ein Mittel ganz wieder absetzen können. Nach einem Jahr sollten Sie mit Ihrem Arzt darüber sprechen, ob nicht ein Teil der Medikamente weggelassen werden kann.

### Die Medikamente nicht vergessen

Hier ein paar Tipps, damit es leichter fällt, die tägliche Medikamenteneinnahme nicht zu vergessen:

- ✔ Versuchen Sie sich anzugewöhnen, die Medikamente immer zur gleichen Uhrzeit zu nehmen.
- ✔ Verbinden Sie die Einnahme mit einer anderen Tätigkeit aus Ihrem täglichen Ablauf, zum Beispiel mit dem Zähneputzen.
- ✔ Tabletten, die Sie zum Essen nehmen müssen, sollten Sie immer mit der gleichen Mahlzeit einnehmen – zum Beispiel immer beim Frühstück.
- ✔ Machen Sie sich kleine Merkzettel überall – an den Spiegel, ins Portemonnaie oder an den Kühlschrank.

Wenn Sie mehrere Tabletten am Tag nehmen sollen, dann besorgen Sie sich ein Pillendöschen, das Sie täglich oder einmal jede Woche auffüllen. So können Sie dann jeweils kontrollieren, ob Sie die Medikamente entsprechend genommen haben.

## Nebenwirkungen erkennen

Keines der hier vorgestellten Medikamente ist perfekt – bei allen können Nebenwirkungen auftreten. Diese können so schlimm sein, dass man das Medikament absetzen muss. Es ist wichtig, diese möglichen Nebenwirkungen zu kennen und zu erkennen, wenn sie auftreten. Falls Sie kurz nach Therapiebeginn unangenehme Veränderungen an sich feststellen, werden Sie sicher schnell darauf kommen, dass es an den Medikamenten liegen könnte. Manche der unerwünschten Effekte treten aber erst Wochen oder Monate später auf oder werden erst durch die Einnahme weiterer Mittel ausgelöst, die eventuell für ganz andere Krankheiten eingenommen werden.

In der folgenden Liste finden Sie eine Reihe der typischen Nebenwirkungen dem jeweiligen Antihypertensivum zugeordnet, das am ehesten dafür verantwortlich ist. Wenn eines dieser Symptome bei Ihnen auftritt, sollten Sie mit Ihrem Arzt darüber sprechen – vielleicht ist eine Verringerung der Dosis oder ein Wechsel der Substanzklasse angesagt. Auf keinen Fall sollten Sie selbstständig das Medikament absetzen.

Als Faustregel gilt, dass Medikamente der gleichen Substanzklasse auch die gleichen Nebenwirkungen verursachen. Falls also eine Nebenwirkung auftritt, ist es meistens sinnvoll, die Substanzklasse zu wechseln.

| Nebenwirkung | Substanz |
|---|---|
| Albträume | Clonidin |
| Anämie | Methyldopa |
| Asthmaverschlechterung | Betablocker |

| Nebenwirkung | Substanz |
|---|---|
| Brustvergrößerung | Spironolacton |
| Cholesterinerhöhung | Thiaziddiuretika |
| Depression | Clonidin, Kalziumkanalblocker, Betablocker |
| Diabetesverschlechterung | Diuretika |
| Durchfall | Kalium sparende Diuretika |
| Durst | Diuretika |
| Erbrechen | Diuretika |
| Erektionsprobleme | Thiaziddiuretika, Spironolacton, Methyldopa, Betablocker |
| Fieber | Methyldopa |
| Flüssigkeitsansammlung in der Brust | Methyldopa |
| Geschwollene Beine | Vasodilatatoren, Kalziumkanalblocker |
| Harndrang | Diuretika |
| Hautausschlag | Diuretika |
| Herzrasen | Vasodilatatoren |
| Herzversagen | Alphablocker, Vasodilatatoren |
| Hörverlust | Schleifendiuretika |
| Hypotonie (sehr niedriger Blutdruck) | ACE-Hemmer, alle – bzw. bei Therapiebeginn |
| Irritation der Speiseröhre | Kalziumkanalblocker |
| Kopfschmerzen | Vasodilatatoren, Kalziumkanalblocker |
| Leberschaden | Methyldopa |
| Leukopenie (Abfall der weißen Blutkörperchen) | ACE-Hemmer |
| Menstruationsunregelmäßigkeiten | Spironolacton |
| Müdigkeit | Betablocker, Methyldopa, Clonidin |
| Muskelschmerzen | Diuretika |
| Schwächegefühl | Diuretika |
| Schwindel | Diuretika, alle anderen, vor allem aber die zentral wirkenden Antihypertensiva |
| Trockene Augen | Clonidin |
| Trockener Husten | ACE-Hemmer |
| Trockener Mund | Diuretika, Methyldopa, Clonidin |
| Übelkeit | Diuretika |
| Verlust des Geschmackssinns | ACE-Hemmer |
| Vermindertes gutes HDL-Cholesterin | Betablocker |
| Verstärkte Behaarung | Spironolacton und Minoxidil |
| Verstopfung | Kalziumkanalblocker |
| Verwirrtheit | Alle Diuretika |

*Tabelle 13.1: Typische Nebenwirkungen und die Medikamente, die sie auslösen*

Diese Liste enthält die häufigsten Nebenwirkungen der Antihypertensiva. Es können noch ein paar andere Probleme auftreten, die aber seltener sind. Falls Sie nach der Einnahme eines neuen Medikamentes irgendein Symptom an sich bemerken, sprechen Sie auf jeden Fall Ihren Arzt darauf an.

## Handelsnamen

Es gibt viele verschiedene Antihypertensiva und noch viel mehr Handelsnamen, unter denen diese vertrieben werden. Damit Sie Ihr Medikament einordnen können, habe ich eine Liste mit den häufigsten Handelsnamen und den jeweiligen Wirkstoffen erstellt. Der Markt lebt und bietet ständig wieder neue Präparate an. Viele Handelsnamen geben schon einen Hinweis auf den Wirkstoff, bei manchen erkennt man es allerdings nicht. Sprechen Sie Ihren Arzt oder Apotheker an, wenn Sie Fragen haben. Sie sollten wissen und verstehen, was Sie da einnehmen.

Es ist hilfreich, eine Liste mit allen Medikamenten, die Sie zurzeit nehmen, bei sich zu haben – am besten auch mit der Dosierung. Einerseits kann dann Ihr Arzt immer kontrollieren, ob irgendwelche Wechselwirkungen zwischen den verschiedenen Mitteln möglich sind, andererseits erleichtert es in einem Notfall Ihre Behandlung.

| Substanzklasse | Handelsname | Wirkstoff |
|---|---|---|
| **Diuretikum** | HCT (Hexal) | Hydrochlorothiazid |
| | Torem (Berlin-Chemie) | Torasemid |
| | HCT (CT Arzneimittel) | Hydrochlorothiazid |
| | HCT Beta(Betapharm) | Hydrochlorothiazid |
| | Torasemid (Hexal) | Torasemid |
| | Furosemid (Ratiopharm) | Furosemid |
| | Arelix (Aventis) | Piretamid |
| | Aquaphor (Lilly) | Xipamid |
| | HCT (1Apharma) | Hydrochlorothiazid |
| | Furorese (Hexal) | Furosemid |
| **Betablocker** | Beloc (Astra-Zeneca, Promed) | Metoprolol |
| | Metoprolol (Ratiopharm) | Metoprolol |
| | Nebilet (Berlin-Chemie) | Nebivolol |
| | Concor (Merck) | Bisoprolol |
| | Bisoprolol (Ratiopharm) | Bisoprolol |
| | Metohexal (Hexal) | Metoprolol |
| | Metoprolol (Stada) | Metoprolol |
| | Bisoprolol (Stada) | Metoprolol |
| | Bisohexal (Hexal) | Bisoprolol |

| Substanzklasse | Handelsname | Wirkstoff |
| --- | --- | --- |
| | Metohexal Succ (Hexal) | Metoprolol |
| **ACE-Hemmer** | Enahexal (Hexal) | Enalapril |
| | Ramipril (Hexal) | Ramipril |
| | Delix (Aventis) | Ramipril |
| | Ramipril Hexal comp (Hexal) | Ramipril, Hydrochlorothiazid |
| | Enahexal comp (Hexal) | Enalapril, Hydrochlorothiazid |
| | Enalapril (Ratiopharm) | Enalapril |
| | Benalapril (Berlin-Chemie) | Enalapril |
| | Lisihexal (Hexal) | Lisinopril |
| | Captohexal (Hexal) | Captoril |
| | Delix Plus (Aventis) | Ramipril, Hydrochlorothiazid |
| **Angiotensin-II-Antagonisten = Sartane** | CoDiovan (Novartis) | Valsartan, Hydrochlorothiazid |
| | Atacand Plus (AstraZeneca/Promed/pharma-stern) | Candesartan, Hydrochlorothiazid |
| | Atacand (AstraZeneca/Promed/pharma-stern) | Candesartan |
| | CoAprovel (Sanofi) | Irbesartan, Hydrochlorothiazid |
| | Lorzaar Plus (MSD Chibropharm) | Losartan, Hydrochlorothiazid |
| | Diovan (Novartis) | Valsartan |
| | Votum (Berlin-Chemie) | Olmesartan |
| | Blopress Plus (Takeda) | Candesartan, Hydrochlorothiazid |
| | Blopress (Takeda) | Candesartan |
| | Lorzaar (MSD Chibropharm) | Losartan |
| **Kalziumantagonisten** | Carmen (Berlin-Chemie) | Lercanidipin |
| | Norvasc (Pfizer/Gödecke/Park-Davis) | Amlodipin |
| | Amlodipin (Ratiopharm) | Amlodipin |
| | Amlodipin (Hexal) | Amlodipin |
| | Amlodipin (Stada) | Amlodipin |
| | Corifeo (UCB) | Lercanidipin |
| | Nitrendipin (Ratiopharm) | Nitrendipin |
| | Amlobeta (betapharma) | Amlodipin |
| | Nitrendipin (Stada) | Nitrendipin |
| **Weitere Mittel** | Moxonidin (Hexal) | Moxonidin |
| | Cynt (Lilly) | Moxonidin |
| | Ebrantil (Altana Pharma) | Urapidil |

| Substanzklasse | Handelsname | Wirkstoff |
|---|---|---|
| | Moxonidin (Stada) | Moxonidin |
| | Clonidin (Ratiopharm) | Clonidin |
| | Moxonidin (Ratiopharm) | Moxonidin |
| | Catapresan (Boehringer Ingelheim) | Clonidin |
| | Physiotens (Solvay Arzneimittel) | Moxonidin |
| | Moxobeta (Betapharm) | Moxonidin |
| | Doxazosin (Ratiopharm) | Doxazosin |

*Tabelle 13.2: Die meistverkauften Antihypertensiva nach Substanzklasse*

| Handelsname | Wirkstoff | Substanzklasse |
|---|---|---|
| Amlobeta (betapharma) | Amlodipin | Kalziumantagonist |
| Amlodipin (Hexal) | Amlodipin | Kalziumantagonist |
| Amlodipin (Ratiopharm) | Amlodipin | Kalziumantagonist |
| Amlodipin (Stada) | Amlodipin | Kalziumantagonist |
| Aquaphor (Lilly) | Xipamid | Diuretikum |
| Arelix (Aventis) | Piretamid | Diuretikum |
| Atacand (AstraZeneca/Promed/ pharma-stern) | Candesartan | Angiotensin-II-Antagonist = Sartan |
| Atacand Plus (AstraZeneca/Promed/ pharma-stern) | Candesartan, Hydrochloro-thiazid | Angiotensin-II-Antagonist = Sartan |
| Beloc (Astra-Zeneca, Promed) | Metoprolol | Betablocker |
| Benalapril (Berlin-Chemie) | Enalapril | ACE-Hemmer |
| Bisohexal (Hexal) | Bisoprolol | Betablocker |
| Bisoprolol (Ratiopharm) | Bisoprolol | Betablocker |
| Bisoprolol (Stada) | Metoprolol | Betablocker |
| Blopress (Takeda) | Candesartan | Angiotensin-II-Antagonist = Sartan |
| Blopress Plus (Takeda) | Candesartan, Hydrochloro-thiazid | Angiotensin-II-Antagonist = Sartan |
| Captohexal (Hexal) | Captoril | ACE-Hemmer |
| Carmen (Berlin-Chemie) | Lercanidipin | Kalziumantagonist |
| Catapresan (Boehringer Ingelheim) | Clonidin | Weitere Mittel |
| Clonidin (Ratiopharm) | Clonidin | Weitere Mittel |
| CoAprovel (Sanofi) | Irbesartan, Hydrochlorothiazid | Angiotensin-II-Antagonist = Sartan |
| CoDiovan (Novartis) | Valsartan, Hydrochlorothiazid | Angiotensin-II-Antagonist = Sartan |
| Concor (Merck) | Bisoprolol | Betablocker |

| Handelsname | Wirkstoff | Substanzklasse |
|---|---|---|
| Corifeo (UCB) | Lercanidipin | Kalziumantagonist |
| Cynt (Lilly) | Moxonidin | Weitere Mittel |
| Delix (Aventis) | Ramipril | ACE-Hemmer |
| Delix Plus (Aventis) | Ramipril, Hydrochlorothiazid | ACE-Hemmer |
| Diovan (Novartis) | Valsartan | Angiotensin-II-Antagonist = Sartan |
| Doxazosin (Ratiopharm) | Doxazosin | Weitere Mittel |
| Ebrantil (Altana Pharma) | Urapidil | Weitere Mittel |
| Enahexal (Hexal) | Enalapril | ACE-Hemmer |
| Enahexal comp (Hexal) | Enalapril, Hydrochlorothiazid | ACE-Hemmer |
| Enalapril (Ratiopharm) | Enalapril | ACE-Hemmer |
| Furorese (Hexal) | Furosemid | Diuretikum |
| Furosemid (Ratiopharm) | Furosemid | Diuretikum |
| HCT (1Apharma) | Hydrochlorothiazid | Diuretikum |
| HCT (CT Arzneimittel) | Hydrochlorothiazid | Diuretikum |
| HCT (Hexal) | Hydrochlorothiazid | Diuretikum |
| HCT Beta (Betapharm) | Hydrochlorothiazid | Diuretikum |
| Lisihexal (Hexal) | Lisinopril | ACE-Hemmer |
| Lorzaar (MSD Chibropharm) | Losartan | Angiotensin-II-Antagonist = Sartan |
| Lorzaar Plus (MSD Chibropharm) | Losartan, Hydrochlorothiazid | Angiotensin-II-Antagonist = Sartan |
| Metohexal (Hexal) | Metoprolol | Betablocker |
| Metohexal Succ (Hexal) | Metoprolol | Betablocker |
| Metoprolol (Ratiopharm) | Metoprolol | Betablocker |
| Metoprolol (Stada) | Metoprolol | Betablocker |
| Moxobeta (Betapharm) | Moxonidin | Weitere Mittel |
| Moxonidin (Hexal) | Moxonidin | Weitere Mittel |
| Moxonidin (Ratiopharm) | Moxonidin | Weitere Mittel |
| Moxonidin (Stada) | Moxonidin | Weitere Mittel |
| Nebilet (Berlin-Chemie) | Nebivolol | Betablocker |
| Nitrendipin (Ratiopharm) | Nitrendipin | Kalziumantagonist |
| Nitrendipin (Stada) | Nitrendipin | Kalziumantagonist |
| Norvasc (Pfizer/Gödecke/ Park-Davis) | Amlodipin | Kalziumantagonist |
| Physiotens (Solvay Arzneimittel) | Moxonidin | Weitere Mittel |
| Ramipril (Hexal) | Ramipril | ACE-Hemmer |
| Ramipril Hexal comp (Hexal) | Ramipril, Hydrochlorothiazid | ACE-Hemmer |

| Handelsname | Wirkstoff | Substanzklasse |
|---|---|---|
| Torasemid (Hexal) | Torasemid | Diuretikum |
| Torem (Berlin-Chemie) | Torasemid | Diuretikum |
| Votum (Berlin-Chemie) | Olmesartan | Angiotensin-II-Antagonist = Sartan |

*Tabelle 13.3: Die meistverkauften Antihypertensiva nach Handelsnamen*

| Wirkstoff | Handelsname | Substanzklasse |
|---|---|---|
| Amlodipin | Norvasc (Pfizer/Gödecke/Park-Davis) | Kalziumantagonist |
| Amlodipin | Amlodipin (Ratiopharm) | Kalziumantagonist |
| Amlodipin | Amlodipin (Hexal) | Kalziumantagonist |
| Amlodipin | Amlodipin (Stada) | Kalziumantagonist |
| Amlodipin | Amlobeta (betapharma) | Kalziumantagonist |
| Bisoprolol | Concor (Merck) | Betablocker |
| Bisoprolol | Bisoprolol (Ratiopharm) | Betablocker |
| Bisoprolol | Bisohexal (Hexal) | Betablocker |
| Candesartan | Atacand (AstraZeneca/Promed/ pharma-stern) | Angiotensin-II-Antagonist = Sartan |
| Candesartan | Blopress (Takeda) | Angiotensin-II-Antagonist = Sartan |
| Candesartan, Hydrochloro-thiazid | Atacand Plus (AstraZeneca/Promed/ pharma-stern) | Angiotensin-II-Antagonist = Sartan |
| Candesartan, Hydrochloro-thiazid | Blopress Plus (Takeda) | Angiotensin-II-Antagonist = Sartan |
| Captoril | Captohexal (Hexal) | ACE-Hemmer |
| Clonidin | Clonidin (Ratiopharm) | Weitere Mittel |
| Clonidin | Catapresan (Boehringer Ingelheim) | Weitere Mittel |
| Doxazosin | Doxazosin (Ratiopharm) | Weitere Mittel |
| Enalapril | Enahexal (Hexal) | ACE-Hemmer |
| Enalapril | Enalapril (Ratiopharm) | ACE-Hemmer |
| Enalapril | Benalapril (Berlin-Chemie) | ACE-Hemmer |
| Enalapril, Hydrochlorothiazid | Enahexal comp (Hexal) | ACE-Hemmer |
| Furosemid | Furosemid (Ratiopharm) | Diuretikum |
| Furosemid | Furorese (Hexal) | Diuretikum |
| Hydrochlorothiazid | HCT (Hexal) | Diuretikum |
| Hydrochlorothiazid | HCT (CT Arzneimittel) | Diuretikum |
| Hydrochlorothiazid | HCT Beta (Betapharm) | Diuretikum |
| Hydrochlorothiazid | HCT (1Apharma) | Diuretikum |
| Irbesartan, Hydrochloro-thiazid | CoAprovel (Sanofi) | Angiotensin-II-Antagonist = Sartan |

| Wirkstoff | Handelsname | Substanzklasse |
|---|---|---|
| Lercanidipin | Carmen (Berlin-Chemie) | Kalziumantagonist |
| Lercanidipin | Corifeo (UCB) | Kalziumantagonist |
| Lisinopril | Lisihexal (Hexal) | ACE-Hemmer |
| Losartan | Lorzaar (MSD Chibropharm) | Angiotensin-II-Antagonist = Sartan |
| Losartan, Hydrochlorothiazid | Lorzaar Plus (MSD Chibropharm) | Angiotensin-II-Antagonist = Sartan |
| Metoprolol | Beloc (Astra-Zeneca, Promed) | Betablocker |
| Metoprolol | Metoprolol (Ratiopharm) | Betablocker |
| Metoprolol | Metohexal (Hexal) | Betablocker |
| Metoprolol | Metoprolol (Stada) | Betablocker |
| Metoprolol | Bisoprolol (Stada) | Betablocker |
| Metoprolol | Metohexal Succ (Hexal) | Betablocker |
| Moxonidin | Moxonidin (Hexal) | Weitere Mittel |
| Moxonidin | Cynt (Lilly) | Weitere Mittel |
| Moxonidin | Moxonidin (Stada) | Weitere Mittel |
| Moxonidin | Moxonidin (Ratiopharm) | Weitere Mittel |
| Moxonidin | Physiotens (Solvay Arzneimittel) | Weitere Mittel |
| Moxonidin | Moxobeta (Betapharm) | Weitere Mittel |
| Nebivolol | Nebilet (Berlin-Chemie) | Betablocker |
| Nitrendipin | Nitrendipin (Ratiopharm) | Kalziumantagonist |
| Nitrendipin | Nitrendipin (Stada) | Kalziumantagonist |
| Olmesartan | Votum (Berlin-Chemie) | Angiotensin-II-Antagonist = Sartan |
| Piretamid | Arelix (Aventis) | Diuretikum |
| Ramipril | Ramipril (Hexal) | ACE-Hemmer |
| Ramipril | Delix (Aventis) | ACE-Hemmer |
| Ramipril, Hydrochlorothiazid | Ramipril Hexal comp (Hexal) | ACE-Hemmer |
| Ramipril, Hydrochlorothiazid | Delix Plus (Aventis) | ACE-Hemmer |
| Torasemid | Torem (Berlin-Chemie) | Diuretikum |
| Torasemid | Torasemid (Hexal) | Diuretikum |
| Urapidil | Ebrantil (Altana Pharma) | Weitere Mittel |
| Valsartan | Diovan (Novartis) | Angiotensin-II-Antagonist = Sartan |
| Valsartan, Hydrochlorothiazid | CoDiovan (Novartis) | Angiotensin-II-Antagonist = Sartan |
| Xipamid | Aquaphor (Lilly) | Diuretikum |

*Tabelle 13.4: Die meistverkauften Antihypertensiva nach Wirkstoffen*

# Teil IV

# Besondere Bevölkerungsgruppen mit Bluthochdruck

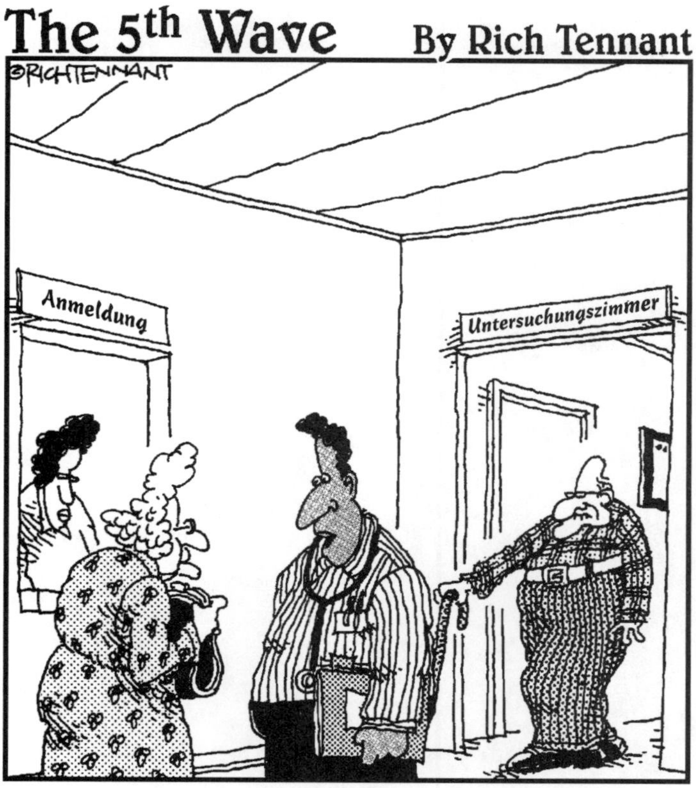


*»Ein Engegefühl in der Brust kann ein Zeichen für Bluthochdruck sein. Aber Sie müssen sich keine Sorgen machen, bei Ihrem Mann lag es lediglich an dem zu engen Gürtel.«*

## *In diesem Teil ...*

Es gibt bestimmte Bevölkerungsgruppen, die bei Bluthochdruck besondere Beachtung verdienen. Auf diese Gruppen werde ich in diesem Teil des Buches extra eingehen. Bei Kindern, Schwangeren und auch älteren Menschen mit Bluthochdruck sind spezielle Dinge zu beachten – jede dieser Gruppen bekommt deshalb ein eigenes Kapitel. Wenn Sie oder jemand, der Ihnen nahe steht, zu diesen Gruppen gehört, werden Sie alle wichtigen Informationen auf den folgenden Seiten finden.

# Senioren

14

### In diesem Kapitel

- Wenn im Alter nicht mehr alles so gut klappt
- Bluthochdruck bei Senioren erkennen
- Spezielle Probleme bei Ernährung und Bewegung
- Medikamente gegen Hypertonie im Alter

Wer zählt überhaupt zu den Senioren? Es gibt keine feste Definition, weil immer mehr Menschen auch im hohen Alter noch sehr fit und gesund sind. Damit Sie wissen, worüber ich hier schreibe, können wir uns auf die über 75-Jährigen festlegen. Die Gruppe der Senioren wächst. Immer mehr Menschen werden über 100 Jahre alt. In den nächsten 30 Jahren werden uns die Belange und Bedürfnisse der Senioren immer mehr beschäftigen. Vielleicht wird es dann auch Werbung für Bademode mit 70-jährigen Models geben.

Senioren unterscheiden sich in vieler Hinsicht von Jüngeren, aber für uns ist im Moment vor allem interessant, dass sie sehr häufig mehrere Erkrankungen haben – Ärzte sprechen dann von *Multimorbidität* (*multi* = viel, *morbus* = Krankheit). Nicht selten müssen Senioren mehrere unterschiedliche Medikamente nehmen, wobei die Wechselwirkungen beachtet werden müssen. Hinzu kommen häufig Gedächtnisprobleme – was vor allem für die regelmäßige Tabletteneinnahme Konsequenzen hat. Auch die Ernährungssituation ist oft schwierig, da der Appetit nachlässt. Die Nieren funktionieren eventuell nicht mehr so gut, die Augen lassen nach. Mögliche Komplikationen des Bluthochdrucks werden wahrscheinlicher, weil Senioren sowieso ein größeres Risiko für Schlaganfälle und Herzinfarkte haben.

Die *Prävalenz* (Vorhandensein einer Krankheit) der Hypertonie ist bei älteren Menschen sehr viel höher als bei jüngeren. Bei Frauen über 75 Jahren haben 75 Prozent Bluthochdruck, für Männer liegt die Prävalenz bei 65 Prozent.

Dieses Kapitel soll Ihnen helfen, die besonderen Probleme von Senioren zu verstehen und Lösungen zur Hand zu haben. Ob Sie selbst betroffen sind oder ob jemand aus Ihrer Umgebung älter ist und Bluthochdruck hat – hier sollten Sie alle wichtigen Informationen finden.

## Ermittlung der kognitiven Fähigkeiten

Sofern Unklarheit besteht, ob eine ältere Person in der Lage ist, sich selbst zu versorgen, Medikamente regelmäßig zu nehmen und sich körperlich zu bewegen, sollten die geistigen Fähigkeiten ermittelt werden. Es gibt eine Reihe von Tests, die man dabei anwenden kann. Der Arzt kann anhand der Tests feststellen, wie gut der Betroffene bei verschiedenen Leistungen abschneidet:

- Orientierung in Bezug auf Zeit (Tag und Jahr) und Ort (Raum, Stadt, Land)
- Fähigkeit, sich Wörter zu merken
- Schreiben, lesen, malen, rechnen
- Alltagsgegenstände benennen
- Verständnis von komplexeren Zusammenhängen

Das Testergebnis kann als Punktzahl abgelesen werden. Die Punktzahl sagt dann etwas über eventuelle Einbußen im Bereich der mentalen Fähigkeiten aus. Diese Tests werden nicht nur bei Bluthochdruck mit Verdacht auf cerebrovaskuläre Beteiligung, sondern bei jeglicher Form oder Verdacht auf verminderte cerebrale Leistungsfähigkeit eingesetzt. So kann man herausfinden, wie viel Hilfe jemand im Alltag benötigt, wie die individuelle Leistungsfähigkeit im Vergleich mit der Altersgruppe bzw. im Vergleich zum Vortest ausfällt. Eine Testwiederholung ist in regelmäßigen Abständen nötig, um eine Verlaufsbeurteilung zu ermöglichen.

Falls nun Einschränkungen festgestellt werden, sollten Medikation und Ernährung und gegebenenfalls andere Rahmenbedingungen optimiert werden.

# Messung des Blutdrucks

In den Industrieländern steigt der systolische Blutdruck im Laufe des Lebens immer weiter an. Der diastolische Blutdruck steigt zunächst mit, bleibt dann aber ungefähr im Alter von 60 Jahren stehen oder fällt sogar wieder ein wenig ab.

## Essenzieller Bluthochdruck

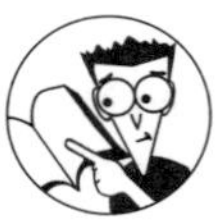

Bei Senioren ist Bluthochdruck fast immer essenziell – also ohne erkennbare Ursache. Sehr häufig sehen wir auch einen isolierten systolischen Hypertonus – also einen systolischen Wert von mehr als 140 mmHg, während der diastolische Wert unter 90 mmHg liegt. Eine eventuelle Erhöhung des diastolischen Wertes hat anscheinend bei älteren Menschen auch keine so große Bedeutung wie bei jüngeren. Allerdings sollten sehr hohe Werte auch behandelt werden. Der systolische Wert hingegen ist wichtiger und kann als wesentlicher Risikofaktor für einen Schlaganfall benannt werden.

Wenn Sie (oder jemand, den Sie kennen) über 75 Jahre alt sind und mehrmals ein systolischer Blutdruck von mehr als 140 mmHg gemessen wurde, dann sollten Sie (bzw. derjenige, den Sie kennen) einen Arzt aufsuchen. In diesem Fall sollten Sie zunächst Änderungen in der Ernährungs- und Lebensweise vornehmen, eventuell ist dann zusätzlich eine medikamentöse Therapie notwendig.

Ganz oft wird Bluthochdruck bei Senioren im Rahmen eines Gesundheits-Checks oder bei einem Arztbesuch wegen anderer Erkrankungen festgestellt. Fast jeder zehnte Hochdruckpatient wird aber bei der Behandlung einer schwerwiegenden Komplikation des Hochdrucks diagnostiziert – zum Beispiel bei einem Schlaganfall oder Herzinfarkt.

Manchmal haben Menschen im fortgeschrittenen Alter sehr starre, verkalkte Arterien. Der Druck, der notwendig ist, um diese Gefäße beim Blutdruckmessen zusammenzudrücken, ist dann sehr hoch und zeigt nicht den Druck an, der tatsächlich im Blutgefäß herrscht. Dieser *Pseudohypertonus* führt dazu, dass bei der Blutdruckmessung fälschlicherweise zu hohe Werte gemessen werden. Wenn ein sehr hoher Blutdruck bei älteren Menschen gemessen wird, ohne dass Endorganschäden vorliegen oder Medikamente den Blutdruck senken oder sogar gleichzeitig Symptome eines niedrigen Blutdrucks auftreten, dann sollte man an einen Pseudohypertonus denken. Der Arzt kann dann eventuell eine invasive intraarterielle (in der Arterie) Blutdruckmessung durchführen, welche die tatsächlichen Druckverhältnisse anzeigt.

Auch im hohen Alter ist es noch wichtig, den Blutdruck gut einzustellen. Zahlreiche Studien haben gezeigt, dass damit Folge-Erkrankungen und Todesfälle vermindert werden können.

## Sekundärer Bluthochdruck

Nur ungefähr 1 Prozent der Hypertonien im Alter ist durch andere Erkrankungen verursacht (in Kapitel 4 sind die gängigsten Ursachen beschrieben). Da aber in einem solchen Fall die Behandlung der Grunderkrankung auch gleichzeitig den Blutdruck wieder senkt, sollte man vor allem bei den folgenden Hinweisen die typischen Ursachen für sekundären Blutdruck abklären:

- ✔ Erstmaliges Auftreten von Bluthochdruck bei Menschen über 60 Jahre
- ✔ Mangelnde Besserung des Blutdrucks auch bei Kombination von drei oder mehr Medikamenten
- ✔ Ergebnisse von Blutuntersuchungen, die auf bestimmte Grunderkrankungen hinweisen
- ✔ Niedriger Kaliumwert im Blut
- ✔ Zeichen einer Nierenschädigung trotz erfolgreicher Einstellung des Blutdrucks
- ✔ Krisenartiger Blutdruckanstieg
- ✔ Familiär gehäufte Belastung
- ✔ Stark unterschiedliche Blutdruckwerte an den unterschiedlichen Extremitäten

Was genau unternommen werden muss, um einen sekundären Bluthochdruck zu diagnostizieren und zu therapieren, ist in Kapitel 4 ausführlich beschrieben. Allerdings ist es bei Senioren häufig so, dass trotz Therapie der Grundkrankheit der Blutdruck erhöht bleibt. Die Gründe hierfür sind:

- ✔ Der sekundäre Bluthochdruck liegt schon eine lange Zeit vor.
- ✔ Es liegt gleichzeitig ein essenzieller Hypertonus vor.

## Andere Ursachen für erhöhten Blutdruck bei Senioren

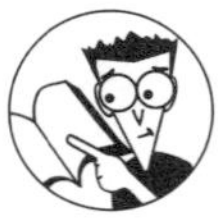

Medikamenteninduzierter Bluthochdruck: Viele ältere Menschen leiden an Gelenkerkrankungen und nehmen deswegen so genannte *nichtsteroidale Antirheumatika* (NSAR, entzündungshemmende und schmerzlindernde Medikamente außer Kortikosteroiden) wie zum Beispiel Ibuprofen und Diclofenac. Diese Mittel können den Blutdruck erhöhen.

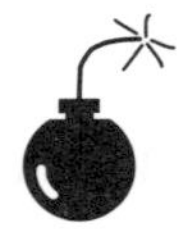

Wenn während der Einnahme von solchen Entzündungshemmern ein hoher Blutdruck festgestellt wird, sollte das Medikament nach Möglichkeit abgesetzt und gegen ein anderes ausgetauscht werden. Erst wenn der Bluthochdruck danach fortbesteht, sollten blutdrucksenkende Maßnahmen ergriffen werden.

Auch die *Weißkittelhypertonie* ist bei älteren Patienten häufig und stark ausgeprägt (siehe Kapitel 2). Der Blutdruck kann leicht um 10 mmHg höher sein, wenn der Arzt ihn misst. Aus diesem Grund sollten gerade Senioren den Blutdruck regelmäßig auch zu Hause messen, 24-Stunden-Blutdruckmessungen erfolgen oder der Blutdruck in der Praxis nach entsprechender Ruhephase durch das Praxispersonal gemessen werden.

### Die Nieren und weitere Faktoren

Wahrscheinlich ist die nachlassende Funktion einer oder beider Nieren mit verantwortlich für den Bluthochdruck. Nach dem 30. Lebensjahr sinkt die Durchblutung der Niere bei Gesunden jedes Jahrzehnt um ungefähr 10 Prozent. Bei Bluthochdruck, Diabetes oder Herzinsuffizienz ist die Durchblutung eher noch schlechter. Die einfache Blutuntersuchung zeigt diese Einschränkung erst spät an. So fällt im Alter zum Beispiel auch weniger Kreatinin an, da es aus der immer mehr abnehmenden Muskelmasse stammt. Der Blutwert kann also durchaus im Alter gleich bleiben, auch wenn bereits eine Nierenschädigung vorliegt.

Die verminderte Nierendurchblutung im Alter führt dazu, dass die Nieren nicht mehr ausreichend Wasser und Salz aus dem Körper filtrieren. Es verbleibt also mehr davon im Kreislauf und diese Ansammlung von Salz und Wasser erhöht den Blutdruck. Durch den Bluthochdruck wird die Nierendurchblutung weiter eingeschränkt – eine unaufhaltsame Entwicklung beginnt.

Hinzu kommt noch, dass bei vielen Senioren die Produktion von Stickoxid (NO) in den Gefäßwänden gestört ist. Stickoxid ist ein sehr wichtiger Stoff für die Entspannung der Gefäßmuskulatur. Ist zu wenig davon vorhanden, steigt der Blutdruck wiederum durch den erhöhten Gefäßtonus an.

## Verbesserte Ernährung für besseren Blutdruck

Das Ziel einer guten Ernährung bei Senioren ist es, für ausreichend Energie, Vitamine und Mineralstoffe zu sorgen. Man sollte immer wieder betonen, dass zu viel Salz nicht gut ist und dass frisches Obst und Gemüse wichtig sind. Manche Senioren profitieren sicher davon, wenn mal jemand mit ihnen einmal einkaufen geht und die Angaben auf den Lebensmitteln mit ihnen durchspricht.

Manchmal lohnt es sich, genau zu ergründen, was jemand isst, und dann gezielt bestimmte Missstände anzugehen. Zum Beispiel könnte man einfach mal alles aufschreiben, was man an drei Tagen isst, also drei Tage lang ein Nahrungstagebuch führen. Daran kann man dann sehen, ob eventuell bestimmte Nährstoffe fehlen oder von anderen Dingen zu viel konsumiert wird. Manche Mangelzustände lassen sich auch im Blut sehen, sprechen Sie mit Ihrem Arzt darüber, welche Untersuchungen möglich sind und wie viel gegebenenfalls Zusatzuntersuchungen kosten würden.

Typischerweise findet man bei Senioren immer wieder in bestimmten Bereichen Defizite in der Ernährung:

- ✔ Zu wenig Vitamine und Mineralien
- ✔ Zu wenig frisches Obst und Gemüse
- ✔ Zu wenig Abwechslung bei der Auswahl der Lebensmittel

Die Folgen sind Untergewicht und andere Mangelerkrankungen, wie zum Beispiel Blutarmut. Eine ausgewogene Ernährung steigert die Abwehrlage und erleichtert es somit unserem Körper, mit Infekten fertig zu werden.

Vor allem bei Menschen, die nicht viel Geld zur Verfügung haben, findet man häufig ungesunde Ernährungsgewohnheiten – die es allerdings auch bei sehr wohlhabenden Menschen gibt. Dabei muss eine gesündere Ernährung gar nicht teurer sein.

### Essen nach der DASH-Diät

Die DASH-Diät, die ich in Kapitel 9 beschreibe, ist wegen des hohen Kalziumgehalts gerade für Senioren sehr gut. Viele Menschen, die sich an die DASH-Diät halten, können den Blutdruck allein damit ausreichend senken und benötigen keine Medikamente. Und dies ist durchaus erstrebenswert, weil Tabletten gegen Bluthochdruck durchaus auch Nebenwirkungen haben (siehe Kapitel 13).

Ein anderer Vorteil der DASH-Diät ist der niedrige Gehalt an gesättigten Fettsäuren und Cholesterin. Auf diese Weise können die Blutfettwerte verbessert werden und damit sinkt ein zusätzlicher Risikofaktor, einen Schlaganfall oder Herzinfarkt zu erleiden.

Der Energiebedarf von älteren Menschen ist nicht mehr so hoch wie bei jüngeren, die Ernährung sollte an diesen Umstand angepasst werden.

## Den Salzkonsum reduzieren

Viel Salz im Essen kann durch Kräuter und Gewürze ersetzt werden. Diese Umstellung ist vor allem für Senioren sehr wichtig, da sie empfindlicher auf die blutdrucksteigernde Wirkung von Salz reagieren. Je geringer die Salzaufnahme, desto niedriger sinkt der Blutdruck.

Die Kombination aus DASH-Diät und Salzreduktion führt sehr oft zu einer ausreichenden Senkung des Blutdrucks, so dass auf Medikamente verzichtet werden kann.

Aber aus mehreren Gründen kann es sehr schwierig sein, den Salzgehalt der Nahrung ausreichend zu reduzieren und sich insgesamt gesund zu ernähren:

- ✔ Der Geschmackssinn lässt mit dem Älterwerden nach, Salz wird dann fälschlicherweise als Geschmacksverstärker eingesetzt.
- ✔ Senioren leben und essen häufig alleine – frisches Essen ist häufig aufwändiger in der Zubereitung und Planung, zu große Portionen werden vor dem Verbrauch schlecht.
- ✔ Für sich alleine richtig zu kochen halten allein stehenden Senioren eventuell für zu aufwendig.
- ✔ Gerade in fertig zubereiteten Mahlzeiten ist besonders viel Salz enthalten.

# Lebensgewohnheiten für einen besseren Blutdruck ändern

Genau wie die Einschränkung des Salzkonsums bei älteren Menschen mehr hilft als bei jüngeren, können auch Änderungen der Lebensgewohnheiten in höherem Alter mehr bewirken. Am wichtigsten sind hier:

- ✔ Weniger Alkohol
- ✔ Normales Körpergewicht reduziert den Blutdruck und senkt das Herzinfarktrisiko.
- ✔ Nicht rauchen ist in jedem Alter sehr gesundheitsfördernd – Rauchen erhöht akut den Blutdruck und vor allem das Herzinfarktrisiko.
- ✔ Ausreichende tägliche Bewegung senkt nicht nur den Blutdruck, sondern ist auch insgesamt sehr gesund. Bei Erhalt der körperlichen Beweglichkeit nimmt das Sturzrisiko ab (und wenn jemand doch stürzt, sind die Folgen meist nicht so schlimm), das Gewicht ist einfacher zu reduzieren und der Alltag ist besser zu bewältigen.
- ✔ Yoga, Meditation oder Biofeedback können helfen, den Blutdruck zu senken.
- ✔ Es sollten pro Tag nicht mehr als zwei Tassen koffeinhaltiger Kaffee (oder Tee) getrunken werden.

Diese Änderungen und eine angemessene Ernährung bringen ältere Menschen mit einem Bluthochdruck schon ein ganzes Stück weiter. 1998 wurde eine Studie veröffentlicht, bei der die Hypertonie-Patienten (zwischen 60 und 80 Jahre alt) in vier Gruppen eingeteilt wurden:

- ✔ **Salzreduktion:** Am Tag waren maximal 1.800 mg Salz erlaubt.
- ✔ **Gewichtsreduktion:** Die Teilnehmer der Studie sollten mindestens fünf Kilogramm Gewicht verlieren.
- ✔ **Salzreduktion und Gewichtreduktion:** Beide Ziele der ersten beiden Gruppen sollten erreicht werden.
- ✔ **Kontrollgruppe:** Keine derartigen Änderungen wurden vorgenommen.

Nach drei Monaten konnten 30 Prozent der Studienteilnehmer die Antihypertensiva absetzen. Am besten schnitt die Gruppe ab, die sowohl den Salzkonsum als auch das Gewicht reduziert hatte. Die beiden anderen Gruppen (Salzreduktion, Gewichtsreduktion) kamen aber immer noch viel besser weg als die Kontrollgruppe. Aber das beste Ergebnis war, dass die Veränderungen noch bis zu drei Jahre nach Ende der Studie anhielten, auch wenn die Patienten vorher jahrzehntelang ungesund gegessen und sich nicht bewegt hatten.

In den USA gibt es eine Langzeit-Beobachtungsstudie, die seit 1982 um die 40.000 Menschen in Abständen von zwei bis fünf Jahren untersucht. Heraus kommt ein optimistisches Bild für die Zukunft: Unter Senioren nimmt die Häufigkeit körperlicher Einschränkungen und chronischer Erkrankungen ab. Auch die Wahrscheinlichkeit eines Bluthochdrucks wird weniger. In den 1980er Jahren sanken dauerhafte Beschwerden um 1 Prozent, in den Jahren von 1989 bis 1994 wurden sie sogar um 1,6 Prozent weniger. Offensichtlich nimmt die Wahrscheinlichkeit chronischer Erkrankungen immer mehr ab. Die Gründe dafür könnten in Änderungen der Lebensweise und in der Weiterentwicklung der Medizin liegen. Da allerdings die Zahl der Senioren immer größer wird (proportional wie absolut), werden die chronischen Erkrankungen in der Bevölkerung insgesamt nicht weniger.

## Medikamente gegen hohen Blutdruck

Manchen Menschen fällt eine Änderung ihrer Lebensweise sehr schwer. Andere müssen trotz verbesserter Lebensweise Medikamente nehmen. Gerade bei Senioren sollten folgende Punkte bei der Einnahme von Antihypertensiva bedacht werden:

- ✔ Bei einem systolischen Blutdruck über 160 mmHg sollten Medikamente genommen werden. Liegt der Druck zwischen 140 und 160 mmHg, so sprechen wir von einer Grauzone, die Entscheidung hängt dann von weiteren Faktoren ab. Liegen keine Komplikationen bzw. Begleiterkrankungen (Diabetes mellitus, erhöhte Blutfette) vor, profitieren diese Patienten nicht sicher von einem Antihypertensivum. Ist bereits eine Schädigung an Herz, Arterien oder Gehirn bekannt, sollten Medikamente eingesetzt werden.
- ✔ Die medikamentöse Therapie sollte dauerhaft erfolgen, sofern keine Nebenwirkungen dagegen sprechen. Das Alter selbst spielt keine Rolle.

- Je nach Begleiterkrankung (Herzinsuffizienz, Diabetes etc.) sollte ein entsprechend unterstützendes Medikament gewählt werden.
- Eine einmalige Tabletteneinnahme täglich ist sehr viel einfacher zu befolgen als mehrmalige Einnahmen.
- Am besten wird immer mit der halben Anfangsdosis begonnen (also ca. ein Viertel der normalen Erhaltungsdosis). Änderungen in der Dosierung sollten in sehr langsamen Schritten geschehen. Nach jeder Änderung muss abgewartet werden, ob das Medikament vertragen wird bzw. die Blutdruckeinstellung erreicht wird.
- Es muss sichergestellt werden, dass der ältere Patient selbst in der Lage ist, die Tabletten zu nehmen und gegebenenfalls auch zu teilen. Wenn nicht, muss entsprechend Hilfe bereitgestellt werden – einfach zu öffnende Verpackung, Abzählen, Bereitlegen der Tabletten durch Angehörige oder Ähnliches.
- Gerade bei Senioren muss auf die Wechselwirkungen zwischen verschiedenen Medikamenten geachtet werden, da nicht selten viele verschiedene Tabletten eingenommen werden.

## Therapie der ersten Wahl: Thiaziddiuretika

Bei einem unkomplizierten Hochdruck ist ein Diuretikum vom Thiazidtyp die erste Wahl. Allerdings sollte mit einer sehr niedrigen Dosis angefangen werden – ungefähr die Hälfte der sonst empfohlenen Anfangsdosis.

Auch wenn Senioren recht häufig einen zu hohen Cholesterinspiegel haben, muss nicht auf den Einsatz von Thiaziddiuretika verzichtet werden. Zwar ist eine mögliche Nebenwirkung, dass der Cholesterinspiegel steigt, in niedriger Dosierung wird das Diuretikum vermutlich aber keine Auswirkung auf die Blutfette haben.

Sofern der Kaliumwert im Blut niedrig oder der Kalziumwert hoch ist, sollte ein Thiazid- mit einem Kalium sparenden Diuretikum kombiniert werden, um regelmäßige Kaliumsubstitution (zusätzliche Einnahme von Kaliumtabletten) zu vermeiden. Eine wiederholte Kontrolle von Kalium und Kreatinin sollte mit dem Arzt vereinbart werden.

## Zweite Wahl: Betablocker

Wenn das Thiaziddiuretikum nicht genommen werden kann oder aus irgendeinem Grund nicht genommen werden darf, dann sind Betablocker das nächstbeste Medikament. Sie sind allerdings nicht ganz so effektiv wie Diuretika und haben auch eher etwas mehr Nebenwirkungen.

Gerade auch in der Behandlung der Herzschwäche haben sich Betablocker zu Recht etabliert. Kontraindikationen bleiben Asthma, chronisch obstruktive Lungenerkrankung oder eine starke Verengung der Blutgefäße mit Durchblutungsstörungen. Die Kombination Thiaziddiuretika mit Betablockern kann den Blutdruck oft ausreichend senken. Es stehen einige Fixkombinationen zur Verfügung.

## Dritte Wahl

Kalziumantagonisten, ACE-Hemmer und Sartane (siehe Kapitel 13) können unter Umständen auch zum Einsatz kommen – zum Beispiel wenn die Medikamente der ersten und zweiten Wahl nicht vertragen werden. Das Problem ist allerdings, dass diese Mittel der dritten Wahl bei Senioren zwar durchaus den Blutdruck senken, eine lebensverlängernde Wirkung aber bisher nicht sicher nachgewiesen worden ist.

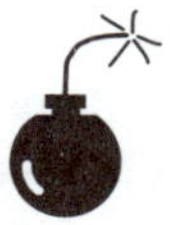

Medikamente gegen Bluthochdruck bergen auch Gefahren in sich:

- ✔ Bei der Kombination von Diuretikum und ACE-Hemmer kommt es relativ häufig zu starkem Blutdruckabfall – insbesondere bei Senioren. Darum sollte das Diuretikum ein paar Tage vor Beginn des ACE-Hemmers abgesetzt werden.
- ✔ Die Anfangsdosis von ACE-Hemmern sollte bei Senioren reduziert werden.
- ✔ Medikamente wie zum Beispiel Methyldopa, Clonidin, Moxonidin, Urapidil und die Alphablocker sind starke Mittel, die Schwindel und Depressionen verursachen können, genau wie einen starken Abfall des Blutdrucks (siehe auch den Kasten *Besondere Situationen*). Gerade bei Senioren sind diese Nebenwirkungen besonders gefährlich – weswegen sie nicht oft eingesetzt werden.

### Besondere Situationen

Eine bestehende koronare Herzkrankheit mit **Angina pectoris** ist bei Senioren nicht selten. Die Einnahme eines Betablockers bei Patienten mit Koronarer Herzkrankheit und Bluthochdruck ist nachgewiesen sinnvoll (siehe auch Kapitel 5).

ACE-Hemmer verlängern das Leben von Patienten mit **Herzinsuffizienz** und Bluthochdruck und sind deshalb in diesen Fällen das Mittel der Wahl. Auch Betablocker haben hier ihren Platz.

ACE-Hemmer und Sartane sind vor allem bei Bluthochdruck angezeigt, der von **Nierenerkrankungen** und Diabetes begleitet wird.

## Gefährliche Blutdruckabfälle vermeiden

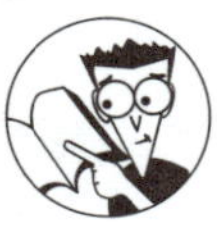

Bei Senioren kommen starke Abfälle des Blutdrucks von mehr als 20 mmHg im Stehen – gemessen eine Minute nach dem Aufstehen – in ungefähr 10 Prozent aller Behandlungen vor. Die Anzeichen reichen von Schwindel und Unsicherheit über Sehstörungen bis zur Bewusstlosigkeit. Die ohnehin erhöhte Sturzgefahr wird vor allem auch nachts begünstigt.

Zwei Vorgänge spielen bei dieser Reaktion des Körpers eine Rolle:

- ✔ Das Blut sackt in die tieferen Körperregionen ab. Bei jüngeren Menschen bewirken der Muskeltonus und die elastischen Wände der Blutgefäße, dass das Blut trotzdem zurück zum Herzen gepumpt wird.
- ✔ Spezielle Sensoren, die aktiviert werden, wenn der Blutdruck absinkt, funktionieren bei Senioren nicht immer problemlos.

  Diese Sensoren sorgen normalerweise dafür, dass das Gehirn immer ausreichend mit Blut versorgt wird. Die Blutgefäße verengen sich – das Blut wird aus Armen und Beinen zurück zum Herz befördert und das Herz schlägt stärker. Wenn diese Sensoren ausfallen, ist die Blutversorgung des Gehirns nicht sichergestellt, Schwindel und eventuell auch Funktionsverluste (zum Beispiel Sehstörungen) sind die Folge.

  Dies passiert vermehrt nach dem Essen, wenn ganz viel Blut im Rahmen der Verdauung und Nährstoffaufnahme im Magen-Darm-Trakt ist.

Diese unerwünschten Blutdruckabfälle lassen sich durch verschiedene Maßnahmen mehr oder weniger beheben:

- ✔ Tragen Sie Stützstrümpfe, die das Absacken des Blutes in den Beinen verhindern, vor allem bei bekannter Schwäche der Beinvenen kann dies zusätzliche Wassereinlagerungen ins Gewebe verhindern.
- ✔ Bewegen Sie Ihre Füße und Beine, um das Blut durch die Muskelanspannung zurück zum Herzen zu pumpen.
- ✔ Im Falle eines Wassermangels sollte dieser ausgeglichen werden.
- ✔ Erstaunlicherweise hilft häufig auch eine gute Einstellung eines Bluthochdrucks, um diese Blutdruckabfälle zu verhindern.
- ✔ Im 24-Stunden-Blutdruckprotokoll sollte eine zu starke nächtliche Blutdrucksenkung ausgeschlossen werden.
- ✔ Bei anhaltenden Flüssigkeitsverlusten durch Durchfallerkrankungen oder zum Beispiel Erbrechen sollte nach Rücksprache mit dem Arzt gegebenenfalls die Medikamentendosis reduziert werden.

# Bluthochdruck bei Kindern

# 15

## In diesem Kapitel

- Genaue Blutdruckmessung bei unruhigen Kindern
- Die Ursachen von Bluthochdruck bei Kindern
- Die Auslöser bekämpfen
- Wie das Kind bei der Therapie mithilft
- Sinnvolle Bewegungsübungen bei Kindern

Kinder sind kleiner und wachsen noch. Bei vielem achten sie sehr genau darauf, was ihre Freunde machen, sie möchten nicht auffallen. Eine chronische Erkrankung wie Bluthochdruck grenzt sie aber aus. Da Kinder das häufig nicht möchten, sind sie weniger gewillt, diese Sonderbehandlung mitzutragen. Es fällt ihnen schwer, Regeln einzuhalten, einem Ernährungsplan zu folgen, regelmäßig Sport zu treiben und Medikamente nach einem bestimmten Schema einzunehmen.

Früher kam Bluthochdruck bei Kindern sehr selten vor. Heute kann man davon ausgehen, dass von den 20 Prozent übergewichtigen Kindern bereits ein Viertel einen zu hohen Blutdruck hat. Somit zeigen 5 Prozent aller Kinder in Deutschland einen Hypertonus – eine Erkrankung, die eigentlich immer als typische Alterserscheinung galt. Hinzu kommen noch die wenigen Fälle, bei denen der Bluthochdruck eine andere Ursache hat.

Aber auch wenn Ihr Kind keine erhöhten Werte aufweist, können regelmäßige Kontrollen des Blutdrucks, wie sie der Kinderarzt durchführt, hilfreich sein. Man geht davon aus, dass die Wurzeln des erwachsenen Bluthochdrucks bereits in der Kindheit gelegt werden können. Wenn also frühzeitig erhöhte Werte festgestellt und entsprechend behandelt werden, lässt sich damit wahrscheinlich ein späterer Hypertonus verhindern.

In diesem Kapitel werden Sie alles erfahren, um eine Hypertonie bei Ihrem Kind zu verhindern. Ebenso finden Sie die nötigen Informationen, falls Ihr Kind bereits einen Hochdruck hat. Besonders wichtig bei Kindern ist, dass jeder kleine Erfolg und auch schon die Bemühungen gelobt und belohnt werden. Mit Strafen kommen wir nicht weit in unseren Bemühungen, das Verhalten der Kinder zu ändern. Gerade im Hinblick auf eine sehr langfristige Umstellung der Gewohnheiten ist eine positive Verstärkung sehr viel sinnvoller – aber wahrscheinlich haben Sie diese Erfahrung schon selbst gemacht.

# Die korrekte Messung des Blutdrucks

Genau wie bei Erwachsenen (siehe Kapitel 2) ist die exakte Messung des Blutdrucks die Basis jeglicher Diagnostik und Therapie. Gerade bei kleineren Kindern ist das allerdings manchmal gar nicht so einfach. Deshalb zeige ich Ihnen jetzt erst einmal, welche Tricks und Kniffe es für diese Untersuchung bei Kindern gibt.

## Ultraschalldoppler

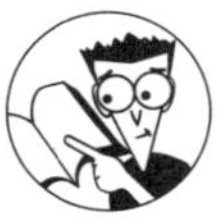

Die genaue Messung des Blutdrucks ist bei kleinen Kindern manchmal kaum mit normalen Geräten durchzuführen – die Strömungsgeräusche in dem kleinen Ärmchen sind so leise, dass auch Geübte sie mit einem Stethoskop überhören können. Kinderärzte benutzen deshalb zum Teil ein Dopplergerät, um den Blutdruck bei Neugeborenen und Säuglingen zu messen. Doppler war ein Österreicher, der entdeckte, dass Geräusche verschieden sind, wenn sie aus unterschiedlichen Richtungen kommen. Hört sich komplizierter an, als es ist: Wir alle kennen das, dass das laute Martinshorn des Krankenwagens in dem Moment, in dem er an uns vorbeifährt, seinen Ton verändert. Ähnlich ist es beim Blut: Wenn man Schallwellen auf ein Blutgefäß richtet (und genau das macht ein Ultraschallgerät), bei dem der Blutfluss durch die Manschette abgedrückt ist, dann kann das Gerät ein bestimmtes Geräusch empfangen, das von der Arterie zurückgeworfen wird. Dieses Geräusch verändert sich, sobald bei nachlassendem Manschettendruck wieder Blut durch die Arterie fließt. Das Dopplergerät sieht aus wie ein Kugelschreiber und wird auf die Arterie gerichtet. Die im Gerät ankommenden Schallwellen werden über eine spezielle Maschine für uns hörbar gemacht.

## Die richtige Manschettengröße

Für Kinder gilt ebenfalls, dass die Manschettengröße dem Armumfang entsprechen muss. Bei zu kleiner Manschette werden zu hohe Werte gemessen und umgekehrt. Mindestens 80 Prozent des Armumfangs sollten mit dem Luftkissen bedeckt sein – die Manschette selbst muss natürlich sowieso ganz herumpassen. Die Manschettenbreite sollte in etwa 40 Prozent der Oberarmlänge betragen (gemessen vom Ellenbogen bis zur Schulter). Im Zweifelsfall lieber die etwas zu große als die etwas zu kleine Manschette nehmen. Auf diese Weise produzieren Sie nicht versehentlich »schlimme Ergebnisse« und ein wirklicher Bluthochdruck wird auch mit einer zu großen Manschette wahrscheinlich nicht übersehen.

## Die richtige Technik

Geben Sie dem Kind eine Chance, sich an die Umgebung zu gewöhnen. Der fremde Raum, neue Personen, Gerüche und Geräusche sorgen oft für Unruhe und erschweren die Messung. Ein Säugling sollte bei der Blutdruckmessung ruhig liegen – oder zum Beispiel auf dem Schoß der Mutter sitzen – und weder schreien noch trinken.

Der Oberarm ist wie beim Erwachsenen auf der Höhe des Herzens, damit der Wert möglichst genau ist. Falls ein erhöhter Wert festgestellt wird, sollte immer auch am anderen Arm und eventuell an den Beinen gemessen werden.

Bei älteren Kindern (ab ungefähr drei Jahren) kann die Messung wie beim Erwachsenen mit Stethoskop erfolgen. Der systolische Wert wird durch das erste Geräusch beim Ablassen der Luft ermittelt, der systolische Wert ist genau dort, wo kein Geräusch mehr zu hören ist. Die genaue Beschreibung einer korrekten Messung finden Sie in Kapitel 2.

Falls der Blutdruck erhöht ist, sollte sofort eine Kontrollmessung erfolgen. Bleibt der Wert hoch, sind vor der Diagnosestellung noch zwei weitere erhöhte Messungen zu unterschiedlichen Zeitpunkten nötig – erst dann ist die Verdachtsdiagnose Hypertonie bestätigt.

## Die Ergebnisse der Messung interpretieren

Der Blutdruck steigt im Laufe des Lebens an. Neugeborene starten also sozusagen mit einem sehr niedrigen Wert. Um die Ergebnisse interpretieren zu können, sollte man den normalen Verlauf des Blutdrucks im Leben kennen. Dabei hängen die Werte nicht nur vom Alter, sondern auch noch von der Größe und dem Gewicht ab.

### Normale Blutdruckwerte im Kindesalter

Bei der Geburt hat ein Kind Blutdruckwerte von 70/45 mmHg. Innerhalb des ersten Monats steigt der systolische Wert auf 85 mmHg. Danach gelten in etwa die Werte, die Sie in Tabelle 15.1 finden.

| Alter | Blutdruck |
|---|---|
| Neugeborene | 70/45 mmHg |
| 5 Jahre | 115/75 mmHg |
| 6 bis 12 Jahre | 125/80 mmHg |
| 13 bis 15 Jahre | 126/78 mmHg |
| 16 bis 18 Jahre | 132/82 mmHg |
| Über 18 Jahre | 139/89 mmHg |

*Tabelle 15.1: Maximale normale Blutdruckwerte im Kindesalter*

Auch die Größe hat einen Einfluss auf den Blutdruck. Generell kann man sagen, dass größere Kinder eher einen höheren Blutdruck haben als kleinere. So kann also ein sehr großes zehnjähriges Kind einen Wert von 123/82 mmHg haben, während man bei sehr kleinen gleichaltrigen Kindern normalerweise nur Werte von 114/77 mmHg findet.

## Wenn man ungewöhnliche Werte findet

Wenn sichergestellt ist, dass die Messung korrekte Werte ergibt, dann muss man die Werte Normalwerten von Kindern mit gleichem Alter, Geschlecht und vergleichbarer Größe gegenüberstellen – auch hierfür gibt es Tabellen.

Kinder sind in einer Arztpraxis häufig ein wenig aufgeregt. Die *Weißkittelhypertonie* (siehe Kapitel 2) kommt auch bei Kindern vor. Im Zweifelsfall sollten Vergleichsmessungen zu Hause in gewohnter Umgebung stattfinden.

Für die Feststellung der normalen Werte werden die so genannten *Perzentilen* herangezogen. Die 90. Perzentile ist der Wert, unter dem 90 Prozent aller Werte bei gesunden Kindern liegen. Alles, was unterhalb der 90. Perzentile liegt, gilt als normal. Bis zur 95. Perzentile spricht man von einem erhöhten Wert, alles darüber ist wahrscheinlich eine Hypertonie. Perzentilen gibt es für verschiedene Größen und Gewichte jeweils für Mädchen und Jungen.

In Tabelle 15.1 werden die Maximalwerte für verschiedene Altersgruppen gezeigt – diese Werte entsprechen jeweils der 95. Perzentile. Die 90. Perzentile liegt sowohl systolisch als auch diastolisch jeweils ungefähr 4 mmHg darunter.

Wenn Ihr Kind Blutdruckwerte zwischen der 90. und der 95. Perzentile zeigt – also erhöhte Blutdruckwerte aufweist –, sollten Sie die Werte nach ungefähr drei Monaten kontrollieren lassen. Meist sind die Werte dann übrigens normal.

# Die Ursachen von Bluthochdruck bei Kindern

Die Ursachen von Bluthochdruck bei Kindern sind unterschiedlich. Recht häufig spielt die Familiengeschichte eine Rolle – der Blutdruck ist dann sozusagen vererbt worden, auch andere Erkrankungen kommen als Ursache in Frage. In den nächsten Abschnitten gehe ich näher auf die verschiedenen Formen ein und erkläre, warum es manche Kinder trifft und andere nicht. Es gibt Risikofaktoren, anhand derer man Kinder mit einer starken Neigung zu Bluthochdruck ermitteln kann – ganz ähnlich wie auch bei Erwachsenen. Für diese Kinder können Maßnahmen ergriffen werden, um den Ausbruch der Hochdruckerkrankung hinauszuzögern oder zu verhindern – je früher, desto besser.

## Familiäre Faktoren

Die Gene beeinflussen auf jeden Fall die Wahrscheinlichkeit, Bluthochdruck zu entwickeln. Wenn ein Elternteil an Hypertonie leidet, wird ein Drittel der Kinder ebenfalls eine Hypertonie entwickeln. Falls gar beide Eltern Hypertoniker sind, betrifft es sogar zwei von drei Kindern.

Kinder, die später aufgrund der familiären Belastung Bluthochdruck entwickeln werden, reagieren schon lange vorher in bestimmten Situationen anders als Kinder von gesunden Eltern. Typisch sind folgende Zeichen:

- ✔ Nach körperlicher Anstrengung treten extrem hohe Werte auf.
- ✔ Emotionaler Stress geht mit stärkeren Steigerungen des Blutdrucks einher.
- ✔ Häufig sind die Werte für Renin im Blut erhöht.
- ✔ Der Herzschlag steigt bei Bewegung stärker als bei Gesunden.
- ✔ Kognitive Herausforderungen wie zum Beispiel Tests und Klassenarbeiten in der Schule bewirken einen Anstieg des Blutdrucks.

Ein weiteres Anzeichen für die Bedeutung der Gene ist auch, dass adoptierte Kinder nur dann ein erhöhtes Risiko für Hypertonie haben, wenn ihre leiblichen Eltern darunter leiden, aber nicht, wenn die Adoptiveltern beide einen Hypertonus haben. Auch die Zwillingsforschung belegt den Zusammenhang: Eineiige Zwillinge haben ein Risiko von 50 Prozent, Bluthochdruck zu entwickeln, wenn der andere Zwilling betroffen ist. Für zweieiige Zwillinge liegt das Risiko deutlich niedriger.

## Das Gewicht als Risikofaktor

Übergewicht oder gar Fettleibigkeit in der Kindheit ist ein signifikanter Risikofaktor, um später Bluthochdruck zu entwickeln. Diese übergewichtigen Kinder nehmen auch mehr Salz zu sich als normalgewichtige. Der Zusammenhang zwischen Gewicht und Blutdruck besteht in jedem Lebensalter – das Besondere ist, dass auch ein Erwachsener, der nur als Kind übergewichtig war und später normalgewichtig ist, noch ein erhöhtes Risiko für Herzerkrankungen mit sich trägt. Leider bleibt bei einem Kind, das sein Übergewicht reduziert, der Blutdruck oft erhöht.

Aber auch Neugeborene mit einem niedrigen Geburtsgewicht haben als Heranwachsende einen höheren Blutdruck als ihre normalgewichtigen Kameraden.

## Bluthochdruck als Folge anderer Erkrankungen

Wenn bei einem Kind vor dem sechsten Lebensjahr eine Hypertonie auftritt, ist diese fast immer sekundär – also die Folge einer anderen Erkrankung. Meist liegt dann in diesem Alter eine Nierenerkrankung vor, die zu einem Hypertonus führt – zum Beispiel eine *Stenose* (Verengung) einer oder beider Nierenarterien oder eine *Koarktation* (*Aortenisthmusstenose* – Verengung am Ansatz der Hauptschlagader). Diese Störungen werden in Kapitel 4 näher vorgestellt.

Ab dem siebten Lebensjahr kommen auch *essenzielle* Hypertonien vor – sie sind allerdings immer noch sehr selten. Natürlich sind auch in diesem Alter noch sekundäre Hypertonien häufig die Ursache für eine Erhöhung des Blutdrucks – aber Übergewicht und Fettleibigkeit nehmen an Bedeutung zu.

Je älter das Kind wird, desto mehr ähneln die Ursachen denen von Erwachsenen. Bis zum elften Lebensjahr sind fast 90 Prozent sekundäre Hypertonien, danach gleicht sich das Ursachenspektrum immer mehr dem der Erwachsenen an.

## Die Ursache des Bluthochdrucks finden

Wenn Sie erfahren, dass Ihr Kind zu hohen Blutdruck hat, muss die Ursache dafür abgeklärt werden. Eine genaue Anamnese und körperliche Untersuchung wird die Gründe eventuell schon aufdecken. Viele Ursachen sind behandelbar.

### Wichtige Punkte in der Vorgeschichte

Da es die familiäre Häufung von Bluthochdruck gibt, sollte der Arzt über Hypertonie-Fälle in der Familie informiert werden. Hier zählen nicht nur die Eltern oder Geschwister, sondern auch Großeltern und andere nicht allzu weit entfernte Verwandte. Auch starkes Übergewicht in der Familie erhöht das Risiko für das Kind.

Weiterhin ist die Vorgeschichte des Kindes selbst wichtig, da es einige Erkrankungen gibt, die typischerweise zu einem Nierenschaden führen können. Zum Beispiel ist dies bei wiederholten Entzündungen von Blase und Nieren der Fall. Bei älteren Kindern muss auch der Konsum von Drogen in Betracht gezogen werden – Amphetamine oder Kokain können solche Schäden verursachen. Unter Umständen hilft hier ein Bluttest weiter.

Natürlich muss auch nach der Ernährung geschaut werden: Konsumiert das Kind große Mengen an hochkalorischem Essen oder große Mengen Salz – unter Umständen versteckt in Nahrungsmitteln wie Chips oder Nüsschen?

### Die körperliche Untersuchung

Zunächst einmal ist die genaue Pulsmessung wichtig. Ein sehr schneller Puls kann auf die Erhöhung bestimmter Hormone hinweisen. Die Feststellung von Größe und Gewicht wird benötigt, damit der Blutdruck in die korrekte Perzentile eingeordnet werden kann.

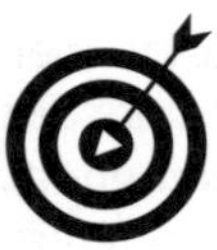

Wenn Sie zu Hause das Gewicht Ihres Säuglings feststellen möchten, können Sie sich einmal alleine und dann mit dem Kind auf dem Arm wiegen. Die Differenz ist dann das Gewicht des Kindes.

Bei der körperlichen Untersuchung von Kindern und Jugendlichen sind vor allem die folgenden Punkte wichtig, wenn es um die Diagnose eines Bluthochdrucks geht:

- ✔ Der Blutdruck sollte an beiden Armen und auch an einem Bein kontrolliert werden, wenn erhöhte Werte auftauchen. So kann man einer *Koarktation* (Verengung der Hauptschlagader) auf die Spur kommen.

- ✔ Das Aussehen des Kindes kann Hinweise zum Beispiel auf einen *Morbus Cushing* (Cushing-Syndrom, siehe Kapitel 4) liefern. Typischerweise findet man dann ein rundes, gerötetes Gesicht und Hautunregelmäßigkeiten (dunkle Dehnungsstreifen) am Körper.
- ✔ Bei einer Verengung der Nierenarterien kann man unter Umständen besondere Strömungsgeräusche mit dem Stethoskop hören.
- ✔ Bei einer Augenuntersuchung können Veränderungen gesehen werden, die mit einem Bluthochdruck einhergehen.
- ✔ Die Größe und Konsistenz der Schilddrüse zeigt unter Umständen Ursachen der Hypertonie an.
- ✔ Eine Herzuntersuchung gibt Hinweise auf eine Vergrößerung des Pumporgans als Folge des erhöhten Blutdrucks.
- ✔ Der Bauch sollte abgetastet werden, um Tumoren zu finden, die den Hypertonus auslösen können.

## Blutuntersuchungen, die hilfreich sein können

Falls eine bestimmte Erkrankung als Ursache des sekundären Bluthochdrucks vermutet wird, sollten spezielle Laboruntersuchungen durchgeführt werden (siehe Kapitel 4). Ansonsten helfen folgende Untersuchungen bei der Diagnosefindung weiter:

- ✔ Im Urin kann eine Infektion gesehen werden, die den Nierenschaden verursacht. Außerdem tauchen im Urin möglicherweise Blut oder Eiweiß auf – ein Hinweis auf Schädigungen in der Niere.
- ✔ Da die Ursache sehr häufig in den Nieren liegt, sollte auf jeden Fall eine Ultraschalluntersuchung beider Nieren durchgeführt werden – so kann man Größe, Form und Struktur erkennen.
- ✔ Im Blut werden die Stoffe gemessen, die eine Aussage über die Nierenfunktion zulassen.
- ✔ Ein Aldosteron produzierender Tumor würde sich auf den Kaliumspiegel im Blut auswirken, deshalb sollte auch dieser Wert im Blut bestimmt werden.

Nachdem all diese Analysen durchgeführt wurden, kann der Arzt bei den meisten Kindern schon eine Ursache des erhöhten Blutdrucks benennen. Sofern es etwas *Reversibles* (also Wieder-rückgängig-zu-Machendes) ist, muss eine entsprechende Behandlung erfolgen. Bei einer Verengung der Gefäße zum Beispiel wäre eine Operation nötig. Ist das Nierengewebe allerdings dauerhaft geschädigt, muss versucht werden, diesen Prozess zu stoppen oder zumindest zu verlangsamen. Hier ist es sehr wichtig, den erhöhten Blutdruck durch Änderungen der Lebensweise und eventuell mit Hilfe von Medikamenten zu normalisieren.

## Den Anfang machen: Änderungen der Lebensweise

Auch bei Kindern gilt, dass Änderungen in der Lebensweise den Blutdruck senken können. Vielfach ist sogar nichts Weiteres nötig – vor allem bei älteren Kindern. Folgende Maßnahmen sollten Sie gemeinsam mit Ihrem Kind ergreifen:

- ✔ **Gewichtsreduktion:** Sofern das Kind Übergewicht hat, sollte eine Gewichtsabnahme das erste Ziel sein. Dafür können Sie erst einmal gemeinsam beobachten, was Ihr Kind den ganzen Tag über isst. Gemeinsam finden Sie dann die Quellen von überflüssigen Kalorien und können versuchen, diese zu vermeiden. Auch auf ein Übermaß an gesättigten Fettsäuren und Cholesterin sollte verzichtet werden. Das Ziel ist kein schneller Gewichtsverlust – dann wären die überflüssigen Pfunde nämlich ganz schnell wieder auf den Rippen. Es geht darum, dauerhaft die Ernährung umzustellen und so allmählich das Extragewicht zu reduzieren. Deshalb dürfen auch hin und wieder die ungesunden Lieblingsgerichte Ihres Kindes auf dem Speiseplan stehen (Pizza, Pommes oder Schokoladenpudding). Nur sollten diese Kalorien- und Fettbomben nicht im Übermaß genossen werden.

- ✔ **Salzrestriktion:** Der Einschränkung der Salzzufuhr kommt eine Schlüsselfunktion bei der Behandlung des Bluthochdrucks zu. Allerdings müssen viele sich erst langsam wieder an den salzärmeren Geschmack gewöhnen. Dies erfordert Geduld und Fantasie – andere Gewürze können ausprobiert werden. Wenn Sie und Ihr Kind sich aber daran gewöhnt haben, wird es eine lebenslange Unterstützung für eine gesunde Ernährung sein. Wenn gleichzeitig noch auf eine kaliumreiche Ernährung geachtet wird, hat dies zusätzlich positiven Einfluss auf den Blutdruck. Kalium ist zum Beispiel in relativ hoher Konzentration in grünen Bohnen, Broccoli, Blumenkohl, Karotten, Spinat, Blattsalat, Bananen und Orangen enthalten.

- ✔ **Gesundes Essen:** Das Ziel ist es, möglichst viel Obst und Gemüse zu essen und dabei quasi automatisch viele Ballaststoffe zu sich zu nehmen und an Fett zu sparen. Die DASH-Diät (siehe Kapitel 9) hilft sowohl bei übergewichtigen als auch bei normalgewichtigen Kindern, den Blutdruck zu vermindern.

- ✔ **Bewegung:** Auch die sportliche Betätigung hat eine Schlüsselfunktion bei der gesunden Lebensweise. Es ist wichtig, dass Ihr Kind begreift, wie wichtig Bewegung für unsere Gesundheit ist – natürlich zusammen mit der Ernährung. In den nächsten Abschnitten gehe ich noch etwas näher darauf ein, weil es immer wieder Fragen zu extremer körperlicher Belastung und Bluthochdruck beim Kind gibt.

- ✔ **Stressvermeidung:** Wenn Stress bei der Entstehung des Hypertonus eine Rolle spielt, dann sollten Sie auch darüber nachdenken. Zum einen ist es sinnvoll, einfache Methoden zur Stressbewältigung zu erlernen (Autogenes Training, Ruhezeiten, Vermeidung von Reizüberflutung und so weiter). Vielleicht hat Ihr Kind aber auch Schwierigkeiten, mit der Sonderrolle durch die chronische Krankheit »Hypertonie« umzugehen. Unter Umständen sind hier Extragespräche oder -maßnahmen notwendig.

- ✔ **Vermeidung von Kaffee:** Es gibt Kinder, die bereits Kaffee trinken. Der Verzicht auf Kaffee ist eine wichtige Maßnahme, den Blutdruck zu senken. Diese Umstellung fällt sicher leichter, je früher damit angefangen wird. Und der Nutzen des Kaffeeverzichts hält bis ins Erwachsenenalter an.

- ✔ **Kein Nikotin:** Viele Kinder fangen schon in einem frühen Alter an zu rauchen. Sie sollten hier eine klare Position beziehen und das Rauchen verbieten. Allerdings müssen Sie dann selbst als gutes Vorbild voranschreiten und selbst aufhören, sofern Sie rauchen. Jemand, der die Gefahren des Rauchens predigt und selber raucht, ist unglaubwürdig.
- ✔ **Blutzucker kontrollieren:** Sofern Ihr Kind einen Diabetes hat, ist es nicht nur wegen der speziellen Gefahren des hohen Blutzuckers sinnvoll, diesen zu senken. Meist hat eine gute Blutzuckereinstellung auch positive Auswirkungen auf den Blutdruck.

## Umgang mit extremer körperlicher Anstrengung

Viele Kinder haben großen Spaß an Leistungssport und möchten wegen Bluthochdruck nicht darauf verzichten. Solange kein extremer Bluthochdruck oder bereits Schädigungen von Augen, Niere oder Herz vorliegen, ist ein erhöhter Blutdruck auch kein Hindernis. Ihr Kind sollte den Sport ausüben, der ihm am besten gefällt – denn dann wird es sich auch am ehesten regelmäßig bewegen.

Sofern ein extrem hoher Blutdruck vorliegt (siehe Tabelle 15.2), sollte Ihr Kind allerdings keine Sportart auswählen, bei der große körperliche Anstrengungen normal sind – also zum Beispiel Bodybuilding, Rudern, Boxen oder Wettbewerbssportarten wie Sprinten. Sicher sind in diesem Fall eher Ausdauersportarten sinnvoll, bis der Blutdruck sich auf einem normalen Niveau eingependelt hat und Folge-Erkrankungen an Augen, Herz und Nieren ausgeschlossen sind.

| Altersgruppe | Obergrenze des Blutdrucks |
|---|---|
| 6 bis 9 Jahre | 129/85 mmHg |
| 10 bis 12 Jahre | 133/89 mmHg |
| 13 bis 15 Jahre | 143/91 mmHg |
| 16 bis 18 Jahre | 149/97 mmHg |

*Tabelle 15.2: Blutdruckgrenzen für Extremsportler*

Sofern bei Ihrem Kind Bluthochdruck und eine Erkrankung am Herzen oder den Blutgefäßen bekannt ist, bestimmt die Schwere der Herz- oder Gefäßerkrankung die Einschränkung beim Sport. Sprechen Sie unbedingt mit Ihrem Arzt über dieses Thema.

Eigentlich sollte jeder Sportler auf muskelaufbauende Mittelchen verzichten, für Hypertoniker gilt dies aber ganz besonders, da sie teilweise großen Einfluss auf den Blutdruck haben. Umgekehrt sind manche der Antihypertonika (zum Beispiel Betablocker und Diuretika) bei Sportlern als Dopingmittel eingestuft. Gegebenenfalls müssen die Betroffenen auf andere Mittel ausweichen. Auch darüber sollten Sie mit Ihrem Arzt sprechen.

## Der Einsatz von Medikamenten

Im Grunde unterscheidet sich der Medikamenteneinsatz bei Kindern nicht wesentlich von dem bei Erwachsenen. Ein leichter Bluthochdruck wird mit niedrig dosierten Diuretika behandelt (siehe Kapitel 13) – falls nötig, wird ein Betablocker kombiniert.

Falls die Kombination aus Betablocker und Diuretikum den Blutdruck nicht ausreichend senkt, kommen auch ACE-Hemmer, Sartane oder Kalziumantagonisten ins Spiel. Bei Kindern ist es oft sinnvoll, die Therapie mit möglichst wenig Tabletten am Tag durchzuführen, da die *Compliance* (Therapietreue) bei zunehmender Tablettenzahl schlechter wird.

Regelmäßige Kontrollen des Blutdrucks sind bei Kindern eher noch wichtiger, um einerseits die Medikamentennahme zu überprüfen und auch um eine möglichst perfekte Therapie zu erreichen. Hier sollten Sie als Eltern durch tägliche Blutdruckmessungen die Behandlung unterstützen. Häufig sind die Kinder gerne bereit, Ess- und Lebensgewohnheiten umzustellen, wenn sich dadurch das tägliche Schlucken einer Tablette vermeiden lässt.

Die Medikamenteneinnahme wird nicht selten zum Machtspiel zwischen Eltern und Kindern. Bewahren Sie die Ruhe und versuchen Sie Ihrem Kind immer wieder zu vermitteln, dass es die Tabletten nicht für Sie, sondern für die eigene Gesundheit einnimmt. Versuchen Sie, Ihrem Kind ein Partner bei der Therapie zu sein und nicht der Kontrolleur.

Ihr Arzt wird in regelmäßigen Abständen überprüfen, ob die Tabletten noch nötig sind. Es ist durchaus möglich, dass eine Gewichtsreduktion, mehr Sport oder eine Umstellung bei der Ernährung die Medikamente nach einiger Zeit überflüssig macht. Das sollte auf jeden Fall das Ziel sein.

# Frauen und Bluthochdruck

16

### In diesem Kapitel

- Einflüsse der Schwangerschaft auf den Bluthochdruck
- Präeklampsie, Eklampsie und das HELLP-Syndrom
- Vorkehrungen während der Geburt
- Die Hormonersatztherapie bei Wechseljahrbeschwerden

Für uns Ärzte ist die Versorgung einer schwangeren Frau immer wieder eine sehr schöne und positive Erfahrung. Zu Beginn steht eine glückliche Frau und am Ende haben wir eine *über*glückliche Frau und einen neuen gesunden Menschen – zumindest ist es doch fast immer so. Allerdings treffen wir auch hin und wieder auf medizinische Probleme in der Schwangerschaft (*Gestosen* = schwangerschaftsspezifische Krankheiten) – zum Beispiel Bluthochdruck.

Der Bluthochdruck bei einer Schwangeren ist nicht ganz einfach: Der Hypertonus kann vor oder während der Schwangerschaft auftreten und er kann vorübergehend oder permanent sein. Meist ist aber die Diagnose und Behandlung einfach und erfolgreich. Allerdings kann es in seltenen Fällen auch plötzlich zu sehr starken Symptomen und einer akuten Gefährdung von Mutter und Kind kommen. Auf diese Präeklampsie komme ich weiter unten noch zurück.

In diesem Kapitel möchte ich Ihnen die verschiedenen Ursachen zeigen, die zu Bluthochdruck in der Schwangerschaft führen können, und was dann jeweils zu tun ist. Meine Hoffnung ist, dass Sie nach der Lektüre dieses Kapitels beeindruckt sind von dem Wunder der Schwangerschaft und Geburt – und dass Sie gleichzeitig wissen, was geschieht, wenn ein Bluthochdruck in dieser Situation Komplikationen verursacht.

## Die normale Reaktion des Blutdrucks auf die Schwangerschaft

Die besondere Situation einer Schwangerschaft hat auch Auswirkungen auf den Blutdruck. Der Körper einer Schwangeren passt sich den besonderen Umständen an, um für das wachsende Kind die bestmöglichen Bedingungen bereitzustellen. Über die *Plazenta* (Mutterkuchen) und die Nabelschnur muss der Embryo ausreichend mit Nährstoffen versorgt werden. Zu diesem Zweck weiten sich die Blutgefäße der Schwangeren und sie lagert mehrere Liter Wasser und zusätzliches Salz ein.

Durch die Weitstellung der Blutgefäße sinkt der Blutdruck während der ersten sechs Monate einer Schwangerschaft normalerweise ab. Auch wenn vorher ein Bluthochdruck bestand, kann häufig in dieser Zeit auf Medikamente verzichtet werden. Sofern bei Ihnen bereits vor der Schwangerschaft ein Bluthochdruck bekannt ist, sollten in den neun Monaten regelmäßig

Kontrollen stattfinden, damit Sie gegebenenfalls die Medikamente reduzieren oder absetzen können – allerdings sollten Sie das niemals ohne Ihren Arzt machen.

Falls Sie an einer Nierenfunktionsstörung leiden, kann diese sich in der Schwangerschaft verschlechtern – nicht selten kommt es zu einer Niereninsuffizienz. Sie sollten bei der Familienplanung den Rat Ihres Arztes einholen. Aus diesem Grund sollten auch alle Frauen mit Bluthochdruck, die eventuell schwanger werden könnten, zuvor eine Untersuchung anstreben – es sollte klar sein, ob an den typischen Organen (Herz, Nieren, Augen) bereits Schäden durch den Hypertonus vorhanden sind (mehr Informationen zu den Endorganschäden finden Sie in Kapitel 8).

### Normale Hormonveränderungen in der Schwangerschaft

Während der gesamten Schwangerschaft spielen die Hormone eine sehr bedeutende Rolle. Zunächst muss der Körper der Frau auf die Versorgung des Embryos vorbereitet werden, damit das Kind ausreichend versorgt wird, und schließlich die Geburt in die Wege geleitet werden. Und auch nach der Geburt wird die Produktion der Milch beim Stillen über Hormone geregelt. Auch der Spiegel von Renin, das produziert wird, sobald die Nieren einen Blutdruckabfall bemerken, steigt an (siehe Kapitel 4 für mehr Informationen zu Renin). Dies hängt wohl einerseits mit dem erhöhten Blutvolumen zusammen, andererseits produziert die Plazenta selbst Renin. Ebenso steigen Östrogen, Progesteron und Prolaktin an. Letzteres bereitet das Stillen vor. Östrogen ist wahrscheinlich verantwortlich für den vermehrten Blutfluss. Seit einiger Zeit ist auch bekannt, dass Relaxin aus der Plazenta die Blutgefäße öffnet.

# Die Ursachen für Hypertonie in der Schwangerschaft

Viele verschiedene Faktoren können bei der Entwicklung des Hypertonus in der Schwangerschaft eine Rolle spielen. Am wichtigsten ist aber erst einmal die Feststellung, ob der Blutdruck bereits vor der Schwangerschaft erhöht war oder erst während der Schwangerschaft stieg. Die Konsequenzen sind hier völlig verschieden.

## Chronische Hypertonie

Eine Frau, bei der Blutdruckwerte von mehr als 140/90 mmHg bereits vor der Schwangerschaft oder vor der 20. Schwangerschaftswoche (SSW) festgestellt wurde, hat eine chronische Hypertonie, die unabhängig von der Schwangerschaft besteht – denn typischerweise würde gerade in der ersten Hälfte der Blutdruck eher niedrig sein. Viele Frauen kennen ihren normalen Blutdruck ja gar nicht – erst im Rahmen der Schwangerschaftsuntersuchungen wird der Druck gemessen.

Wie oben schon erwähnt, ist es eventuell möglich, die medikamentöse Therapie bei Hypertonie in der Schwangerschaft zu reduzieren. Solange der diastolische Blutdruck nicht über 100 mmHg steigt, werden die Antihypertonika auch erst nach der Geburt wieder eingesetzt. Falls es doch nötig ist, während der Schwangerschaft ein Antihypertensivum einzusetzen, so kommen als erste Wahl Methyldopa und sonst Betablocker in Betracht. Kalziumantagonisten können im Prinzip auch eingesetzt werden, allerdings liegen keine Langzeiterfahrungen über mögliche Auswirkungen auf das Kind vor (mehr Informationen zu den Medikamenten finden Sie in Kapitel 13).

Sofern Sie schwanger sind und einen hohen Blutdruck haben, sollten Sie sich mit den in Kapitel 13 erwähnten Medikamenten vertraut machen. ACE-Hemmer und Sartane sind in der Schwangerschaft nicht geeignet, da sie dem Embryo schaden können. Auch Diuretika sollten nicht eingesetzt werden.

Hypertonikerinnen sollten in der Schwangerschaft keine großen körperlichen Anstrengungen auf sich nehmen. Die Versorgung des Kindes könnte dadurch gefährdet sein.

Eine chronische Blutdruckerhöhung in der Schwangerschaft ist eine potenzielle Gefahr für das Wohlergehen von Mutter und Kind – vor allem, wenn der diastolische Wert über 110 mmHg liegt. Folgende Zwischenfälle können auftreten:

- ✔ Das Risiko einer Präeklampsie (über die Sie in den folgenden Abschnitten mehr erfahren) ist deutlich erhöht.
- ✔ Erkrankungen und auch Todesfälle sind bei den Kindern häufiger: Es drohen Entwicklungsstörungen und Frühgeburten – häufigere Kontrollen sind sinnvoll.
- ✔ Sofern bereits vorher eine Beeinträchtigung der Nierenfunktion vorlag, kann diese sich möglicherweise dramatisch verschlechtern.

## Präeklampsie

Eine Präeklampsie ist ein Bluthochdruck einhergehend mit Symptomen wie Kopfschmerz (typisch frühmorgendlich im Hinterkopfbereich), Sehstörungen, Magenkrämpfen, Ohrensausen, Schwindel, Nervosität, Herzklopfen, Nasenbluten und Belastungsluftnot. Es können starke Wassereinlagerungen (Ödeme) auftreten, im Urin kann außerdem meist eine gesteigerte Eiweißausscheidung festgestellt werden. Typischerweise tritt die Erkrankung nach der 20. SSW, meist sogar erst im letzten Drittel der Schwangerschaft auf. Mit der Geburt enden auch die Symptome.

Die Ursachen einer Präeklampsie werden noch erforscht. Wir wissen heute, dass diese Störung in Industrienationen bei ungefähr 1 bis 5 Prozent aller Schwangerschaften vorkommt – in weniger entwickelten Ländern ist sie eher noch häufiger. Besonders folgende Umstände erhöhen das Risiko einer Präeklampsie:

- Erste Schwangerschaft bei Frauen unter 16 Jahren
- Zwillingsschwangerschaften
- Vermehrte Fruchtwasserbildung
- Vorbestehender Bluthochdruck
- Diabetes mit bereits vorhandenen Komplikationen wie Augen-, Nieren- oder Nervenerkrankungen
- Nierenerkrankungen, die schon vor der Schwangerschaft bestanden
- Eine Präeklampsie in einer vorherigen Schwangerschaft
- Bekannte Präeklampsie in der Familie – vor allem bei der Mutter

## Die Präeklampsie verhindern

Bisher gibt es keine speziellen Methoden, eine Präeklampsie erfolgreich zu verhindern. Seit vielen Jahren versucht man bereits, wirkungsvolle Wege zu finden, damit es gar nicht erst zu den Symptomen kommt. Wir gehen davon aus, dass alles, was dazu beiträgt, dass eine Schwangere bei bestmöglicher Gesundheit ist, auch hilft, eine Präeklampsie zu verhindern.

Umgekehrt sollte alles vermieden werden, was dem Kind oder der Mutter schaden könnte. So sollte zum Beispiel der Konsum von Alkohol und das Rauchen am besten bereits vor der Schwangerschaft aufgegeben werden, spätestens jedoch sobald die Schwangerschaft bekannt ist (in Kapitel 11 finden Sie viele Tipps und Informationen zum Verzicht auf Alkohol und Rauchen).

Die Forschungen der letzten Jahre haben ergeben, dass bei der Entwicklung dieser Störung offensichtlich Stoffe eine Rolle spielen, die bei der Schwangeren die Arterien verengen. Dadurch wird der Blutdruck erhöht, gleichzeitig wird offensichtlich auch die Produktion von Stoffen, die die Gefäße erweitern, verringert. Auch Kalzium wurde eine Weile untersucht, weil es Anlass zur Hoffnung gab, dass man damit das Auftreten einer Präeklampsie verhindern könnte. Untersuchungen haben aber leider ergeben, dass dies nicht der Fall ist.

## Die Diagnose der Präeklampsie

Bei den Untersuchungen in der Schwangerschaft wird auch immer der Blutdruck gemessen. Steigt dieser in der zweiten Hälfte der Schwangerschaft auf 140/90 mmHg und findet man zusätzlich noch hohe Eiweißwerte im Urin (dieses Symptom kann allerdings auch fehlen), so klingeln die Alarmglocken. Der Eiweißverlust im Urin geht meist auch mit Wassereinlagerungen in Füßen und Beinen einher – da diese aber auch ohne eine Präeklampsie vorkommen können, gehören sie nicht unbedingt zur Diagnose. Allerdings findet man häufig noch ein oder mehrere der folgenden Symptome:

- Kopfschmerzen – vor allem morgens im Hinterkopfbereich
- Schwindel, Ohrensausen

- ✔ Plötzliche, starke Gewichtszunahmen (normal: 500 Gramm pro Woche, beziehungsweise zwölf Kilogramm in der gesamten Schwangerschaft)
- ✔ Bauchschmerzen, Herzklopfen, Luftnot bei Belastung

Auch wenn nur der Verdacht auf eine Präeklampsie besteht, sollte sofort mit der Behandlung und engmaschigen Kontrollen begonnen werden. Diese Erkrankung sollte lieber einmal zu viel als zu wenig behandelt werden. Zwar wird man auch hier noch mal zur Kontrolle den Blutdruck messen, bevor man mit der Therapie loslegt, aber dies sollte nach wenigen Stunden oder Tagen passieren und nicht erst nach Wochen.

Manche Frauen entwickeln bestimmte Anzeichen einer Präeklampsie – zeigen aber völlig normale Blutdruckwerte. Eine gefürchtete Komplikation nennt man *HELLP-Syndrom.* HELLP ist dabei die Abkürzung für **H**ämolyse (Zerstörung der roten Blutkörperchen), **e**rhöhte **L**eberwerte und niedrige (**l**ow) Blutplättchenwerte (**pl**atelets). Bei Kopfschmerzen, Übelkeit und Bauchschmerzen in der Schwangerschaft kann ein HELLP-Syndrom vorliegen. Dies ist ebenfalls eine schwere Erkrankung, die Geburt sollte sofort eingeleitet werden.

### Überlegungen, wie eine Präeklampsie entsteht

Auch wenn der genaue Mechanismus nicht bekannt ist, weiß man, dass eines der anfänglichen Ereignisse – vielleicht sogar das auslösende Ereignis – eine Fehlfunktion der Plazenta ist. Offensichtlich schafft der Mutterkuchen es nicht, ausreichend Blutgefäße zu bilden, um sich mit der Gebärmutter zu verbinden. Leider folgt daraus, dass der Embryo nicht genügend versorgt werden kann. Gerade bei Zwillingsschwangerschaften, Diabetes und bestehendem Bluthochdruck ist das oft der Fall.

Sobald die Plazenta feststellt, dass das Kind nicht ausreichend versorgt wird, produziert sie mehr Hormone, die die Blutgefäße enger stellen, und weniger gefäßerweiternde. Dadurch steigt der Blutdruck an. Offensichtlich liegt eine familiäre Veranlagung für eine Präeklampsie vor: Wenn die Mutter der Schwangeren bereits an dieser Schwangerschaftskomplikation litt, ist das Risiko für die Tochter größer.

Auf der anderen Seite wird auch das Immunsystem als Auslöser diskutiert. In einer normalen Schwangerschaft stößt die Immunabwehr der Mutter das Gewebe des Kindes nicht ab, auch wenn es sozusagen fremdes Gewebe ist. Dieser Fall wird aber bei der Präeklampsie angenommen. Es wird auch diskutiert, dass eine Präeklampsie seltener auftritt, wenn die Eltern schon längere Zeit vor der Schwangerschaft Sexualkontakt miteinander hatten. Auf diese Weise konnte sich der Körper der Mutter schon auf fremdes Gewebe einstellen.

## Verschlechterung der Präeklampsie

Wenn eine Präeklampsie schlimmer wird, verstärken sich alle Anzeichen und Symptome. Der Kopfschmerz wird stärker und andauernder, die Unruhe wird größer, die Magenkrämpfe verschlimmern sich. Manchmal kommen noch neue Symptome hinzu:

- ✔ Wachstumsverzögerung beim Embryo
- ✔ Fehlender Anstieg der Herzfrequenz beim Embryo, zum Beispiel wenn er sich bewegt – normalerweise würde der Puls dann ein wenig ansteigen
- ✔ Ablösung der Plazenta mit Blutungen und Gefährdung des Kindes
- ✔ Zunehmendes Nierenversagen
- ✔ Erhöhte Werte für Harnsäure im Blut
- ✔ Entwicklung einer *Anämie* (Blutarmut) wegen der *Hämolyse* – also des vermehrten Abbaus – von roten Blutkörperchen (*Erythrozyten*)
- ✔ Gestörte Blutgerinnung mit Thromboseneigung und krankhaften Gerinnungstests
- ✔ Bei extremer Zuspitzung sogar Herzversagen bei der Schwangeren

Wenn diese Symptome auftreten, ist die Lage sehr ernst – eine sofortige Behandlung ist nötig, um das Leben von Mutter und Kind zu retten. Im Krankenhaus gibt es erfahrene Spezialisten, die mit diesen Situationen umgehen können.

## Die Behandlung der Präeklampsie

Theoretisch besteht die Möglichkeit, eine Präeklampsie durch den Abbruch der Schwangerschaft zu beendigen. Ab der 36. Schwangerschaftswoche kann unmittelbar eine Geburt eingeleitet werden. Ist das Kind noch nicht so alt, können aber Komplikationen auftreten, weil noch nicht alle Organsysteme ausgereift sind. Generell versucht man, die Schwangerschaft so lange wie möglich bestehen zu lassen, damit das Kind die besten Chancen auf einen unkomplizierten Start ins Leben hat. Jeder Tag im Mutterleib ist dabei sehr wertvoll. Allerdings geht dies nur, solange keine Gefahr für das Leben der Mutter besteht.

Ein paar Dinge sind hilfreich, um die Geburt noch ein wenig hinauszuzögern:

- ✔ Engmaschige Kontrollen von Blutdruck im Tagesverlauf (auch nachts!), Gewicht, Urin, Nierenfunktion, Leberenzymen und Blutbild – ebenso Kindsbewegungen und -entwicklung, um auf Veränderungen rasch reagieren zu können.
- ✔ Je nach Schweregrad ist eine absolute Bettruhe für die Schwangere sinnvoll, Sedativa helfen zur Ruhigstellung und erhöhen zudem die Krampfschwelle.
- ✔ Ausgewogene Ernährung, kein Rauchen, kein Alkohol. Auf eine Salzrestriktion sollte verzichtet werden, da damit das Plasmavolumen zwar abnimmt, die Plazenta aber noch schlechter durchblutet wird.

- ✔ Senkung des diastolischen Blutdrucks auf Werte zwischen 90 und 110 mmHg. Hierfür können Medikamente direkt in die Vene gegeben werden, damit sie recht schnell wirken.
- ✔ Es besteht keine sichere Datenlage über den frühzeitigen Einsatz von Antihypertensiva zur Verminderung der Komplikationen. Wohl aber kann man damit das Risiko senken, dass sich eine schwere Hypertonie entwickelt. Diese wiederum bestimmt das Ausmaß der Sterblichkeit von Mutter und Kind.
- ✔ Die Gabe von Magnesium kann das Auftreten von Krampfanfällen verhindern. Krampfanfälle sind eine Komplikation der Präeklampsie – sobald ein Krampfanfall auftritt, spricht man von Eklampsie.

Wenn man diese Dinge befolgt, können der Übergang einer Präeklampsie in eine Eklampsie (die Eklampsie beschreibe ich in den nächsten Abschnitten) und Komplikationen der Erkrankung meist verhindert werden.

Auch für Schwangere mit einer Präeklampsie ist meist die vaginale Entbindung (Geburt auf dem normalen Weg, also durch die Scheide) möglich. So wird der zusätzliche Stress einer Narkose und Operation für Mutter und Kind vermieden. Auf der anderen Seite muss die Entscheidung je nach Begleiterkrankungen und dem Zustand des Kindes interdisziplinär getroffen werden.

Nach der Geburt verschwinden die Symptome meist von selbst nach wenigen Tagen oder Wochen – sofern noch keine dauerhaften Organschäden vorliegen. Normalerweise bleibt auch der Blutdruck nicht erhöht. Sofern keine dauerhaften Organschäden vorliegen, ist auch die Wahrscheinlichkeit einer Präeklampsie in den folgenden Schwangerschaften nicht wesentlich erhöht.

## Die Eklampsie

Wenn bei einer Schwangeren mit Präeklampsie Krampfanfälle oder andere neurologische Symptome (wie zum Beispiel Augenflimmern und gesteigerte Reflexe) auftreten, sprechen wir von einer *Eklampsie*. Zum Glück kommt dies nur sehr selten vor – ungefähr zweimal bei tausend Schwangerschaften –, denn eine Eklampsie ist für Mutter und Kind ein lebensbedrohlicher Zustand.

Der Auslöser des Anfalls ist eine Engstellung der Gefäße im Gehirn – die Zellen werden nicht mehr ausreichend mit Sauerstoff und Nährstoffen versorgt. Am ehesten treten solche Krämpfe vor der Geburt auf, aber manchmal kommt es auch noch nach der Entbindung zu diesem Zwischenfall. Der Blutdruck muss zum Zeitpunkt des Krampfanfalls nicht unbedingt erhöht sein – jede fünfte Patientin hat unmittelbar vorher Werte unter 140/90 mmHg.

Sofern ein solcher Anfall im Krankenhaus passiert, wird schnell Hilfe zur Stelle sein. Aber häufig passiert es zu Hause, weshalb Sie wissen sollten, was in diesem Fall zu tun ist. Wie bei vielen Zwischenfällen ist eine stabile Seitenlage eine gute Lagerung, damit die Krampfende nicht an Erbrochenem ersticken kann. Diese Stellung ist auch für die Durchblutung der Plazenta vorteilhaft. Damit sich die Schwangere nicht auf die Zunge beißt, kann ein Keil (am besten aus Gummi) zwischen die Zähne geschoben werden, gefährliche Gegenstände sollten beim Krampfanfall aus dem Weg geräumt werden. Auf jeden Fall sollten Sie dann 112 anrufen und einen Notarzt anfordern.

Der Arzt wird dann sofort Magnesium oder Diazepam spritzen, um den Krampf zu unterbrechen. Gegebenenfalls wird dann der Hypertonus behandelt und die Atmung unterstützt. Gleichzeitig wird das Kind untersucht und – sobald die Lage stabil ist – die Geburt eingeleitet. Auch jetzt wäre eine vaginale Entbindung prinzipiell wünschenswert, häufig ist aber ein Kaiserschnitt auch aus Zeitgründen notwendig.

Nach der Geburt wird eventuell die krampflösende Medikation noch ein paar Tage fortgesetzt, bis die Zeichen einer Präeklampsie oder Eklampsie verschwunden sind. Genau wie bei der Präeklampsie gilt auch für die Eklampsie, dass sie sich wahrscheinlich in einer nächsten Schwangerschaft nicht wiederholt. Meist normalisieren sich auch die Blutdruckwerte recht schnell nach der Geburt.

## Präeklampsie bei chronischem Hypertonus

Wenn eine Frau bereits vor der Schwangerschaft einen erhöhten Blutdruck hatte und dann in den neun Monaten noch an einer Präeklampsie leidet, ist das Risiko für Mutter und Kind größer, als wenn nur eine der beiden Erkrankungen vorliegt. Es ist unter Umständen schwierig zu entscheiden, ob der Blutdruck nur steigt oder ob eine Präeklampsie vorliegt. Aus mehreren Studien lassen sich Hinweise auf das Vorliegen einer Präeklampsie ziehen:

- ✔ Wenn plötzlich Eiweiß im Urin auftaucht, obwohl dies vorher nicht der Fall war. Wenn bereits Eiweiß im Urin zu finden war, ist ein plötzlicher Anstieg der Ausscheidungsmenge ein ähnlicher Hinweis.
- ✔ Ein gut eingestellter Blutdruck steigt unerwartet an.
- ✔ Die Thrombozytenzahl (Blutplättchen) liegt unter 100.000 pro Milliliter.
- ✔ *Pathologische* (krankhafte) Leberwerte zeigen sich im Labor.

Die Behandlung einer Präeklampsie bei bereits bestehendem Bluthochdruck muss noch vorsichtiger sein – hier wird man auch eher zur Einleitung der Geburt neigen, als wenn kein chronischer Hypertonus vorliegt.

## Die Schwangerschaftshypertonie

Während der Schwangerschaft kann es zu einem Anstieg des Blutdrucks kommen. Sofern keine Anzeichen einer Präeklampsie bestehen und der Hypertonus spätestens zwölf Wochen nach der Geburt wieder vorbei ist, sprechen wir von einer Schwangerschaftshypertonie.

Typischerweise sind die erhöhten Werte erst in der zweiten Schwangerschaftshälfte zu messen und im Urin werden keine Proteine ausgeschieden. Auch die anderen Zeichen einer Präeklampsie fehlen. Diese vorübergehende Hypertonie stellt kein großes Risiko für Mutter und Kind dar. Meist hat sich alles ein paar Tage nach der Geburt normalisiert, allerdings gilt es auch hier ein paar Dinge zu beachten – zum Beispiel ist es dann wahrscheinlicher, in der nächsten Schwangerschaft wiederum erhöhte Blutdruckwerte zu haben. Und auch, wenn dann wiederum keine Gefahr von dem Hypertonus ausgeht, so ist doch das Risiko, dass im Laufe der nächsten Jahre eine *essenzielle* Hypertonie (Bluthochdruck ohne bekannte Ursache) entsteht, recht groß.

Da jedoch weder für die Mutter noch für das Kind durch den vorübergehenden Hypertonus in der Schwangerschaft eine Gefährdung besteht, wird dieser auch im Allgemeinen nicht behandelt.

## Bluthochdruck und Stillen

Zur Therapie eines chronischen Bluthochdrucks kommt in der Stillzeit vor allem Methyldopa zum Einsatz. Alternativ kann auch auf den Betablocker Metoprolol und die Kalziumantagonisten Nifedipin, Nitrendipin und Verapamil zurückgegriffen werden. ACE-Hemmer wie Captopril und Enalapril gehen ebenfalls nur in geringen Mengen in die Muttermilch über (alle wichtigen Informationen zu den Medikamenten finden Sie in Kapitel 13). Eine schädliche Wirkung für das Kind konnte bisher für diese Mittel nicht festgestellt werden, auch wenn sie in der Muttermilch zu finden sind.

Sie sollten mit Ihrem Arzt die Möglichkeit besprechen, während der Stillzeit keine Antihypertensiva zu nehmen. Vielleicht können Sie in dieser Zeit mit Ernährung und Bewegung den Blutdruck ausreichend senken. Und solange Sie den Druck engmaschig kontrollieren und entsprechend Ihren Arzt aufsuchen, kann dies ohne Gefahr für Sie und Ihr Kind gemacht werden.

Dies ist auf jeden Fall eine Situation, in der Sie noch einmal über die Alternativen zur Blutdrucksenkung nachdenken sollten: Einschränkung des Salzkonsums, Gewichtsreduktion, Bewegung – all die Dinge, die in Teil III beschrieben sind. Ganz nebenbei helfen Sie damit Ihrem Körper auch noch, sich von den Strapazen der Schwangerschaft und Stillzeit zu erholen.

## Die Einnahme von Hormonen bei Hypertonie

Es gibt im Wesentlichen zwei Gründe für die Einnahme von Hormonen:

1. Verhütung einer Schwangerschaft
2. Hormontherapie während und nach den Wechseljahren

Früher wurden die dafür verwendeten Hormone Östrogen und Progesteron mit einer Hypertonie in Verbindung gebracht, die neueren Medikamente scheinen nicht mehr so häufig den Blutdruck zu steigern. In den folgenden Abschnitten werde ich Sie mit diesem Thema vertraut machen.

## Hormone für die Schwangerschaftsverhütung

Früher fand man bei Frauen, die *orale Kontrazeptiva* (die »Pille« ) nahmen, meist leicht erhöhte Blutdruckwerte. Wir wissen nicht genau, worauf diese Wirkung beruht, und wir können auch nicht vorhersagen, welche Frau eher davon betroffen ist als andere – weder Alter, noch Gewicht oder Familiengeschichte spielen offensichtlich eine Rolle.

Inzwischen hat sich die Zusammensetzung der Pille stark geändert, viel geringere Mengen an Hormonen werden eingesetzt. Heutzutage sieht man auch nur noch sehr selten Blutdruckerhöhungen durch die Einnahme oraler Kontrazeptiva.

Jedoch ist besondere Vorsicht bei Raucherinnen über 35 Jahre geboten. Sie sollten aufgrund des Thromboserisikos nicht die Pille nehmen. Darüber hinaus kann bei ihnen eine Blutdruckerhöhung häufiger zum Nierenschaden führen.

Falls Sie die Pille als Verhütungsmittel nehmen möchten, sollten Sie aufhören zu rauchen (das sollten Sie natürlich sowieso). Lassen Sie außerdem vorher Ihren Blutdruck messen und kontrollieren Sie ihn ungefähr alle sechs Monate. Sobald eine Erhöhung von systolisch 20 oder diastolisch 10 mmHg auftritt, sollten Sie die Pille besser absetzen und auf andere Verhütungsmethoden zurückgreifen.

Sofern keine andere Form der Verhütung als die Pille in Frage kommt, muss ein Hypertonus mit den üblichen Mitteln behandelt werden: Also zunächst Änderungen im Lebensstil (Gewichts- und Salzreduktion, körperliche Bewegung, siehe Teil III) und – wenn das nicht ausreicht – die entsprechenden Medikamente (siehe Kapitel 13).

## Hormontherapie in den Wechseljahren

Da für die Hormontherapie auch Östrogene eingesetzt werden, wurde vermutet, dass sie ebenfalls den Blutdruck erhöhen kann – was gerade bei etwas älteren Frauen, bei denen der Blutdruck sowieso höher liegt, ein Problem wäre. Bei der Hormonersatztherapie werden allerdings sehr viel niedrigere Dosen verwendet als zur Verhütung. Eine leichte Hypertonie stellt somit keine sichere Kontraindikation für eine Hormontherapie dar, eine engmaschige Blutdruckkontrolle im Verlauf muss aber gewährleistet sein. Über Nutzen und Risiken dieser Therapie wird allerdings noch immer heftig diskutiert. Sie sollten sich vor Therapiebeginn auf jeden Fall ausführlich informieren und von Ihrem Arzt (oder auch verschiedenen Ärzten) beraten lassen.

# Teil V

# Der Top-Ten-Teil

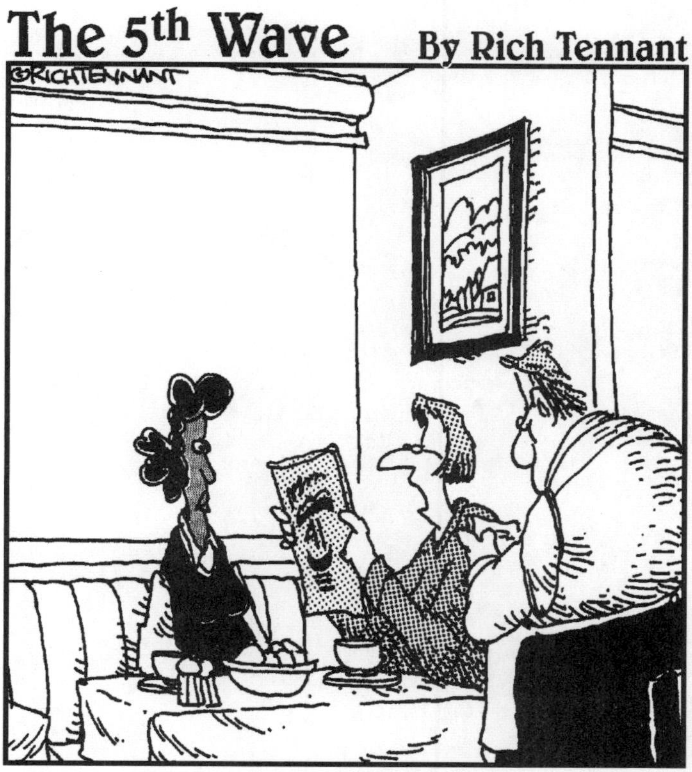


*»Also für mich bitte das »Top-Gesundheits-fettarme-ballaststoffreiche-Herzfrühstück für Leute, die eigentlich nichts essen und nur mal bei ihrem Nachbarn naschen wollen.«*

## *In diesem Teil ...*

Wenn Sie einfache Tipps haben möchten, um Ihren Blutdruck zu senken und dauerhaft niedrig zu halten, finden Sie hier eine große Auswahl. Außerdem kläre ich einige Märchen auf, die sich um dieses Thema ranken – damit Ihnen keine Fehler bei dem Umgang mit der Hypertonie unterlaufen.

Neue Erkenntnisse über Ursachen und Therapie des Bluthochdrucks werden am laufenden Band gewonnen. Im letzten Kapitel stelle ich Ihnen dann einige neue Entdeckungen vor. Und ich nenne Ihnen Informationsquellen, denn in der Zeit, die zwischen Schreiben und Lesen dieses Buches vergeht, sind bestimmt schon wieder neue Dinge bekannt geworden – und wenn nicht, dann ganz bestimmt in naher Zukunft. Mit den Informationsquellen können Sie sich also jederzeit selbst auf den neuesten Stand bringen.

17

# Zehn einfache Wege, den Blutdruck zu senken

### In diesem Kapitel

- Gute Methoden zur Senkung des Blutdrucks kennen lernen
- Das tägliche Leben mit den blutdrucksenkenden Maßnahmen in Einklang bringen

Den Blutdruck zu senken und damit auch die möglichen Organschäden zu vermeiden, ist gar nicht so schwer. Es gibt so viele Möglichkeiten, um der Hypertonie Einhalt zu gebieten – eigentlich ist es erstaunlich, dass viele Menschen ihren Blutdruck noch nicht wirklich im Griff haben. Nehmen Sie sich die Vorschläge in diesem Kapitel zu Herzen und arbeiten Sie sie in Ihr tägliches Leben ein – Sie werden sehen: Der Blutdruck sinkt und Ihrem Herzen wird es gut tun.

Ihr Blutdruck ist ausreichend gesenkt, wenn die Messungen nicht mehr als 140/90 mmHg ergeben. Für manche Menschen sind aber auch noch niedrigere Werte anzustreben – zum Beispiel für Diabetiker. Solange Sie keine Nebenwirkungen durch die Blutdrucksenkung haben, kann man fast sagen: Je niedriger, desto besser. Am besten sind Werte von 130/80 mmHg. Falls Ihnen dann aber schwindelig ist, liegen die Druckwerte vielleicht zu niedrig.

In diesem Kapitel stelle ich Ihnen zehn Möglichkeiten vor, wie Sie Ihren Hypertonus bekämpfen können. Natürlich wissen Sie längst, was zu tun ist – ich muss Ihnen gar nicht mehr sagen, dass es besser ist, das Rauchen und den Alkohol aufzugeben, oder?

Der Trick hier ist, dass Sie mindestens zwei der Vorschläge, die ich Ihnen jetzt mache, aufgreifen und in Ihren Alltag einbauen sollten. Wenn Ihnen das gelingt, dann sind Sie auf dem allerbesten Weg, den Bluthochdruck auf ein akzeptables Maß zu senken. Wenn Sie nur einen Vorschlag umsetzen, ist das auch schon ein guter Anfang – vielleicht schaffen Sie im nächsten Anlauf einen weiteren? Am wichtigsten ist, dass Sie dabeibleiben – also einmal umgesetzte Vorschläge unbedingt beibehalten. Die Gefahr, in alte Gewohnheiten zurückzufallen, ist sehr groß – widerstehen Sie ihr!

## Die Diagnose sichern

Fast alle zehn Vorschläge sind gut für Sie, auch wenn Sie nicht unter Bluthochdruck leiden – lediglich die Medikamente sind dann nicht empfehlenswert. Aber auch für Hypertoniker ist es besser, ohne Medikamente auszukommen. Das spart Kosten, Nebenwirkungen und die ganzen Überlegungen wie »Habe ich die Tablette schon genommen?« oder »Wo sind meine Pillen hin?«

Bevor Sie also zu Tabletten greifen, sollte die Diagnose wirklich sicher sein. Darum heißt der erste Schritt: die Diagnose sichern. Die Blutdruckmessungen können je nach Situation verschiedene Ergebnisse bringen, deshalb ist ein einziger Wert noch keine Aussage. Erst wiederholte Messungen im Abstand von mehreren Wochen sichern die Diagnose.

Auch bei den Messungen selbst muss man aufpassen, es gibt eine ganze Reihe von Fehlern, die das Ergebnis verfälschen können. Wenn zum Beispiel die Manschette die falsche Größe hat oder Sie vor der Messung nicht zur Ruhe kommen konnten, beeinflusst das die Messung (in Kapitel 2 finden Sie viele Tipps für eine genaue Messung).

Sie sollten auch auf Nummer sicher gehen und eine *Weißkittelhypertonie* ausschließen – also einen Hypertonus, der nur in Gegenwart des Arztes vorhanden ist, weil Sie in der Praxis nervös sind. Da ist es sinnvoll, einmal zu Hause den Blutdruck richtig nachzumessen. Sofern sich die Diagnose bestätigt, benötigen Sie sowieso ein gutes Blutdruckmessgerät für zu Hause, damit Sie die Therapie überprüfen können. Was ein gutes Instrument ausmacht, können Sie ebenfalls in Kapitel 2 nachlesen. Vielleicht hat aber auch Ihr Apotheker oder Arzt einen guten Tipp.

Eine Erhöhung des Blutdrucks kann auch vorübergehend sein. Vielleicht gibt es äußere oder innere Umstände, die den Druck eine Weile anheben und mit der Zeit wieder verschwinden. Darum kann man die Therapie nach einem Jahr noch einmal überprüfen. Sofern Sie Medikamente nehmen, kann Ihr Arzt diese vielleicht wieder reduzieren oder sogar ganz absetzen.

## Unterscheidung zwischen essenziellem und sekundärem Bluthochdruck

Meist findet sich keine Ursache für den Bluthochdruck, wir sprechen dann von einem *essenziellen* Hypertonus. Aber bei ungefähr 5 Prozent der Erkrankten kann doch eine Ursache gefunden und meist auch behoben werden. In diesem Fall liegt ein *sekundärer* Bluthochdruck vor. In der Krankengeschichte (*Anamnese*) von Patienten finden sich oft schon Hinweise darauf, dass möglicherweise ein sekundärer Hypertonus vorliegt. Sofern nichts in der Anamnese und Untersuchung darauf hindeutet, müssen auch nicht unbedingt alle möglichen Ursachen abgeklärt werden – das wäre ja wie die Stecknadel im Heuhaufen zu suchen, allerdings ohne zu wissen, ob überhaupt eine Stecknadel vorhanden ist.

Ein Hinweis wäre zum Beispiel, wenn der Blutdruck im Kindesalter ansteigt. Auch ein plötzlicher Anstieg bei Menschen über 50 Jahre, der außerdem nicht gut auf Medikamente anspricht, sollte abgeklärt werden. Wenn gleichzeitig andere Veränderungen am Körper beobachtet werden können (Hautpigmentierung oder Hitzewallungen) oder in der Familie Fälle von Bluthochdruck bekannt sind, liegt ebenfalls häufig ein sekundärer Hypertonus vor.

Bei dem Verdacht auf einen sekundären Bluthochdruck werden spezielle Tests durchgeführt, die in Kapitel 4 näher beschrieben sind. Der Arzt wird aufgrund der Symptome und Anamnese entscheiden, welche Tests sinnvoll sind, und diese veranlassen.

Leider ist relativ häufig ein Nierenschaden als Ursache auszumachen. Da dieser Schaden meist nicht zu reparieren ist, müssen die Betroffenen so oder so Antihypertensiva einnehmen. Die Information ist trotzdem sehr wertvoll, weil dann die Funktion der Nieren regelmäßig überprüft werden kann. Außerdem richtet sich die Wahl der Medikamente nach der Vorerkrankung – bei Nierenschaden kommen manche Mittel nicht oder nur in reduzierter Form in Frage.

Sofern ein sekundärer Bluthochdruck früh genug festgestellt wird und die Ursache behoben werden kann, lassen sich meist sowohl die lebenslange Tabletteneinnahme als auch die vielen unangenehmen Folgen der Hypertonie vermeiden.

## Nicht rauchen und wenig Alkohol

Sowohl Tabak als auch Alkohol heben den Blutdruck an. Allerdings muss man sagen, dass der Hypertonus nur die Spitze des Eisbergs ist – Rauchen und übermäßiger Alkoholkonsum verursachen noch viel mehr Schädigungen. Übrigens gilt als übermäßiger Alkoholkonsum mehr als 0,4 Liter Wein am Tag für den Mann, bei Frauen ist es die Hälfte, und für Bier gelten in etwa die doppelten Mengen, weil es weniger Alkohol enthält.

Wir wissen, dass rauchen und trinken sehr häufig Hand in Hand gehen. Sie müssen für sich entscheiden, ob es besser ist, beides auf einmal aufzugeben, oder ob Sie erst mit einem Laster anfangen und das andere später angehen (aufgeschoben ist nicht aufgehoben).

### Das Rauchen aufhören

Fast alle Raucher würden lieber nicht rauchen. Trotzdem fällt das Aufhören doch sehr schwer. Aber ich bin mir sicher, dass Sie es auch schaffen können. All die Menschen, die es geschafft haben, wissen oder können auch nicht mehr als Sie. Zum Glück gibt es unter Erwachsenen immer weniger Raucher. Und langsam werden immer mehr Bereiche des öffentlichen Lebens für Nichtraucher geschützt. Für Raucher sind das Unbequemlichkeiten, die Ihnen das Aufhören leichter machen können.

Zigaretten erhöhen den Blutdruck, ungefähr 33 Prozent aller Hypertoniker sind Raucher. Das Nikotin im Rauch wirkt blutdruckerhöhend.

Jeder, die regelmäßig Tabakrauch ausgesetzt ist, ist gesundheitlich gefährdet. Wenn Sie rauchen, ruinieren Sie nicht nur Ihre eigene Gesundheit, sondern auch die von den Menschen in Ihrer Umgebung. Lebenspartner und Kinder von Rauchern haben ein deutlich erhöhtes Risiko, an Asthma und Lungenkrebs zu erkranken – und auch zu sterben –, als Familienangehörige von Nichtrauchern.

## Weniger Alkohol trinken

Übermäßiger Alkoholkonsum ist schlecht für Ihren Blutdruck. Aber nicht nur das, Alkohol hat viele negative Auswirkungen auf die Gesundheit. Und hinzukommt, dass Alkohol recht kalorienreich ist. Ein Glas Wein zum Beispiel hat ungefähr 125 kcal, da kann an einem Abend schon mal so viel zusammenkommen, wie eine ganze Mahlzeit hat. Und während des Trinkens konsumieren wir dann ja auch noch gerne Erdnüsse oder Chips – da kommt an Fett und Kalorien ganz schön was zusammen.

Viele Studien haben gezeigt, dass ein oder zwei Glas Wein am Abend nicht schlecht oder sogar gut für die Gesundheit sind. Das Herzkreislaufsystem profitiert offenbar davon. Dies kann an den Bestandteilen der Traubenschale liegen, weshalb auch vor allem der Rotwein diese Eigenschaften hat. Aber bei größeren Mengen überwiegt auch beim Rotwein die schädliche Wirkung.

Frauen sollte am Tag nicht mehr als ein Glas Wein oder, falls Sie lieber Bier mögen, zwei kleine Gläser Bier trinken. Für Männer gelten die doppelten Mengen. Für Schnaps liegt die Grenze in etwa bei einem Gläschen (0,2 cl) für Frauen und zwei für Männer.

Falls Sie wirklich viel trinken, sollten Sie Ihren Konsum langsam herunterschrauben. Oder vielleicht sollten Sie auch professionelle Hilfe in Anspruch nehmen. Jedenfalls kann das plötzliche Stoppen des Alkoholkonsums den Blutdruck auch kurzfristig hochjagen. In Kapitel 11 finden Sie noch mehr Tipps zum Thema »Aufhören zu trinken«.

## Weniger Salz im Essen

Sie haben einen erhöhten Blutdruck und würden ihn gerne senken, weil Sie wissen, dass er auf Dauer großen Schaden anrichten kann. Eine der ersten Maßnahmen sollte die Reduktion von Salz im Essen sein.

In meiner Praxis habe ich festgestellt, dass diese Umstellung vielen Leuten leichter fällt, als sie anfangs dachten. Zunächst einmal will ich Ihnen die Sorge nehmen, dass Sie vielleicht zu wenig Salz zu sich nehmen könnten – schließlich benötigen wir Salz zum Leben. Salz ist fast überall drin. Wir nehmen – so ganz nebenbei – jeden Tag fast drei Teelöffel Salz zu uns. Ein Zehntel davon (500 Milligramm) wäre ausreichend für unsere Salzversorgung. Das ist wirklich sehr wenig und vielleicht sollten Sie sich erst einmal ungefähr 1.500 Milligramm am Tag als Ziel setzen.

Den Salzkonsum zu reduzieren gelingt am leichtesten, wenn Sie nur noch natürliche Nahrungsmittel zu sich nehmen – also so wenig verarbeitetes Essen wie möglich. Fast 75 Prozent des Salzes nehmen wir nämlich durch vorbereitetes Essen zu uns: In Fertiggerichten natürlich – aber auch in Brot, Käse, Wurst, Chips, selbst in Keksen ist Salz enthalten. Wenn wir möglichst viele dieser Produkte durch frisches, natürliches Essen ersetzen, sinkt unser Salzkonsum ganz automatisch.

In manchen Nahrungsmitteln ist auch von Natur Salz drin, aus dieser Quelle nehmen wir ungefähr 10 Prozent unserer täglichen Menge zu uns. Und die letzten 15 Prozent, die ich noch erwähnen muss, ist das Salz aus dem Streuer, mit dem wir beim Kochen oder sogar am Tisch noch nachsalzen. Den Salzstreuer sollten Sie ganz vom Tisch verbannen. Am Anfang fällt das schwer, aber Sie werden sehen, man gewöhnt sich wirklich schnell daran.

Früher wurde Salz als Konservierungsmittel eingesetzt und so haben wir uns auch daran gewöhnt. Heutzutage konservieren wir aber anders – mit Kälte oder Hitze zum Beispiel. Das Salz ist nicht mehr notwendig.

Inzwischen schmeckt uns manches aber gar nicht mehr, wenn es nicht sehr stark gesalzen ist. Das ist sehr schade, weil Salz in geringen Konzentrationen zwar ein Geschmacksverstärker ist, in höheren aber den Eigengeschmack des Essens eher überdeckt. Tatsächlich schaffen es unsere Geschmacksorgane auch mit der Zeit, den ursprünglichen Geschmack wieder zu genießen – allerdings dauert das ein wenig, und bis dahin kommt uns das Essen manchmal etwas fade vor.

Vor allem in der Zeit der Umgewöhnung – aber auch auf Dauer – können Kräuter und Gewürze sehr hilfreich sein. Die modernen Konservierungsmethoden ermöglichen es uns, auch exotische Varianten der Würze zu nutzen. Probieren Sie aus, was Ihnen am besten schmeckt. Ich bin mir sicher, dass es auch für Sie die eine oder andere sehr angenehme Überraschung geben wird.

Eine kleine Hürde bei der Salzrestriktion ist das Essen bei Freunden oder im Restaurant. Viele Köche salzen gerne ordentlich, damit ihr Essen auf keinen Fall fade schmeckt. Bitten Sie bei der Bestellung um eine salzarme Zubereitung – ein guter Koch wird es Ihnen nicht übel nehmen, denn schließlich schmecken Sie dann viel besser, welche Köstlichkeiten er zubereitet.

Falls Sie vorher viel Salz gegessen haben, kann eine Einschränkung in diesem Bereich manchmal schon die Antihypertensiva ersetzen. Das dürfte es Ihnen doch allemal wert sein, oder?

## Die DASH-Diät

Im *New England Journal of Medicine* – einer renommierten Fachzeitschrift – wurde 1997 eine Ernährungsweise dargestellt, die den Bluthochdruck stoppen sollte: **D**iät-**A**nleitung zur **S**enkung des Blutdrucks bei **H**ypertonie – die DASH-Diät. Diese Art der Ernährung stelle ich in Kapitel 9 ausführlich vor. Meines Erachtens gehört sie zu den besten Behandlungsmethoden der letzten Jahrzehnte für Bluthochdruck. Sie müssen keine Kalorien einsparen oder sich selbst zügeln – und trotzdem können Sie Ihren Blutdruck so senken, wie es auch eines der guten Medikamente schafft.

Bei der DASH-Diät essen Sie eine Mischung aus Getreideprodukten, Obst, Gemüse und fettarmen Milchprodukten. Sehr fetthaltige Lebensmittel wie Fleisch und auch Süßigkeiten sollten reduziert werden. Empfohlen wird außerdem eine wöchentliche Ration von Nüssen.

Sofern Sie das Programm wirklich befolgen, sind die Ergebnisse auf jeden Fall bemerkenswert. Offensichtlich profitieren diejenigen mit dem höchsten Blutdruck am meisten.

Am besten an der DASH-Diät finde ich, dass die empfohlenen Lebensmittel diejenigen sind, die Sie sowieso täglich essen. Keine extra einzukaufenden Besonderheiten, Vitamine, Nahrungsergänzungsmittel oder so etwas. Sie müssen auch nicht an irgendwelchen Gruppen teilnehmen. Sie müssen keine Medikamente schlucken, die Ihnen den Appetit nehmen, denn Sie dürfen sich satt essen. Streng genommen müssen Sie sich noch nicht einmal mehr bewegen – aber das sollten Sie trotzdem tun, denn es normalisiert den Blutdruck weiter. Die meisten Patienten, die eine solche Nahrungsumstellung hinter sich haben, berichten, dass sie nach einer Weile Fleisch und fettes Essen überhaupt nicht mehr vermissen. Etwas davon darf ja auch weiterhin gegessen werden.

Die meisten berichten auch, dass es ihnen überhaupt nicht schwer fällt, sich dauerhaft auf diese Art und Weise zu ernähren. Fast alle anderen Diäten sind nicht durchzuhalten, entweder weil man nicht sein Leben lang auf bestimmte Dinge verzichten kann oder möchte oder aber auch, weil manche Diäten zu einseitig sind und es sogar ungesund wäre, sich lange so zu ernähren. Bei der DASH-Diät ist das anders: Sie stellen nach und nach verschiedene Essgewohnheiten um, zum Beispiel essen Sie anfangs einfach nur weniger Fleisch und fetthaltige Milchprodukte. Stattdessen greifen Sie häufiger zu Getreideprodukten und essen mehr Gemüse. Als Nächstes lassen Sie den süßen Nachtisch und die Torte öfter mal für ein frisches Stück Obst stehen. Ganz nebenbei sind Sie schon bald mitten in einer DASH-Diät, die Ihrem Blutdruck gut tut.

Wenn Sie dann auch noch weniger Salz zu sich nehmen, dann ist der antihypertensive Effekt noch beeindruckender. Im Rahmen der DASH-Diät werden Sie sowieso ganz automatisch weniger Salz essen, einfach weil Sie viel mehr selbst zubereiten und weniger Käse und Wurst essen. Versuchen Sie, jeden Tag nicht mehr als 1.500 Milligramm Salz zu sich zu nehmen.

Falls Sie Kapitel 9 gelesen und noch immer Fragen zur DASH-Diät haben, gibt es einige Stellen, die Ihnen gerne weiterhelfen. Fragen Sie eine Diätberaterin oder informieren Sie sich im Internet – zum Beispiel unter `http://www.med.uni-jena.de/klinikmagazin/archiv/km400/kmonline/ratgeber.htm`.

## Weniger Kalorien für weniger Gewicht

Eine sehr gute Möglichkeit, den Blutdruck zu senken, ist eine Gewichtsreduktion. Dies gilt zumindest für alle, die mehr als das Normalgewicht auf die Waage bringen. Und eine gute Möglichkeit, das Gewicht zu reduzieren, ist, die tägliche Kalorienzufuhr zu vermindern. Um ein Kilogramm Fett zu verlieren, muss man ungefähr 7.000 Kilokalorien weniger essen (in Kapitel 9 finden Sie Informationen zur täglichen Kalorienmenge und darüber, wie ein Gewichtsverlust gegen den Bluthochdruck hilft). Man kann also entweder fünf Wochen lang jeden Tag 200 Kilokalorien weniger essen – dann hat man insgesamt 7.000 eingespart – oder Sie reduzieren Ihre tägliche Zufuhr noch mehr, wenn es schneller gehen soll, oder etwas weniger, wenn Sie sich Zeit lassen wollen.

Am wirkungsvollsten ist es natürlich, wenn Sie alles kombinieren: DASH-Diät, reduzierte Salzzufuhr und Gewichtsreduktion. Zunächst sollten Sie herausfinden, wie Ihr Body-Mass-Index ist, in welche Übergewicht-Kategorie Sie fallen. In Kapitel 9 ist ausführlich beschrieben, wie Sie das ausrechnen. Je höher der Body-Mass-Index, desto eher leidet Ihr Blutdruck darunter. Zumindest gilt das für alles, was über 25 liegt.

Aber wahrscheinlich wissen Sie auch so, dass es besser wäre, ein paar Pfund zu verlieren, oder? Das Schlüsselwort bei unserem Abnehmprogramm ist »Ersatz«. Ersetzen Sie hochkalorische – also sehr fett- oder zuckerhaltige – Nahrungsmittel durch solche mit wenig Kalorien und viel Ballaststoffen. Statt einer Hand voll Kekse können Sie zum Beispiel einen Apfel essen – das spart ungefähr 100 Kilokalorien. Ein Stück Torte ersetzen Sie durch einen Joghurt und gleichzeitig verkleinern Sie Ihre Fleischportionen. Sie werden sehen, dass es gar nicht so schwer fällt und Sie recht schnell das erste Pfund verloren haben.

Hier ein paar einfache und wirkungsvolle Beispiele für Ersatzportionen:

- ✔ Essen Sie weißen Joghurt mit Früchten statt fertigen Fruchtjoghurt.
- ✔ Statt Chips naschen Sie lieber Obst und Gemüse.
- ✔ Trinken Sie Fruchtschorle statt Limonade oder Cola.
- ✔ Kochen Sie Hühnerbrust ohne Haut, anstatt die fetthaltige Haut mit zu essen.
- ✔ Kaufen Sie fettarme Käsesorten und fettreduzierte Milch und Joghurts.
- ✔ Nehmen Sie Joghurt in Salatsaucen statt Öl.
- ✔ Falls Sie Fertiggerichte essen, achten Sie nicht nur auf den Fett-, sondern auch auf den Kaloriengehalt.

Auf allen Lebensmitteln ist die Zusammensetzung ausgewiesen. Schauen Sie nach, wie viel Fett, Kalorien und Salz Sie pro Portion zu sich nehmen. Nutzen Sie diese gesetzliche Informationspflicht für Ihre Gesundheit.

Gerade die Zubereitung des Essens spielt eine große Rolle, denn das ist der Moment, in dem an Fett und Zucker gespart werden kann. In Fett ausgebackene oder frittierte Nahrungsmittel sind natürlich viel fetthaltiger als alles, was gekocht oder gedämpft wird. Auch Saucen sind typische Quellen für eine Extraportion Fett, die Sie vermeiden sollten.

Das Gewicht dauerhaft zu reduzieren ist sicher nicht ganz einfach, aber Sie können das schaffen. Der Schlüssel zum Erfolg ist – wie bei so vielen Dingen im Leben – Ihre Motivation. Finden Sie heraus, was Ihnen am meisten hilft: Vielen hilft eine Gruppe von Gleichgesinnten, mit denen sie sich regelmäßig treffen. Meine Patienten erzählen mir oft, dass sie ohne eine solche Gruppe viel schneller aufgegeben hätten. Gerade auch nach einer erfolgreichen Gewichtsreduktion ist es sehr hilfreich, sich weiterhin mit der Gruppe zu treffen. Vielleicht finden Sie auch eine Gruppe, mit der Sie regelmäßig Sport treiben können. Eine gewisse Verpflichtung durch solche regelmäßigen Treffen ist sehr sinnvoll, um den »inneren Schweinehund«, der ja nicht so gerne Sport treibt, zu überwinden. Damit sind wir auch schon beim nächsten Punkt.

# Bewegen Sie sich

Auch wenn Sie Ihr Gewicht nicht reduzieren wollen und es Ihnen schwer fällt, auf Salz zu verzichten, können Sie durch mehr sportliche Betätigung den Bluthochdruck günstig beeinflussen. Dafür sollten Sie sich ein Sportprogramm aussuchen, an dem Sie Freude haben, damit Sie auch dabeibleiben. Ich selbst habe auch schon oft mit guten Vorsätzen neue sportliche Herausforderungen angefangen und dann doch nicht lange durchgehalten, weil es im Alltag zu schwer war.

Wenn Sie mit einem Bewegungsprogramm anfangen möchten, sollte Sie vorher sicher sein, dass Sie gesund genug dafür sind. Zur Sicherheit sollten Sie sich bei Ihrem Arzt einmal durchchecken lassen. Wenn er grünes Licht gibt, können Sie loslegen.

Fangen Sie am besten mit einem kleinen Programm an und steigern Sie sich dann langsam. Am Anfang würden Sie sich mit einem hohen Anspruch vielleicht nur überanstrengen und frustrieren. Das Ziel sollten drei bis vier Mal 45 Minuten in der Woche sein. Das hört sich nach einem Jogging- oder Walking-Programm an und tatsächlich ist das auch ein sehr sinnvoller Sport. Man benötigt keinen Verein, keine Halle und wenig Ausrüstung. In Kapitel 12 finden Sie viele hilfreiche Informationen zum Thema Sport.

Das Ziel von drei bis vier Mal einer dreiviertel Stunde ist sicher zu erreichen, allerdings müssen Sie sich bestimmt manchmal überwinden. Lassen Sie keine Entschuldigungen gelten. Müdigkeit zum Beispiel ist keine Ausrede – wer sich bewegt, wird wieder wach. Die frische Luft und die tiefere Atmung beim Sport helfen dem ganzen Körper. Wer sich stattdessen der Tatenlosigkeit hingibt, schlafft noch mehr ab.

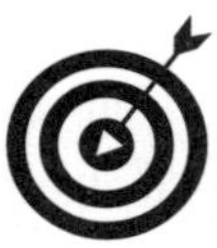

Für manche ist es keine gute Idee, nach der Arbeit noch Sport zu treiben. Vor allem, wenn Sie Kinder haben, kann das ein sehr schlechter Zeitpunkt sein. Vielleicht kommt für Sie dann aber eine Runde morgens vor der Arbeit oder in der Mittagspause in Frage.

Vielleicht gehören Sie zu den Menschen, die sich selbst nicht motivieren können. Dann sollten Sie sich jemanden suchen, mit dem Sie feste Termine für die gemeinsame sportliche Aktivität machen. So können Sie sich nicht so leicht drücken – irgendwann sind einem die Entschuldigungen zu peinlich. Wenn Sie eine Sportart auswählen, die Sie bei schlechtem Wetter nicht durchführen können, müssen Sie direkt am Anfang eine Alternative für solche Tage festlegen. Meine Patienten berichten mir oft, dass sie am besten klarkommen, wenn sie zwei bis drei Sportaktivitäten kombinieren. Also zum Beispiel am Wochenende joggen, in der Woche einmal vor der Arbeit zum Schwimmen und einmal in der Mittagspause einen zügigen Spaziergang machen. Wenn Sie sich dann noch ab und zu aufs Fahrrad schwingen und eine kleine Runde drehen, sind Sie perfekt durchtrainiert.

Eine gute Ergänzung ist es, wenn Sie zusätzlich Gewichte heben. Keine Sorge, Sie sollten nicht mit 20 Kilogramm beginnen. Am Anfang sollten Sie zum Beispiel nur 500 Gramm in die Hand nehmen und ein paar Übungen damit machen. Lassen Sie sich von einem Fachmann erklären, worauf es ankommt. Nach und nach können Sie Gewicht hinzufügen – es gibt extra

Hanteln, an die man unterschiedlich viele Gewichte schrauben kann. Vor dem Training sollten Sie sich aufwärmen.

Sofern Ihr Blutdruck über 180/110 mmHG liegt, sollten Sie nicht Gewichte heben. Sprechen Sie auf jeden Fall mit Ihrem Arzt darüber.

Ganz nebenbei reduzieren Sie mit dem Sport auch nicht nur Ihren Blutdruck, sondern verbessern Ihren Gleichgewichtssinn, beugen Depressionen vor, erhöhen das Selbstbewusstsein und fördern ganz allgemein eine positive Lebenseinstellung.

Wenn Sie übergewichtig sind und eine Hypertonie haben, können Sie mit der Kombination aus DASH-Diät (siehe Kapitel 9), weniger Salz (Kapitel 10), Gewichtsreduktion (Kapitel 9 und 12) und mehr Sport (Kapitel 12) den Blutdruck senken und nebenbei noch gesünder, dünner und glücklicher werden – alles auf einmal!

## Ergänzende Entspannungsmethoden

Manche der Entspannungstechniken, die wir aus der fernöstlichen Philosophie kennen, tragen ebenfalls zu einer Senkung des Blutdrucks bei. Ich möchte auf keinen Fall den Eindruck erwecken, Sie sollten auf die westliche Medizin verzichten und Ihren Hypertonus mit fernöstlichen Körper-Geist-Methoden bekämpfen. Meditation, Yoga, Autogenes Training, Hypnose und auch Biofeedback sind aber durchaus in der Lage, Sie in Ihrem Bemühen um einen niedrigeren Blutdruck zu unterstützen. Und nicht nur das, Sie profitieren ja auch in anderen Lebensbereichen von der Entspannung (in Kapitel 12 erfahren Sie noch mehr über diese Methoden).

Diese Entspannungsmethoden ersetzen nicht die anderen erwähnten Maßnahmen. Sie sollten mit Meditation nicht Ihr Gewissen beruhigen, wenn Sie nicht sportlich aktiv sind. Die Entspannungsmethoden sind als Ergänzung zu sehen zu einer gesunden Ernährung, Gewichtsreduktion und Bewegung. Medikamente können sie sowieso nicht ersetzen.

Ich habe mich hier auf die vier Techniken Yoga, Meditation, Autogenes Training und Biofeedback beschränkt. Es gibt noch eine Reihe weiterer Methoden. Wenn Sie in dieser Beziehung von etwas Neuem hören, probieren Sie es ruhig aus. Sehr schön finde ich auch Humor als Entspannungsmethode (in Kapitel 8 können Sie darüber noch mehr lesen). Wir alle könnten sicher ein bisschen mehr Leichtigkeit und Gelassenheit im Umgang mit dem Alltag gebrauchen. Manches mit mehr Humor zu nehmen, erleichtert das Leben, probieren Sie es aus.

### Yoga

Yoga ist eine sehr alte Entspannungsmethode und gewinnt gerade wieder an Bedeutung. Die Betonung liegt auf bestimmten Körperstellungen und der Atmung. Viele erleben nach einer Yoga-Stunde ein Gefühl der Entspannung und Wärme. Wenn man den Blutdruck misst, ist er meist niedriger als vor der Stunde. Yoga kann man heutzutage fast überall machen, suchen Sie im Internet oder fragen Sie beim nächsten Sportverein nach. Manchmal findet man auch Adressen im Branchenbuch.

## Meditation

Die Meditation arbeitet mit Konzentration. Indem man seine Gedanken auf bestimmte Objekte, Musikstücke, Wörter oder den Atem konzentriert, tritt eine gewisse Beruhigung ein, die auch den Blutdruck senkt. Dabei muss man nicht stundenlang ruhig sitzen, wenn man ein wenig Übung hat, reichen schon wenige Minuten. Probieren Sie es aus – wie für fast alle Methoden zur Senkung des Bluthochdrucks gilt auch hier, dass es für das gesamte Wohlbefinden einen Nutzen hat, nicht nur für den Blutdruck.

## Hypnose

Bei dieser Form der angeleiteten Entspannung folgen Sie den Anweisungen des Hypnotiseurs und erreichen so einen Zustand der Losgelöstheit. Hypnose ist eigentlich nicht Hokuspokus, wie es oft in Shows oder Vorstellungen dargestellt wird. Richtig angewendet, kann sich durch die Hypnose der Blutdruck um einige mmHg senken.

## Autogenes Training

Autogenes Training ist eine sehr passive Form der Entspannung. Man kann lernen, durch Selbstsuggestion zu entspannen und ruhig zu werden. Zu Beginn ist es empfehlenswert, in einem Kurs die Grundzüge des Autogenen Trainings von einer Fachkraft zu erlernen. Später kann man diese Methode in fast jeder Lebenslage und auch in kurzen Momenten einsetzen. Der Einfluss auf den Blutdruck funktioniert ähnlich wie bei der Meditation.

## Biofeedback

Bei dieser Technik übt man mit Hilfe von Maschinen, innere Mechanismen des Körpers zu beeinflussen. Die Maschinen stellen zum Beispiel den Blutdruck dar und zeigen Veränderungen während der Muskelentspannung. So können Sie Verhalten und Entspannung trainieren, die direkt Einfluss auf Blutdruck, Puls, Atmung oder Ähnliches haben. Später brauchen Sie die Maschinen nicht mehr zur Kontrolle und können dann willentlich Einfluss auf verschiedene Körperfunktionen nehmen. Der Nachteil ist, dass man eben zu Beginn auf diese Kontrollmaschinen angewiesen ist.

## Medikamente zur Senkung des Blutdrucks

Wenn alles andere den Blutdruck nicht auf Werte unter 140/90 mmHg senken konnte, kommen Medikamente zum Einsatz. Machen Sie sich deswegen keinen Vorwurf, manchmal geht es eben nicht ohne. Falls Sie allerdings noch nicht alles andere ausprobiert haben, so kann ich Ihnen nur dringend empfehlen, das nachzuholen. Ändern Sie Ihre Ernährung, treiben Sie Sport, entspannen Sie, nehmen Sie ab und essen Sie weniger Salz – wenn diese Möglichkeiten ausgeschöpft sind, helfen Medikamente.

Es gibt so viele verschiedene Mittel, und es kommen immer noch neue dazu. Sie sollten mit Ihrem Arzt zusammen entscheiden, welches die richtigen Mittel für Sie sind. Bestimmt gibt es unter den vielen Möglichkeiten eine für Sie passende. Viele Menschen kommen mit einem oder einer Kombination aus zwei Medikamenten klar. Eventuell sind aber auch Dreierkombinationen sinnvoll. In Kapitel 13 finden Sie alle wichtigen Informationen zu Antihypertensiva.

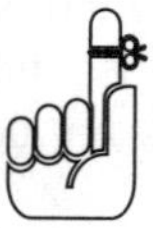

Wenn Sie die Medikamente nicht nehmen, die Ihnen der Arzt verschrieben hat, helfen sie nicht. In der Medizin nennt man das *Non-Compliance* und es ist ein wichtiges Phänomen. In diesem Fall kann kein Arzt helfen. Sprechen Sie lieber über die Gründe, warum Sie das Medikament nicht nehmen wollen. Sicher finden Sie gemeinsam einen Weg, den Blutdruck zu senken.

Oft wird die Therapie mit einem Diuretikum angefangen. Dies ist ein Medikament, das überflüssiges Wasser und Salz aus dem Körper ausschwemmt. Hydrochlorothiazid zum Beispiel ist effektiv und günstig.

Falls das nicht ausreicht, wird eventuell noch ein Betablocker hinzukommen. Dieser wirkt, indem er blutdrucksteigernde Substanzen im Blut blockiert. Propanolol ist zum Beispiel seit langer Zeit bewährt und wird gerne eingesetzt.

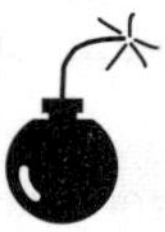

Ein Problem mit den Betablockern ist, dass die Nebenwirkungen manchmal nicht toleriert werden. Typischerweise treten Müdigkeit und mangelnde körperliche Fitness auf. Für Menschen mit körperlich anstrengenden Jobs sind diese Mittel also nicht unbedingt die besten.

Wenn die Kombination aus Betablockern und Diuretikum noch nicht ausreicht, kommt meist ein Kalziumkanalblocker hinzu. Diese Mittel weiten die Blutgefäße und sind alleine nicht so effektiv wie die beiden eben genannten – die Kombination ist aber sehr effektvoll.

Eine weitere Möglichkeit sind die ACE-Hemmer und die so genannten Sartane. Je nachdem, ob bei Ihnen weitere Erkrankungen vorliegen, sind verschiedene Mittel die erste Wahl, beziehungsweise entsprechende Kombinationen sinnvoll. Herzerkrankungen oder ein Diabetes haben zum Beispiel Auswirkungen auf die Wahl des Blutdruckmedikaments.

Egal welches Medikament Sie nehmen, es ist immer eine große Erleichterung, wenn die Antihypertensiva nur einmal am Tag eingenommen werden müssen. Man vergisst dann nicht so schnell eine Tablette. Sprechen Sie mit Ihrem Arzt all diese Punkte durch und suchen Sie gemeinsam nach dem geeigneten Medikament. Dabei müssen Sie auch alle anderen Krankheiten, Medikamente, Kinderwunsch oder eine bereits bestehende Schwangerschaft erwähnen. Nur dann kann Ihr Arzt beurteilen, welches Medikament am besten ist. In Kapitel 13 erläutere ich sehr ausführlich alle möglichen Medikamente und Kombinationen.

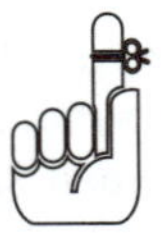

Bei den vielen Möglichkeiten ist mit Sicherheit auch eine für Sie dabei. Meines Erachtens kann es überhaupt keinen Grund dafür geben, den Blutdruck nicht mit allen Möglichkeiten zu senken und so Herzinfarkte, Schlaganfälle und Nierenschäden zu verhindern. Bisher ist nur ein kleiner Anteil aller Hypertoniker wirklich gut eingestellt. Lassen Sie uns anfangen, das zu verbessern – am besten direkt mit Ihnen.

## Blutdrucksteigernde Medikamente vermeiden

Es gibt eine ganze Reihe von Medikamenten, die den Blutdruck in die Höhe treiben können – zum Teil, indem sie die Antihypertensiva blockieren. Sofern es irgendwie möglich ist, sollten Sie solche Mittel vermeiden. Manchmal geht das leider nicht – und dann muss man Antihypertensiva entsprechend so dosieren, dass Sie den Hypertonus als Nebenwirkung des anderen Medikamentes ausreichend senken.

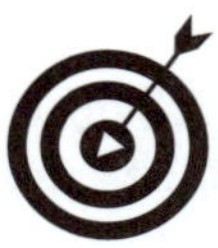

Kontrollieren Sie Ihren Blutdruck, wenn Sie ein neues Medikament nehmen oder eines absetzen. Jedes Medikament könnte einen Einfluss auf den Blutdruck haben oder gehabt haben.

Zum Beispiel enthalten viele Husten- oder Erkältungsmedikamente Stoffe, die eine Verengung der Gefäße verursachen und somit den Blutdruck erhöhen. Lesen Sie sich von jedem Medikament – auch, wenn Sie es rezeptfrei in der Apotheke bekommen – den Beipackzettel gründlich durch. Falls Sie Fragen haben, ziehen Sie Ihren Arzt oder den Apotheker zu Rate, sie können Ihnen auf jeden Fall sagen, ob das Mittel einen Einfluss auf Ihren Blutdruck haben kann. Ein paar Medikamente, bei denen Vorsicht angesagt ist, will ich Ihnen jetzt nennen.

Manche Diätpillen enthalten blutdrucksteigernde Substanzen. Mal abgesehen davon, dass Diätpillen nicht der richtige Weg sind, Gewicht zu verlieren, sollten Sie sie auf keinen Fall nehmen, wenn der Blutdruck erhöht ist.

Kortikosteroide (Kortisol) hebt auch den Blutdruck an, auch nichtsteroidale Antirheumatika tun dies. Viele Antidepressiva haben die gleiche Wirkung. Während sich für diese Mittel meist noch Alternativen finden lassen, kann zum Beispiel Erythropoetin manchmal gar nicht umgangen werden. Wer aufgrund eines Nierenversagens eine *Anämie* (zu wenig rote Blutkörperchen, Blutarmut) hat, benötigt dieses Mittel höchstwahrscheinlich irgendwann, auch wenn es den Blutdruck erhöhen kann.

Die Pille zur Empfängnisverhütung kann bei höherem Östrogengehalt ebenfalls den Blutdruck anheben. Sie sollten auf jeden Fall vorher den Blutdruck messen lassen, bevor Sie mit der Pille anfangen. Auch während der Einnahme sind regelmäßige Kontrollen notwendig. Falls Ihr Blutdruck erhöht ist, sollten Sie mit Ihrem Arzt über die passende Pille sprechen. Eine Hormontherapie während der Wechseljahre kann manchmal den Blutdruck allerdings auch senken.

Manche Mittel gegen Magenschmerzen enthalten große Mengen Salz, die einen Hypertonus verursachen können. Auch hier gilt, lesen Sie den Beipackzettel sorgfältig durch, bevor Sie zu einem Mittel greifen – es könnte Ihren Salzkonsum erheblich beeinflussen.

Kokain und andere illegale Drogen sollten Sie natürlich sowieso nicht nehmen. Sofern Sie einen Hypertonus haben, ist Ihnen aber noch dringender davon abzuraten.

Diese Liste ist nicht komplett. Und außerdem ist es immer möglich, dass ein bestimmtes Medikament nur bei Ihnen den Blutdruck erhöht. Sie sollten also immer mit Ihrem Apotheker oder dem Arzt darüber sprechen, wenn Sie ein Medikament nehmen möchten. Fragen Sie lieber einmal zu viel als zu wenig.

# Zehn Märchen über Hypertonie

# 18

**In diesem Kapitel**

- Kläre ich die Missverständnisse zum Bluthochdruck auf
- Entdecken Sie die Tatsachen über Bluthochdruck

Es gibt viele Geschichten und Märchen zum Thema Blutdruck – da fällt es gar nicht so leicht, zehn rauszupicken und hier zu behandeln. Ich habe mich für diejenigen entschieden, die am ehesten Einfluss auf Ihre Gesundheit haben. Es ist ja wohl so, dass wir Menschen eher an Märchen glauben, wenn wir wenig Kenntnisse von etwas haben. Solche Geschichten erklären und erlauben dann gerne bequeme Verhaltensweisen. Meine große Hoffnung ist deshalb, dass Sie – wenn einmal alle Märchen aufgeklärt sind – bereit sind, die Tipps und Hinweise aus Teil III gerne für sich anzunehmen. Das wäre ein Weg, um Ihren Blutdruck wirklich in den Griff zu bekommen – und so könnten Sie sicher auch einen Großteil der Folgen und Komplikationen (die ich in Teil II beschreibe) vermeiden.

## Wer sich mit seinem Blutdruck gut fühlt, braucht keine Medikamente

Bluthochdruck wird auch »Stiller Killer« genannt. Leider wissen viele Menschen gar nicht, dass sie einen erhöhten Blutdruck haben – weil man eine Hypertonie lange Zeit nicht bemerkt. Aber auch in dieser Zeit entstehen schon Schäden an Auge, Herz, Nieren und Blutgefäßen. Meist bemerkt man dann auch zuerst diese Folge-Erkrankungen – wenn zum Beispiel Sehstörungen auftreten. Allerdings ist dann eine Prävention, also Verhinderung, dieser Erkrankungen nicht mehr möglich.

Vielen Menschen fällt es sehr schwer, regelmäßig ein Medikament zu nehmen, wenn sie sich überhaupt nicht krank fühlen, keine Symptome haben. Ob mit oder ohne Tabletten – sie merken keinen Unterschied. Allein wegen des gemessenen Blutdrucks täglich an die Einnahme der Tabletten zu denken und möglicherweise sogar noch Nebenwirkungen in Kauf zu nehmen, fällt schwer.

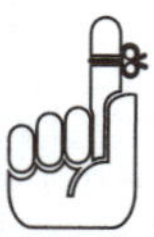

Es ist keine gute Idee, die Medikamente einfach nicht zu nehmen. Durch die Tabletten, die Ihr Arzt Ihnen verschreibt, soll der Blutdruck gesenkt werden. Das Ziel ist, die Komplikationen, die sich sonst nach ungefähr zehn oder mehr Jahren entwickeln – wie zum Beispiel Herzinfarkt oder Schlaganfall (siehe Teil II) –, zu verhindern. Indem Sie Ihren Blutdruck durch Änderungen der Lebensweise oder Tabletten auf normale Werte senken, lassen sich diese häufig tödlichen Folgen des Hypertonus verhindern.

Wenn Sie die Nebenwirkungen der verschriebenen Medikamente zu sehr stören, sprechen Sie mit Ihrem Arzt darüber. Sicher finden Sie gemeinsam andere Möglichkeiten – zum Beispiel eine Dosisreduktion oder andere Medikamente.

Die Tabletten helfen Ihnen, den Blutdruck zu senken und die schwerwiegenden Folgen des Hypertonus zu verhindern – Sie sollten diese Chance nicht einfach ungenutzt lassen.

## Nur ein erhöhter diastolischer Blutdruck muss behandelt werden

Früher ging man davon aus, dass es ausreicht, wenn der diastolische Blutdruck normale Werte aufweist. Viele glauben das noch immer – und leider auch manche Ärzte. Aber wir wissen heute, dass das nicht stimmt.

Sowohl der diastolische als auch der systolische Blutdruck spielen bei der Behandlung eine Rolle. Das Ziel ist, den systolischen Wert unter 140 mmHg zu bringen und den diastolischen unter 90.

Während der diastolische Wert im Alter sowieso eher abfällt, steigt der systolische eher an. So haben Hypertoniker um die 50 eher einen erhöhten diastolischen Wert, während bei älteren Hypertonikern eher nur ein hoher systolischer Wert gemessen werden kann. Früher hat man dann normale diastolische Werte als Ziel der Therapie gehabt. Jetzt wissen wir, dass man mit einer guten Einstellung auch der systolischen Werte viele Herzinfarkte und Schlaganfälle in dieser Altersgruppe vermeiden kann.

Studien haben auch gezeigt, dass der systolische Wert das Auftreten von Atherosklerose (siehe Kapitel 5) bei den über 50-Jährigen vorhersagen kann. Bei Jüngeren wird hierfür eher der diastolische Blutdruck herangezogen.

Ich sollte Ihnen aber auch nicht verschweigen, dass in der Senkung des diastolischen Drucks bei Menschen über 75 eine gewisse Gefahr liegt. Wenn dieser Wert auf weniger als zum Beispiel 65 bis 70 mmHg fällt, werden manche Organe nicht mehr gut durchblutet – es kommt auch dann häufiger zu Schlaganfällen.

## Ein erhöhter Blutdruck kann nicht ausreichend unter Kontrolle gebracht werden

Falls bei Ihnen eine Hypertonie diagnostiziert wird und die verschriebenen Medikamente, die Sie auch regelmäßig nehmen, den Druck nicht ausreichend senken, dann sollten Sie nicht verzweifeln und aufgeben. Nehmen Sie die Tabletten weiter und sprechen Sie mit Ihrem Arzt darüber: Für jeden sieht der individuelle Behandlungsplan ein wenig anders aus. Auch für Sie gibt es die richtige Mischung aus Änderungen der Lebensweise, Ernährung und Tabletten, um den Blutdruck zu regulieren. Manchmal erfordert es eine Menge Geduld, den passenden Weg zu finden, aber es lohnt sich.

Zunächst sollten Sie überprüfen, ob Ihr Blutdruck wirklich immer noch erhöht ist oder ob vielleicht schlechte Messbedingungen falsche Ergebnisse liefern. Ist der Druck eventuell nur erhöht, wenn Ihr Arzt ihn misst (Weißkittelhypertonie, siehe Kapitel 2)? Vielleicht sollten Sie selbst ein Gerät kaufen, damit Sie ab und zu daheim messen können (mehr Informationen zu Geräten finden Sie auch in Kapitel 2).

Schauen Sie sich außerdem Ihre Medikamente an. Man spricht von Therapieversagen, wenn der Blutdruck unter einer Therapie mit drei Medikamenten aus verschiedenen Substanzklassen – wovon eines ein Diuretikum sein sollte – nicht unter 140/90 mmHg zu senken ist. Kann es sein, dass Ihr Kaliumspiegel aufgrund hoher Diuretika-Dosierungen sehr niedrig ist? Oder nehmen Sie vielleicht ein Medikament nur einmal täglich, obwohl die Wirkung nicht 24 Stunden anhält? Nehmen Sie andere Medikamente, welche die Wirkung der Antihypertensiva reduzieren? Sprechen Sie mit Ihrem Arzt über mögliche Wechselwirkungen.

Haben Sie Ihre Lebensweise optimal umgestellt, um auch jeden Millimeter Blutdrucksenkung zu erreichen, der möglich ist? Essen Sie weniger Salz? Haben Sie Ihr Gewicht reduziert – schon 5 bis 10 Prozent bringen da eine Menge. Haben Sie die DASH-Diät (siehe Kapitel 9) einmal ausprobiert? Rauchen Sie etwa noch? Nehmen Sie noch koffeinhaltige Getränke zu sich? Trinken Sie noch mehr als die empfohlene Alkoholmenge von einem (für Frauen) oder zwei (für Männer) Glas Wein täglich? Haben Sie schon Yoga oder Meditation ausprobiert?

So lange Sie nicht auch all diese Methoden getestet haben, sollten Sie nicht verzweifeln – noch müssen Sie nicht davon ausgehen, dass Ihr Blutdruck nicht zu behandeln ist.

Sie sollten auch noch einmal darüber nachdenken und vor allem mit Ihrem Arzt darüber sprechen, ob nicht doch ein sekundärer Bluthochdruck vorliegen kann (siehe Kapitel 4). Die Erkrankungen, die als Ursache in Frage kommen wie zum Beispiel eine Verengung der Nierenarterien, sind zwar selten, können aber auch der Grund für einen Hypertonus sein, der sich mit normalen Mitteln nicht einfach beheben lässt.

## Die Behandlung ist schlimmer als die Erkrankung

Die Folgen des Bluthochdrucks sind in jedem Alter sehr viel schwerwiegender als die Nebenwirkungen der Medikamente oder die Beeinträchtigungen durch eine veränderte Ernährung oder Lebensweise. Wenn Sie sich zum Beispiel die Maßnahmen anschauen, mit denen die Therapie beginnt – wie reduzierten Salzkonsum, Verzicht auf Koffein oder regelmäßige, körperliche Betätigung (all diese Umstellungen werden in den Kapiteln 8 bis 12 ausführlich beschrieben): So senken Sie nicht nur Ihren Blutdruck, sondern Sie profitieren auch in anderer Hinsicht davon. Der innere Frieden und die Zufriedenheit, die man nach dem Sport hat, wird man durch Medikamente nie erreichen können.

Wenn Ihr Arzt Ihnen Medikamente zur Blutdrucksenkung verschreibt, weil andere Maßnahmen alleine nicht ausreichen, müssen Sie auch nicht verzweifeln. Klar, diese Medikamente können Nebenwirkungen haben und im Moment fühlen Sie sich wahrscheinlich ohne besser. Aber bei der richtigen Auswahl der Medikamente können die Nebenwirkungen nicht so schlimm sein wie die Folgen des Hypertonus, die Sie sonst in einigen Jahren erleben würden: Herzinfarkt, Nierenversagen und Schlaganfall.

Die Nebenwirkungen kann man auf verschiedene Arten bekämpfen. Fragen Sie Ihren Arzt, ob Sie eventuell eine Dosisreduktion unter engmaschiger Blutdruckkontrolle probieren können. Oder versuchen Sie – natürlich wiederum mit Ihrem Arzt – eine Kombinationstherapie statt einer Monotherapie. Vielleicht sollte auch der Kaliumspiegel mal wieder überprüft und gegebenenfalls ein Kalium sparendes Diuretikum gewählt werden – niedriges Kalium macht manchmal nur müde und schlapp (siehe Kapitel 13). Auch andere Mittel gegen Bluthochdruck können müde machen. Wenn Sie also zum Beispiel bei der Arbeit sehr konzentriert sein müssen, sprechen Sie mit Ihrem Arzt darüber – vielleicht ist dann ein anderes Antihypertensivum besser geeignet für Sie.

Und wenn Sie zum Beispiel Leistungssportler sind, wären Betablocker nicht das Richtige für Sie – unter Betablockern kann der Kreislauf sich schlecht an körperliche Belastungen anpassen. Bei Diabetikern mit Nierenerkrankungen wiederum sind ACE-Hemmer besonders sinnvoll. So muss jeweils die passende Medikation für jeden gefunden werden. Manchmal dauert es etwas länger, aber es lohnt sich auf jeden Fall.

## Nur nervöse und ängstliche Menschen müssen behandelt werden

Große Nervosität und Unruhe haben überhaupt nichts damit zu tun, ob jemand einen hohen Blutdruck hat oder nicht. Sehr nervöse Menschen können einen niedrigen Blutdruck haben und umgekehrt können ruhige, ausgeglichene unter einem Hypertonus leiden.

Vielleicht hat sich dieses Märchen aus dem medizinischen Namen für Bluthochdruck entwickelt. Die Silbe *Hyper* lässt an Stress, Unruhe und Nervosität denken, an jemanden, der sehr aktiv, schnell auf der Palme und immer unter Strom ist. Vielleicht ist es auch die Vorstellung von einem Kreislauf, der unter Druck steht und jeden Moment überzukochen droht – wie ein überhitzter Kühler beim Auto. Wie auch immer – es stimmt nicht, dass alle Hypertoniker hektisch sind und kurz vor dem Nervenzusammenbruch stehen.

Menschen mit Bluthochdruck gibt es in jeder Einkommensklasse und in jedem Beruf. Nicht alle Hypertoniker sind Manager und arbeiten 16 Stunden am Tag. Und auch wenn es häufiger Übergewichtige trifft, sind Dünne ebenfalls betroffen. Für Ärzte wäre es sicher einfacher, wenn man schon an Beruf und Gewohnheiten erkennen könnte, wer einen zu hohen Blutdruck hat – aber so ist es eben nicht.

Allerdings ist es so, dass Stress den Blutdruck in gewissen Situationen in die Höhe treibt. Dies ist eine normale Reaktion des Körpers auf Stress: Der Blutdruck steigt in solchen Situationen durch freigesetzte Hormone an. Wenn der Stress aber chronisch wird, also immer vorhanden ist, dann werden die Hormone irgendwann nicht mehr vermehrt ins Blut gegeben und der Blutdruck sinkt auf ein normales Niveau.

Wenn Menschen vom Land in die Stadt ziehen, steigt häufig ihr Blutdruck an – dies liegt aber nicht am Stress der Großstadt, sondern eher an damit einhergehenden Änderungen der Lebensweise und Ernährung. Und ein stressiger Job kann auch mal den Blutdruck hochpeitschen, aber dauerhaft erhöht bleibt er dann nicht deswegen.

## Mit einer Hypertonie darf man keinen Sport treiben

Ich glaube, dass manche diese *Weisheit* als Entschuldigung für mangelndes Interesse am Sport vorbringen. Tatsache ist, dass diese Behauptung nicht nur falsch, sondern das Gegenteil richtig ist. Sport senkt den Blutdruck auf Dauer.

Allerdings müssen manche Hypertoniker schon vorsichtig sein: Wer einen schweren, unkontrollierten Hypertonus hat und zudem noch unter Komplikationen leidet, der kann bei sportlicher Betätigung in ernsthafte Schwierigkeiten kommen. Wer eine instabile Angina pectoris hat, kann durch anstrengenden Sport tatsächlich einen Herzinfarkt erleiden.

Wenn Sie also eine Herzerkrankung haben oder bereits einen Schlaganfall oder Herzinfarkt erlebt haben, sollten Sie auf jeden Fall bei der Planung Ihrer sportlichen Betätigung Ihren Arzt zu Rate ziehen. Vielleicht rät er Ihnen vom Gewichtestemmen ab, vielleicht hat er aber auch keine Bedenken. Sportlicher Bewegung steht jedenfalls bei erfolgreich behandeltem Blutdruck nichts im Wege. Manchmal ist es auch gut, einen erfahrenen Kardiologen oder Sportmediziner zu befragen.

Bei einer Hypertonie ohne Komplikationen profitieren Sie auf jeden Fall sehr von körperlicher Bewegung. In Kapitel 12 finden Sie einige Möglichkeiten, wie Sie Ihrem Körper (und Geist) etwas Gutes tun können. Sie müssen nicht Marathonläufer oder Triathlet werden. Eine halbe Stunde zügiges Gehen jeden Tag ist schon ausreichend. Suchen Sie sich einen Sport, den Sie mögen – dann fällt es leichter, auch bei inneren Widerständen durchzuhalten. Und wenn Sie bei Regen nicht draußen sein möchten, dann schauen Sie sich nach einer Sportart um, die Sie auch drinnen ausüben können.

Glauben Sie nicht, Sie müssten neue Weltrekorde aufstellen. Sie sollten sich höchstens so stark anstrengen, dass Sie es »sehr anstrengend« nennen würden – und das noch nicht einmal jeden Tag. Auf keinen Fall sollten Sie sich so sehr anstrengen, dass Sie Luftnot oder Brustschmerzen bekommen. Falls das passiert, sprechen Sie bitte mit Ihrem Arzt darüber.

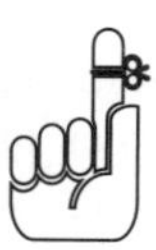

Sport muss nicht wehtun, damit er hilft. Er kann Spaß machen und trotzdem gut für die Gesundheit sein.

## Bei Senioren muss der Hypertonus nicht mehr behandelt werden

Manche Leute glauben, dass es in höherem Alter nicht mehr sinnvoll oder notwendig ist, den Blutdruck zu senken. Da gerade in dieser Altersgruppe viele einen erhöhten Blutdruck haben, ist das ein wichtiges Thema. Auch Herzinfarkte und Schlaganfälle nehmen im Alter zu – und genau die könnte man zum Teil verhindern, wenn man den Blutdruck ausreichend behandelt. Wenn man das nicht tut, sterben viele Menschen zu früh oder erleben die letzten Jahre mit bleibenden Schäden und Behinderungen.

Die Behandlung von Senioren ist allerdings nicht immer ganz einfach, weshalb ich ihnen ein eigenes Kapitel gewidmet habe (Kapitel 14). Für manche Senioren gilt – ähnlich wie für Kinder –, dass sie Hilfe im Umgang mit Medikamenten, Änderungen der Lebensweise und den Blutdruckmessungen benötigen.

Je älter wir werden, desto eher haben wir einen isolierten systolischen Bluthochdruck. Bei der Therapie muss dann sehr darauf geachtet werden, dass der diastolische Druck nicht zu sehr gesenkt wird – auf keinen Fall unter Werte um die 60 bis 70 mmHg.

Gerade im höheren Lebensalter reagiert der Körper auch oft sehr empfindlich auf Salz, das den Blutdruck dann erheblich in die Höhe treiben kann. Deshalb ist gerade eine Einschränkung des Salzkonsums bei Senioren sehr sinnvoll. Da aber in diesem Alter auch häufig der Geschmackssinn nachlässt, wird eher viel gesalzen. Hier gilt es, immer wieder auf Kräuter und andere Gewürze aufmerksam zu machen und sie statt Salz einzusetzen.

Änderungen in der Lebensweise sind Medikamenten immer vorzuziehen – gerade bei Senioren – und zwar aus dem einfachen Grund, dass viele der über 70-Jährigen sowieso schon mehrere Medikamente am Tag einnehmen. Jede vermeidbare Tablette ist also willkommen.

Die Funktion von Leber und Nieren lässt im Laufe des Lebens nach. Aus diesem Grund sollte bei Medikamenten immer mit einer sehr vorsichtigen niedrigen Dosierung angefangen werden. Die Tabletten wirken oft länger und stärker, weil der Wirkstoff weniger schnell ausgeschieden wird.

## Bluthochdruck schränkt das gesamte Leben ein

Eine Hypertonie ist durchaus ernst zu nehmen und sollte durch Änderungen der Lebensweise und – falls nötig – Medikamente auf jeden Fall behandelt werden. Aber im Grunde sind damit keine Einschränkungen im Leben verbunden. Die meisten Hypertoniker leben ein ganz normales Leben. Eventuell bestehen ein paar Besonderheiten durch die veränderte Lebensweise und Ernährung oder auch durch die Nebenwirkungen der Medikamente.

Bei einem unkomplizierten Bluthochdruck steht einer Lebensqualität wie beim Gesunden nichts im Wege. Vielleicht ist Ihre Lebensqualität sogar besser, weil Sie Ihren Körper gut kennen und schonen. Manche empfinden zum Beispiel die Einschränkung von Salz als unangenehmen Eingriff in ihre Lebensqualität, aber viele sagen nach einer Weile, dass es auch eine Chance ist: Endlich schmecken sie die Dinge wieder so, wie sie schmecken sollten. Durch das Salz werden doch einige spezielle Geschmacksnuancen versteckt. Ähnlich ist es mit der Gewichtsreduktion – zunächst natürlich eine unangenehme Mühe. Nachher fühlen sich aber fast alle sehr viel besser und wohler – und gesünder sowieso – in ihrer Haut.

Falls Sie Medikamente einnehmen müssen, von denen Sie müde werden, sollten Sie nicht in einem Bereich arbeiten, in dem Aufmerksamkeit lebenswichtig ist. Aber ansonsten gibt es keine Einschränkungen in dem, was Sie machen dürfen.

## Nach einem Herzinfarkt oder Schlaganfall sollten Antihypertensiva abgesetzt werden

Die Antihypertensiva sollten auch nach einem Schlaganfall oder Herzinfarkt wieder eingenommen werden. Gerade nach einem solchen Ereignis besteht das Risiko weiterer Komplikationen, wenn der Blutdruck nicht ausreichend gesenkt wird. Ein Herzinfarkt oder Schlaganfall in der eigenen Krankheitsgeschichte ist neben dem Bluthochdruck ebenfalls ein Risikofaktor für weitere Durchblutungsstörungen mit schwerwiegenden Folgen. Würde man den Blutdruck nicht behandeln, wären Sie noch eher gefährdet für einen dieser lebensbedrohlichen Zwischenfälle.

Außerdem ist ein solches Ereignis auch noch einmal eine Gelegenheit, die eigene Lebensweise zu überdenken. Rauchen Sie noch, ernähren Sie sich gesund und bewegen Sie sich genug? Ergreifen Sie die Chance und legen Sie nach und nach die schlechten Gewohnheiten ab. In den Kapiteln 8 bis 12 finden Sie eine Menge Tipps, die Ihnen diesen Weg leichter machen.

Die Änderungen in der Lebensweise, die hier für den Bluthochdruck beschrieben sind, nützen auch Ihrem Blutzucker, den Gelenken und haben einen positiven Einfluss auf Herz und Gefäße.

## Bluthochdruck bei Frauen ist nicht so gefährlich

Gerade bei diesem Punkt ist es mir ein Rätsel, wieso wirklich viele Menschen das glauben. Es gibt überhaupt keinen Unterschied in Bezug auf die Gefahr des Blutdrucks bei Frauen und Männern.

Drei von vier Frauen mit Hypertonie wissen von ihrer Erkrankung, aber nur bei einer dieser Frauen ist der Blutdruck durch eine Therapie in einem gesunden Bereich. Mit anderen Worten: 75 Prozent aller Frauen mit Bluthochdruck werden nicht ausreichend behandelt. Das ist eine tragische Situation für viele Frauen mit Hypertonus.

Während der Schwangerschaft kann es zu der sehr gefährlichen Präeklampsie oder gar Eklampsie kommen. Auch diese Bedrohungen sollten ernst genommen werden (siehe Kapitel 16).

Bei Frauen spielen nach den Wechseljahren eventuell die Hormonspiegel (insbesondere Östrogen) eine Rolle bei der Entwicklung des Hypertonus. Eine Hormonersatztherapie kann den Blutdruck unter Umständen um zehn mmHg systolisch und fünf diastolisch senken.

Im Alter nimmt die Gruppe der Frauen mit Bluthochdruck noch zu, da sie im Durchschnitt älter werden als die Männer. Diese Gruppe verdient in vielerlei Hinsicht besondere Beachtung und muss auf jeden Fall genauso ernst genommen werden wie die Männer.

# Zehn neue Entdeckungen zum Bluthochdruck

# 19

### In diesem Kapitel

- Die richtige Kombination von Medikamenten finden
- Wenig salzen, nicht rauchen und die Leber schonen
- Schlafen und operieren

Als ich mich auf die Suche nach neuesten Informationen zum Thema Bluthochdruck begeben habe, bin ich erst einmal ins Internet gegangen. Es gibt eine ganze Menge von Quellen, die nicht alle gleich gut sind. Ständig werden neue Studien veröffentlicht, Erkenntnisse gewonnen und Fortschritte in der Therapie gemacht. Trotzdem darf man nicht alles glauben, was propagiert wird. Viele Informationen und angebliche Innovationen entspringen nur der Unkenntnis oder gar der Geldgier. Mit tollen Versprechen lässt sich bei vielen Menschen gutes Geld machen. Damit Sie nicht an falsche Informationen geraten, werde ich Ihnen in diesem Kapitel die neuesten Erkenntnisse vorstellen. Und weil die Entwicklung so schnell geht und bei einem Buch doch eine Weile vergeht von dem Zeitpunkt, an dem ich schreibe, bis es in Ihren Händen liegt, werde ich Ihnen im nächsten Kapitel Stellen nennen, an denen Sie sich weiter auf dem aktuellen Stand halten können. Nun aber erst einmal zehn aktuelle Meldungen rund um den Blutdruck.

## Schlafmangel erhöht den Blutdruck

Eine im April 2006 im Journal *Hypertension* veröffentlichte Studie zeigte, dass eine geringe Schlafdauer den Blutdruck von Menschen erhöht. Pizza-Fahrer wissen es sicher schon lange: Wer nachts nicht schlafen kann oder viel arbeitet, hat häufig einen guten Appetit und nimmt gerne zu ungewöhnlichen Zeiten kalorien- und fettreiche Mahlzeiten zu sich. Nicht selten führt das zu Übergewicht und in der Folge zu einem erhöhten Blutdruck. Nun konnte aber in einer Studie belegt werden, dass auch der Schlafmangel ein Risiko für einen Hypertonus ist.

Die Forscher der Columbia Universität in New York fanden heraus, dass sich bei einer Schlafdauer von fünf Stunden oder weniger das Risiko einer Hypertonie ungefähr verdoppelt. Hierfür untersuchten sie die Daten von fast 5.000 Amerikanern, die über zehn Jahre im Rahmen einer groß angelegten Studie zum Thema Ernährung und Gesundheit (NHNES – **N**ational **H**ealth and **N**utrition **E**xamination **S**urvey) abgefragt worden waren. Die Untersuchten waren zwischen 32 und 59 Jahre alt und ein erhöhter Blutdruck wurde erst dann als solcher registriert, wenn ein Arzt ihn diagnostiziert hatte oder Krankenhausakten darüber berichteten. Da der Einfluss der Schlafverminderung nicht mit den anderen bekannten Auslösern der Hypertonie erklärt werden kann, muss er nach Ansicht der Wissenschaftler als unabhängiger Risikofaktor angesehen werden.

## Die Messung des Blutdrucks

Es gibt mehrere Untersuchungen zu diesem Thema. Die Forschung ist immer wieder daran interessiert, warum Patienten die vom Arzt empfohlenen Tabletten nicht einnehmen. In den letzten Jahren konnte festgestellt werden, dass ungefähr zwei Drittel der Patienten die Medikamente regelmäßig einnahmen. Diejenigen, die nicht den Anweisungen des Arztes folgten, waren überzeugt, dass ihr Blutdruck nicht erhöht war. Diese Patienten kontrollierten auch den Blutdruck nicht regelmäßig, sondern gingen davon aus, dass der Druck in Ordnung sei.

Hypertoniker sind also durchaus gewillt, den Blutdruck mit den verschriebenen Medikamenten zu senken. Aber anstatt ein zuverlässiges Blutdruckgerät zur Hilfe zu nehmen, gehen sie teilweise davon aus, dass sie es selbst im Gefühl haben, wenn der Druck erhöht ist. Da ein Hypertonus aber lange Zeit ohne spürbare Anzeichen besteht – darum wird er auch »Stiller Killer« genannt –, ist diese Vorgehensweise sehr gefährlich.

Sie können Ihren Blutdruck nicht ohne ein Messgerät bestimmen. Bitte vertrauen Sie nicht auf Ihr subjektives Empfinden. Messen Sie den Blutdruck regelmäßig mit einem zuverlässigen Gerät und setzen Sie Medikamente auf keinen Fall ohne Rücksprache mit Ihrem Arzt ab.

## Feste Wirkstoffkombinationen verwenden

Sofern Ihr Blutdruck mit nur einem Wirkstoff gut eingestellt werden kann, ist alles in Ordnung. Dies ist allerdings bei vielen Hypertonikern nicht der Fall. Ein zweites oder drittes Medikament (Informationen zu Medikamenten und möglichen Kombinationen finden Sie in Kapitel 13) muss kombiniert werden, bis der Blutdruck in den gewünschten Bereich gesenkt wird (siehe Kapitel 2).

Im Jahre 2002 wurde eine Studie veröffentlicht, welche die Vorteile von festen Wirkstoffkombinationen anpreist. Der Vorteil bei der Kombination zweier Medikamente zur Bluthochdrucksenkung ist ganz einfach: Beide wirken gemeinsam gegen den erhöhten Druck, weshalb jedes von ihnen geringer dosiert werden kann. In Bezug auf die Nebenwirkung sieht das aber ganz anders aus, hier haben die verschiedenen Substanzklassen teilweise sehr unterschiedliche so genannte Nebenwirkungsprofile. Da die Dosierung niedriger ist, treten die jeweiligen Nebenwirkungen der beiden Mittel weniger oft und stark auf. Kurz gesagt: viel Wirkung und wenig Nebenwirkung.

Wenn nun die beiden Medikamente dann noch in einer Tablette vereinigt sind, dann hat das den Vorteil, dass sie seltener liegen bleiben. Je mehr Tabletten genommen werden müssen, desto häufiger werden sie nicht genommen.

Sehr gerne wird das Diuretikum Hydrochlorothiazid mit einem Mittel aus einer anderen Substanzklasse kombiniert – zum Beispiel mit ACE-Hemmern, Betablockern oder Sartanen (siehe Kapitel 13). Aber auch Kalziumkanalblocker können kombiniert werden.

Wenn Sie ein Monopräparat nehmen – also eines, das nur einen Wirkstoff enthält – und Schwierigkeiten mit den Nebenwirkungen haben, sollten Sie Ihren Arzt darauf ansprechen. Möglicherweise können Sie auf eine Kombinationstherapie umgestellt werden, die den gleichen Effekt bei weniger unerwünschten Wirkungen hat.

## Therapietreue

Selbst das beste Medikament wirkt nur, wenn es genommen wird.

Gerade bei der Diagnose »Bluthochdruck« ist die Compliance (Therapietreue) der Patienten sehr gering. Offenbar liegt das daran, dass die Erkrankung selbst keine oder nur geringe Symptome macht. Deswegen wird der Hypertonus »Stiller Killer« genannt: Ohne Anzeichen schädigt der hohe Blutdruck die Organe. Wer nicht regelmäßig den Blutdruck misst, bekommt davon häufig nichts mit – bis es dann zu spät ist.

Eine aktuelle Studie in Deutschland konnte zeigen, dass besser informierte Patienten ihre Medikamente eher einnehmen. Insgesamt 5.600 Menschen nahmen an der Untersuchung teil – die Hälfte von ihnen bekam lediglich das Medikament verschrieben und die andere Hälfte zusätzlich ein Info-Paket, das neben einer Patientenbroschüre auch einen Blutdruckpass, einen Coupon für ein vergünstigtes Blutdruckmessgerät und eine Einnahmehilfe (Erinnerungsaufkleber und Tablettentimer) enthielt. Gemessen wurde dann die Therapietreue – und zwar einerseits durch einen Fragebogen und andererseits wurde die Zeit bis zur nächsten Verschreibung der Antihypertensiva gemessen. Wer seine Tabletten nach Anweisung einnimmt, benötigt früher eine neue Verschreibung.

Die Ergebnisse der Studie ergaben eine signifikant bessere Einnahme der Medikamente bei denjenigen, die informiert waren und einen solchen Tablettentimer hatten. Daraus lässt sich schließen, dass mit Motivation, Information und einer Einnahmehilfe die Therapietreue verbessert werden kann.

Neben diesen Aspekten der Verordnung spielt sicherlich auch die Vermeidung von Nebenwirkungen eine große Rolle. Gerade wenn der Leidensdruck gering ist, weil keine Symptome vorhanden sind und die Folgen der Erkrankung erst später zu Tage treten, werden Nebenwirkungen der Therapie nur sehr widerwillig akzeptiert. Klar: Wer starke Schmerzen hat, nimmt die Müdigkeit als Nebenwirkung der Schmerzmittel gerne in Kauf, wer aber keine Symptome hat, ist weniger bereit, die unerwünschten Effekte von Tabletten zu tolerieren.

Bei der Forschung im Bereich der Hypertoniebehandlung wird deshalb besonderer Wert auf nebenwirkungsarme Therapien gelegt. Die Kombination von Wirkstoffen ist eine Lösung dieses Problems (siehe Abschnitt *Feste Wirkstoffkombinationen verwenden* in diesem Kapitel und Kapitel 13). Neue Wirkstoffe mit einem besseren Nebenwirkungsprofil sind ein anderer Lösungsweg, der intensiv beforscht wird.

## Diabetes und Bluthochdruck

Wenn Sie an Bluthochdruck und auch an Diabetes leiden, ist die Gefahr, an Komplikationen zu erkranken, sehr viel größer. Der erhöhte Blutzucker schädigt Herz, Augen, Nieren und das Nervensystem. Ganz ähnlich greift auch der Hypertonus das Herz an, beeinträchtigt die Nieren und verursacht Schäden an den Blutgefäßen und den Augen.

Das Ziel der Blutdruckbehandlung beim Vorliegen eines Diabetes ist es deshalb, den Blutdruck noch mehr zu senken als bei Menschen ohne erhöhten Blutzucker. Angestrebt werden bei Diabetikern Werte unter 130/80 mmHg. Sofern die Nieren bereits geschädigt sind, sollten optimalerweise Werte von 125/75 mmHg erreicht werden. So lässt sich eine weitere Schädigung der Organe unter Umständen vermeiden.

Am besten scheint dies mit ACE-Hemmern oder Sartanen (gegebenenfalls auch zusammen mit einem Diuretikum) zu gelingen. ACE-Hemmer und Sartane senken offensichtlich nicht nur den Blutdruck, sondern schützen anscheinend die Nieren auch auf andere Weise. Wie dies genau funktioniert, ist allerdings noch nicht ganz geklärt. Inzwischen gibt es aber auch Hinweise, dass Sartane in der Lage sind, den Blutzucker günstig zu beeinflussen.

Da vor allem die Sartane (noch) sehr teuer sind, werden weitere Studien notwendig sein, um den breiten Einsatz zu rechtfertigen.

## Leberwerte als Risikofaktor

Bisher wurden Leberwerte immer nur gemessen, um spezielle Erkrankungen der Leber festzustellen oder um die Folgen des Alkoholkonsums zu messen. Eine Forschergruppe aus Innsbruck hat im Jahre 2005 herausgefunden, dass das Enzym Gamma-Glutamyl-Transferase (Gamma-GT oder GGT genannt) weit mehr kann. Häufig ist es bereits Jahre vor dem Auftreten einer tödlichen Herzerkrankung oder eines Schlaganfalls deutlich erhöht. Damit zählt es wie die anderen Risikofaktoren – Bluthochdruck, Rauchen, erhöhte Cholesterinwerte und Diabetes – zur Früherkennung einer Herzkreislauferkrankung.

Für die Studie wurden die Untersuchungen von mehr als 150.000 Männern und Frauen aus Österreich 17 Jahre lang gesammelt und ausgewertet. Das Ergebnis zeigt, dass eine erhöhte Gamma-GT das Risiko, an einer Herzkreislauferkrankung zu sterben, um das Anderthalbfache steigert. Für Menschen unter 60 Jahren ist das Risiko sogar mehr als doppelt so groß, wenn der Leberwert über dem Normalbereich liegt.

Der genaue Mechanismus und die Auswirkungen sind noch nicht vollkommen verstanden. Aber es sieht so aus, als ob mit der Messung dieses Laborwerts eine neue Möglichkeit besteht, das Risiko eines Herztods oder eines Schlaganfalls einzuschätzen. Dies eröffnet neue Möglichkeiten für die Früherkennung und somit auch für die Gesundheitsförderung und Prävention.

## Die Rolle des Kochsalzes beim Bluthochdruck

Es ist bekannt und allgemein anerkannt, dass Kochsalz in der Nahrung den Blutdruck anhebt, zumindest bei so genannten salzsensitiven Menschen. Aber aller Forschung zum Trotz war nicht bekannt, wie Salz und Blutdruck genau zusammenhängen.

Eine japanische Forschungsgruppe hat sich noch einmal mit dem Thema beschäftigt. Aufgrund von einigen Untersuchungen vermuten sie, dass das so genannte Kallikrein-Kinin-System in der Niere das Bindeglied zwischen dem Salzkonsum und dem erhöhten Blutdruck ist. Dieses System von Enzymen und Hormonen hat nachgewiesenermaßen einen Einfluss auf den Blutdruck. Nun stellten die Forscher den Zusammenhang zur Salzempfindlichkeit her: Bei salzsensitiven Hypertonikern findet man weniger Kallikrein im Urin. Umgekehrt reagieren auch Menschen, die einen normalen Blutdruck haben, aber weniger von diesem Eiweiß im Urin ausscheiden, empfindlich auf Salz.

Wenn Kallikrein tatsächlich das Bindeglied zwischen Salzsensitivität und Hypertonus bildet, könnte es als Marker genutzt werden: Hypertoniker mit einer verminderten Ausscheidung von Kallikrein im Urin könnten dann zum Beispiel durch eine Kochsalzrestriktion behandelt werden. Da Kalium die Bildung von Kallikrein verstärkt, ist bei diesen Patienten eine kaliumreiche Ernährung – wie zum Beispiel die DASH-Diät (siehe Kapitel 9) – eine weitere wichtige Therapieoption.

## Behandlung der Schlafapnoe

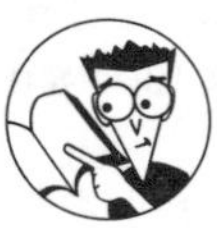

Die *obstruktive Schlafapnoe* (siehe Kapitel 4) ist eine Erkrankung, die recht häufig mit einer Hypertonie einhergeht. Bei der Schlafapnoe hört der Betroffene im Schlaf ungefähr vier- oder fünfmal pro Minute für kurze Zeit auf zu atmen. Durch die daraus entstehende Unterversorgung mit Sauerstoff kann unter anderem ein Bluthochdruck entstehen. Bei diesen Patienten fehlt bei der 24-Stunden-Blutdruckmessung typischerweise die Nachtabsenkung der Blutdruckwerte.

Während in der Gesamtbevölkerung ungefähr 3 Prozent unter einer Schlafapnoe leiden, bedroht sie schätzungsweise 10 Prozent der Männer zwischen dem 35. und 60. Lebensjahr. Jeder dritte Patient mit Schlafapnoe hat auch einen erhöhten Blutdruck. Somit ist diese Erkrankung als Ursache der Hypertonie nicht zu unterschätzen.

In einer aktuellen Studie aus Bochum konnte jetzt nachgewiesen werden, dass die Atemtherapie bei diesen Patienten auch positive Auswirkungen auf das Herz hat. Während normalerweise bei dieser Erkrankung mit der Zeit eine Vergrößerung des Herzens eintritt und eine zunehmende Herzschwäche bewirkt, zeigten die mit Atemtherapie behandelten Patienten eine deutlich verbesserte Herzarbeit. Diese Effekte traten während der Einnahme von Antihypertensiva auf, die schon länger eingenommen wurden.

Fast 80 Prozent aller Menschen mit einer Schlafapnoe werden nicht behandelt. Die meisten wissen gar nichts von der Störung. Falls Sie die folgenden Fragen mit »ja« beantworten, sollten Sie einen Arzt aufsuchen:

- Sind Sie tagsüber extrem müde?
- Beschwert sich Ihr Partner oder Ihre Partnerin, dass Sie schnarchen?
- Hat schon mal jemand beobachtet, dass Sie im Schlaf Atempausen machen?

Die beste Möglichkeit, den Verdacht auf eine Schlafapnoe abzuklären, ist eine Nacht in einem Schlaflabor. Eine rechtzeitige Therapie kann verhindern, dass sich der Blutdruck dauerhaft erhöht und eine Herzschädigung entsteht.

## Einsamkeit macht krank

»Kein Schwein ruft mich an …« Was Max Raabe singt, können viele Menschen gut nachempfinden. Wissenschaftler aus Chicago zeigten jetzt, dass Einsamkeit nicht nur traurig, sondern auch einen erhöhten Blutdruck machen kann.

Schon lange ist bekannt, dass es einen Zusammenhang zwischen Einsamkeit und Krankheiten gibt. Auch wenn wir den Zusammenhang nicht kennen, es ist bekannt, dass einsame Menschen häufiger unter Herzerkrankungen leiden und früher sterben. Zum Beispiel sterben Herzinfarktpatienten viel häufiger, wenn ihnen der emotionale Rückhalt einer Familie oder eines sozialen Netzes fehlt.

Nun zeigten die Forscher aus den USA, dass der Blutdruck von Menschen, die sich selbst als sehr einsam bezeichnen, um 10 bis 30 mmHg höher liegt als der von nicht einsamen Personen. Für die Untersuchung befragten und maßen sie mehr als 200 Probanden einer Langzeitstudie im Alter von 50 bis 68 Jahren. Allerdings wurde bei der Studie nicht untersucht, ob die Einsamkeit selbst den Unterschied macht oder ob einsame Menschen zum Beispiel mehr rauchen und trinken und deshalb häufiger einen erhöhten Blutdruck haben.

Offensichtlich ist es aber so, dass Menschen mit einem stabilen sozialen Netz gesünder leben. Sie essen eher Obst und Gemüse und bewegen sich auch mehr. Aber auch das Immunsystem von einsamen Menschen scheint schwächer zu sein und reagiert zum Beispiel nicht so gut auf eine Impfung. Diese Menschen haben außerdem einen höheren Gefäßwiderstand, der zu Bluthochdruck führt, und sie schlafen schlechter.

Umgekehrt hilft sozialer Rückhalt und ein sicheres Netzwerk bei der Bekämpfung von Depressionen und Herzerkrankungen. Suchen wir uns also Menschen, mit denen wir gerne unsere Freizeit verbringen. Wenn wir mehr gemeinsam kochen und feiern, ins Kino oder spazieren gehen, bleiben wir länger gesund.

## Kaffee – ja oder nein?

In Kapitel 11 beschäftige ich mich ausführlich mit dem Thema Kaffee. Allerdings ist auf diesem Gebiet immer noch nicht das letzte Wort gesprochen. Ganz aktuell gibt es einige neue Studien zu den gesundheitlichen Folgen von Kaffeegenuss.

Einerseits hat eine Forschergruppe festgestellt, dass koffeinfreier Kaffee zwar nicht den Blutdruck, aber sehr wohl das LDL-Cholesterin erhöht. Der Anstieg dieses (schlechten) Cholesterins ist eventuell auf die Kaffeebohne zurückzuführen. Für koffeinfreien Kaffee wird meist ein Robusta-Kaffee genommen, während für koffeinhaltigen Kaffee der mildere Arabica-Kaffee verwendet wird. So geben auch die Forscher selbst zu bedenken, dass die Ergebnisse möglicherweise nicht auf anderen Kaffee übertragbar sind.

Andererseits beschreibt ein Artikel im *JAMA* (Journal of the American Medical Assocation), dass weder koffeinhaltiger noch koffeinfreier Kaffee den Blutdruck erhöhen. Diese Erkenntnis beruht auf der Analyse von Daten der sehr großen Nurses' Health Study. Mehr als 150.000 Frauen nahmen an der Untersuchung teil. Übrigens gilt dies nicht für koffeinhaltige Limonaden – die erhöhen nämlich sehr wohl den Blutdruck.

Wieder andere Untersuchungen konnten sogar einen protektiven Effekt des ausgiebigen Kaffeekonsums feststellen: Viel Kaffee schützt angeblich vor dem Auftreten eines Diabetes.

Welche Schlüsse sollten Sie für sich daraus ziehen? Nun, es wird weiter geforscht und vielleicht herrscht irgendwann Klarheit – und bis dahin sollten Sie Kaffee in Maßen durchaus genießen, aber eben nicht in großen Mengen.

# Zehn Stellen, bei denen Sie weitere Informationen erhalten

# 20

## In diesem Kapitel

- Informationen im Internet finden
- Weitere Informationsquellen

Uns steht eine große Fülle von Informationen zum Thema Bluthochdruck zur Verfügung und es kommen täglich mehr dazu. Das Tolle ist, dass die meisten völlig kostenfrei sind. Manchmal gibt es eine Schutzgebühr, aber einen Großteil dürfen Sie lesen, ohne dafür etwas zu bezahlen. Viele Broschüren und Infoblätter lassen sich ganz einfach im Internet bestellen oder sogar herunterladen. Das ist eine sehr bequeme Methode, und falls Sie nicht über einen Internetzugang verfügen, ist dies bestimmt ein Grund, diesen Schritt zu wagen. Für alle, die das nicht möchten oder können, gebe ich aber – wo immer vorhanden – die Adressen und Telefonnummern der Ansprechpartner an, damit Sie per Anruf oder Brief Kontakt aufnehmen können.

Es gibt viele Websites, aber nicht alle sind gut und zuverlässig. ***Health On The Net*** (HON – Gesundheit im Netz) ist eine Schweizer Organisation, die sich diesem Problem widmet. HON vergibt ein Gütesiegel, und wer dieses Siegel auf seiner Internetseite hat, verpflichtet sich, die acht Prinzipien von HON zu erfüllen.

Zu diesen Prinzipien gehören die folgenden Voraussetzungen:

- ✔ Nur qualifizierte Personen geben medizinische Kommentare und Ratschläge.
- ✔ Die Daten des Nutzers werden vertraulich behandelt.
- ✔ Die Angaben zu medizinischen Behandlungen haben einen bewiesenen Nutzen.
- ✔ Werbung wird strikt und klar erkennbar von sachlichen Informationen getrennt.

Die Verpflichtung der Betreiber eines Internetauftritts ist zwar noch keine Garantie – eine Überprüfung ist bei dem ständigen Wandel und den fast unendlichen Möglichkeiten des Internets leider nicht durchführbar –, aber sie liefert immerhin doch einen Anhalt für die Qualität der Seiten. Die Prinzipien von HON und weitere Informationen finden Sie auf der Homepage der Organisation unter: `www.hon.che` und `www.hon.ch/HONcode/German/`.

Das *Ärztliche Zentrum für Qualität in der Medizin* (ÄZQ) unterhält eine Internetplattform, die qualitätsgeprüfte Informationsangebote (deutsche und englischsprachige) für Betroffene bereitstellt. Auch Schulungsangebote und Literaturhinweise können Sie dort abfragen. Eine Extraseite informiert über Selbsthilfegruppen, Patientenberatungsstellen und Verbraucherzentralen. Besonders interessant finde ich die Anleitung zur eigenen Qualitätskontrolle von

Informationen im Internet. So können Sie selbst alle gefundenen Quellen unter die Lupe nehmen und sich eine eigene Meinung bilden.

## Leitlinien für Patienten

Die Fülle an Informationen wächst stetig, selbst Spezialisten fällt es manchmal schwer, auf dem Laufenden zu bleiben. Seit einigen Jahren gibt es für immer mehr Erkrankungen Leitlinien, die die neuesten gesicherten Erkenntnisse berücksichtigen. Ärzte in Klinik und Praxis greifen auf diese Empfehlungen zurück. Warum sollten Sie das nicht auch machen? Da die Leitlinien für die Ärzte mit Fachausdrücken gespickt sind, kann nicht jeder etwas damit anfangen. Wenn Sie es trotzdem einmal versuchen möchten, finden Sie eine Datenbank mit den derzeit verfügbaren Leitlinien unter `http://www.uni-duesseldorf.de/WWW/AWMF/`.

Unter `www.leitlinien.de` gibt es auch schon einige eigens für Patienten entwickelte Leitlinien, allerdings ist bisher noch keine zum Thema Hypertonie dort hinterlegt – aber vielleicht ändert sich das ja schon bald. Eine solche gibt es aber unter `www.patientenleitlinien.de`. Wissenschaftler und Ärzte der Universität Witten-Herdecke beschreiben in einer aktualisierten Version vom Dezember 2005 die Grundlagen der Hypertonie und die Behandlung.

## Tests und Berechnungen

Wenn Sie 20 Minuten Rasen gemäht haben und danach noch mal eine halbe Stunde im Haushalt gearbeitet – wie kommt das Ihrem Kalorienverbrauch zugute? Oder möchten Sie sich lieber Ihren persönlichen Fitness-Plan entwerfen lassen, ohne das nächste Fitness-Studio aufzusuchen? Vielleicht interessiert Sie auch Ihr Risiko, an Diabetes zu erkranken? Antworten und Informationen zu häufigen Krankheiten finden Sie auf der Seite von *onmeda*. Das Portal wurde 1997 von Medizinern der Charité und Wissenschaftlern des Max-Planck-Instituts in Berlin gegründet. Onmeda erklärt für ungefähr 700 Krankheitsbilder die Ursachen, Symptome und Therapiemöglichkeiten. Sie finden Informationen rund um den Arztbesuch und individuelle Antworten in nahezu 30 – überwiegend von Fachleuten betreuten – Foren. Außerdem werden beliebte Themen wie Ernährung, Vorsorge und Reisemedizin beleuchtet.

Wenn Sie sich für eine bewusste Lebensweise entschieden haben und sich aktiv um Ihre Gesundheit und Ihr Wohlbefinden kümmern möchten, dann finden Sie zahlreiche Tipps zu vielen verschiedenen Themen. Ob Sie akut und oder chronisch krank sind oder nur generell gesundheitsinteressiert – hier ist auf jeden Fall etwas für Sie dabei: `www.onmeda.de`.

## Die Hochdruckliga

Die Hochdruckliga hat es sich zum Ziel gesetzt, Bluthochdruck-Erkrankungen in Deutschland zu verringern. Dazu gibt sie unter anderem Broschüren heraus und organisiert Informationsveranstaltungen. Über das Herz-Kreislauf-Telefon kann man Experten zu Bluthochdruck, Herzinfarkt, Schlaganfall und Gefäßerkrankungen befragen (lediglich die Telefonkosten müssen Sie selbst tragen). Außerdem bietet die Liga in größeren Städten kostenlose Arzt-Patienten-Seminare an.

Die Hochdruckliga ist ein eingetragener Verein, der von Mitgliedsbeiträgen und Spenden lebt. Alle Mitglieder erhalten vierteljährlich die Verbandszeitschrift »Druckpunkt«. Abgesichert durch die Zusammenarbeit mit zahlreichen medizinischen Fachverbänden und Experten sind die Informationen bei Veranstaltungen, im Internet und in den Broschüren verlässlich und aktuell.

**Bundesgeschäftsstelle der Hochdruckliga**
Berliner Str. 46
69120 Heidelberg
Telefon: 0 62 21 / 41 17 74
Telefax: 0 62 21 / 40 22 74
www.hochdruckliga.de
Hochdruckliga@t-online.de

## Die Stiftung Deutsche Schlaganfall-Hilfe

Die Deutsche Schlaganfall-Hilfe wurde 1993 ins Leben gerufen und möchte Ansprechpartner auf dem Gebiet der Gefäßerkrankungen mit dem Schwerpunkt Schlaganfall sein. Dafür bietet sie eine Fülle von Informationen, klärt Patienten über alle Aspekte der Erkrankung auf und berät auch persönlich. Weitere Schwerpunkte sind die Förderung von Forschungsvorhaben zum Thema Schlaganfall sowie die Fortbildung der medizinischen Berufe und eine sachorientierte Lobbyarbeit.

In allen medizinischen Bereichen, die beim Schlaganfall wichtig sind (also Gesundheitsförderung, Verbesserung der Prävention, der Akutversorgung und der Rehabilitation), ist die Schlaganfall-Hilfe aktiv. Sie koordiniert auf nationaler und internationaler Ebene Aktivitäten, vernetzt die Beteiligten und fördert dabei insbesondere Modellvorhaben. Ein weiterer Schwerpunkt liegt in der Qualitätssicherung und -verbesserung bei der Versorgung von Schlaganfall-Patienten, zum Beispiel durch die flächendeckende Einrichtung von Schlaganfallstationen und die Bildung einer durchgehenden Versorgungskette von der aufnehmenden Klinik bis hin zur Rehabilitation.

**Stiftung Deutsche Schlaganfall-Hilfe**
Carl-Bertelsmann-Str. 256
Postfach 104
33311 Gütersloh
www.schlaganfall-hilfe.de
info@schlaganfall-hilfe.de
(Bitte bei E-Mail-Anfragen grundsätzlich eine Telefonnummer angeben.)

**Service- und Beratungszentrum**
Telefon: 01805 093 093 (0,12 €/Min.)
Telefax: 01805 094 094
Servicezeiten: Montag bis Freitag von 9 bis 17 Uhr

## Informationen über die Niere

Die *Deutsche Gesellschaft für Nephrologie* (medizinische Fachgesellschaft für Nierenheilkunde) ist zwar in erster Linie ein Organ von und für Ärzte, hat aber auf ihrer Homepage eine Extraseite für Patienten eingerichtet. Sie finden dort grundlegende Informationen zur Niere (Aufbau und Funktion). Außerdem sind verschiedene Nierenerkrankungen genau beschrieben. Zudem gibt es Hinweise auf interessante Beiträge in Funk und Fernsehen und eine Liste von Weblinks: `www.nierenportal.de`.

Viele *Pharmafirmen* stellen Informationen zu Nierenerkrankungen und deren Behandlung ins Netz. Es lohnt sich deshalb, einfach drauflos zu suchen. Meistens sind die Tipps und Erklärungen wertfrei dargestellt. Sie sollten jedoch im Hinterkopf behalten, dass die Homepages eben nicht völlig unabhängig sein müssen, wenn eine Pharmafirma mit ihren Interessen dahinter steckt. Vielleicht ziehen Sie die Checkliste der ÄZQ zu Hilfe (siehe weiter oben in diesem Kapitel).

## Rund um die Ernährung

Die Seite des *Deutschen Ernährungsberatungs- und -informationsnetzes* (DEBInet) gibt zahlreiche Tipps für alle Bereiche einer gesunden Ernährung. DEBInet ist ein Organ von mehreren anerkannten Vereinen und Institutionen:

- ✔ Bundesverband Deutscher Ernährungsmedziner e. V. (`www.bdem.de`)
- ✔ Deutsche Akademie für Ernährungsmedizin e. V. (`www.daem.de`)
- ✔ Berufsverband der Diätassistenten e. V. (`www.vdd.de`)
- ✔ Verband der Oecotrophologen e. V. (`www.vdoe.de`)

Auch der *Infodienst Verbraucherschutz, Ernährung, Landwirtschaft* (`www.aid.de`) und die *Nutri-Science GmbH* (`www.nutri-science.de`) sind auf dieser Seite vertreten.

Das *Institut für Ernährungsinformation* (Träger des DEBInet) ist eine unabhängige Forschungseinrichtung, einzelne Projekte werden über Stiftungen oder mit öffentlichen Mitteln gefördert.

Insgesamt gibt es eine Fülle von Informationen zu vielen verschiedenen – teilweise brandaktuellen – Themen, ein Ernährungslexikon mit ca. 550 Stichworten und verschiedene Krankheitslexika. Sie haben auch die Möglichkeit, Ihren BMI online zu berechnen, und bekommen Informationen zum Energieverbrauch verschiedener Tätigkeiten.

Speziell für Hypertoniker gibt es Tipps zur Ernährung bei dieser Erkrankung – ebenso finden Sie dort Hinweise zur Therapie anderer ernährungsbedingter Erkrankungen.

**Institut für Ernährungsinformation**
Klinik Hohenfreudenstadt
Tripsenweg 17
72250 Freudenstadt
info@ernaehrung.de
www.ernaehrung.de/tipps/hypertonie/index.htm

## Bluthochdruck bei Senioren

Die *Deutsche Seniorenliga* vertritt die Interessen und Ziele der am stärksten wachsenden Bevölkerungsgruppe – der Senioren. Da ist der Bluthochdruck natürlich ein Thema. Die Liga stellt zum Beispiel eine Broschüre zur Verfügung, die alles rund um den Hypertonus beschreibt und erklärt. Zusätzlich beschäftigt sie sich mit einzelnen Fragen aus diesem Bereich und gibt jeweils aktuelle Pressemitteilungen dazu heraus – so zum Beispiel zur Wahl des richtigen Blutdruckmessgeräts.

Der Internetauftritt ist nicht auf Bluthochdruck beschränkt – und auch nicht auf Erkrankungen generell –, vielmehr gibt es zu vielen verschiedenen Themen nützliche Informationen. Und vielleicht lohnt sich ein Blick auf die Homepage auch, wenn Sie sich noch gar nicht so alt fühlen.

**Deutsche Seniorenliga e.V.**
Gotenstr. 164
53175 Bonn
Telefon: 0228 / 367 930
Telefax: 0228 / 367 93 90
www.deutsche-seniorenliga.de
bv-dsl@t-online.de

## Den richtigen Arzt finden

Der Internetauftritt des Gesundheitsmagazins *Apotheken Umschau* bietet eine Arztsuche an – je nach Wohnort und gewünschter Fachrichtung werden Ihnen dort Vorschläge für einen Spezialisten gemacht und zwar inklusive Angabe der Entfernung vom Wohnort:

www.gesundheitpro.de.

Den gleichen Service bieten auch die Ärzte selbst an. Über die *Ärztekammern* und *Kassenärztlichen Vereinigungen* – es gibt je einen Bundesverband und jeweils Landesverbände – kann man online oder telefonisch eine Arztsuche durchführen:

www.arzt.de, www.kbv.de/startseite_patienten.html.

Außer den beiden erwähnten gibt es noch ein paar andere Internetseiten, die diesen Service anbieten, probieren Sie es aus, mit welchem Sie am besten zurechtkommen:

arztsuche.qualimedic.de/Arztsuche.html, www.medknowledge.de/klinik-arztsuche/arzt-kliniksuche.htm

Auch in Ihrer *Apotheke* kann man Ihnen bestimmt weiterhelfen. Dort können Sie nicht nur nach der Dosierung für das verschriebene Medikament fragen, fast immer besteht die Möglichkeit einer Blutdruckmessung oder einer ausführlicheren Beratung zu Erkrankungen, Symptomen, Wechsel- und Nebenwirkungen der Medikamente.

## Das Grüne Kreuz

Das Deutsche Grüne Kreuz (DGK) wurde 1948 gegründet und ist damit die älteste gemeinnützige Vereinigung (e.V.) zur Gesundheitsförderung in Deutschland. Es ist keiner politischen, religiösen oder kommerziellen Gruppe verpflichtet. Die wichtigste Aufgabe des DGK ist es, die Bevölkerung zu motivieren, Verantwortung für die eigene Gesundheit wahrzunehmen. Durch Information und Kampagnen versucht der Verein eine gesunde Lebensweise zu vermitteln. Dafür arbeitet er mit Zeitschriften, Radio und Fernsehen zusammen. Regionale und bundesweite Aktionen werden organisiert, um die gesamte Bevölkerung oder bestimmte Zielgruppen direkt auf aktuelle Gesundheitsthemen anzusprechen.

Zum Thema Bluthochdruck werden unter anderem Risiken und Behandlungsmöglichkeiten dargestellt. Über angrenzende Themen – wie zum Beispiel Herzinfarkt – wird informiert. Es besteht die Möglichkeit, den eigenen BMI (Body-Mass-Index) zu errechnen. Über 30 Sportarten und ihre Besonderheiten werden vorgestellt – so können Sie sich den Sport aussuchen, der am besten zu Ihnen passt.

**Deutsches Grünes Kreuz e.V.**
Im Kilian
Schuhmarkt 4
35037 Marburg
Telefon: 0 64 21 / 29 30
Telefax: 0 64 21 / 229 - 10
www.dgk.de
dgk@kilian.de

## Die Medizinbibliothek

Beim ***D**eutschen **I**nstitut für **M**edizinische **D**okumentation und **I**nformation* (DIMDI, einer Behörde des Bundesministeriums für Gesundheit) kann man in rund 70 Datenbanken zu Medizin, Arzneimitteln und Toxikologie recherchieren. Während dieser Service für Ärzte und Patienten gleichermaßen gilt und somit sprachlich und inhaltlich für Laien sicher recht anspruchsvoll ist, gibt es auch einen Arzt&Patient-Bereich mit einer Adressliste medizinischer Einrichtungen, einem medizinischen Film- und Bildarchiv, Arzneimittelinformationen, Hilfen zur Entschlüsselung von Diagnosen, Informationen zur Gesundheitsreform, Lexika, Literatursuche und dem Spezialgebiet Reisegesundheit sowie Tipps rund um die Gesundheitsgesetzgebung:

`www.dimdi.de`, `posteingang@dimdi.de`.

Wer gut Englisch kann und auf der Suche nach weiteren und aktuellen Informationen ist, wird bestimmt auch bei der folgenden Institution fündig: Die amerikanische Medizinbibliothek *U.S. National Library of Medicine* unterhält ein Internetportal, auf dem alle in der Medizin interessanten Themen vorgestellt werden. Einerseits wird über mehr als 700 Krankheiten und Gesundheitsthemen aufgeklärt, andererseits gibt es ein Lexikon mit Bildern, Therapie-Informationen und Neuigkeiten aus dem Gesundheitsmarkt – allerdings alles auf Englisch:

`http://medlineplus.gov/`.

Wenn man nach aktuellen medizinischen Artikeln zum Thema Bluthochdruck suchen möchte, kann man zum Beispiel im Internet bei *PubMed* der amerikanischen medizinischen Nationalbibliothek suchen. Dort sind mehr als zwölf Millionen Artikel aus gut 4.600 weltweit veröffentlichten medizinischen und naturwissenschaftlichen Zeitschriften registriert. Allerdings sind die Einleitungen, die man auf dieser Seite findet, nur in Englisch wiedergegeben und auch eher an Ärzte gerichtet – das heißt, sie wimmeln nur so vor medizinischen Fachausdrücken.

Selbst Artikel, die in Zeitschriften veröffentlicht werden, sind nicht mehr ganz brandaktuell. Das heißt, dass sie ungefähr sechs Monate vor Erscheinen bei der Zeitschrift eingereicht wurden. Diese Zeitspanne ist unvermeidlich und notwendig, weil die Informationen von anderen Forschern gegengelesen werden müssen, bevor sie veröffentlicht werden. Die im Artikel beschriebene Forschung hat dann natürlich noch früher stattgefunden. So kommt es, dass die veröffentlichten Daten durchaus schon wieder ein wenig veraltet sein können.

Wenn Sie in PubMed nach dem Begriff *hypertension* suchen, werden allein aus den letzten drei Jahren mehr als 30.000 Artikel angezeigt. Diese große Zahl zeigt, dass viele Wissenschaftler an dem Thema forschen und ständig neue Erkenntnisse gewonnen werden. Vielleicht ist die Heilung dieser Erkrankung und damit auch die Vermeidung aller Komplikationen gar nicht mehr so weit. Aber bis dahin müssen wir uns damit begnügen, was es an kleinen Entdeckungen gibt. Auf der ganzen Welt werden immer wieder neue Aspekte der Hypertonie entdeckt, neue Möglichkeiten der Therapie entwickelt und kleine Bausteine des großen Puzzles zusammengesetzt:

`www.nlm.nih.gov`.

# Stichwortverzeichnis

## A



## B

## C



## D

## J



## K



## L



## M



## N

## O



## P



## Q



## R



## S

## T



## U



## V

## W



## Y



## Z

# Bluthochdruck für Dummies – Schummelseite

## Einteilung des Hochdrucks

Wenn Ihr Arzt Ihnen mitteilt, dass Sie eine Hypertonie haben, nennt er Ihnen zwei entscheidende Zahlen: den systolischen und den diastolischen Blutdruck. Vergleichen Sie Ihren systolischen und diastolischen Druck mit den Zahlen in der Tabelle unten, dann sehen Sie, in welche Hochdruckstufe Sie gehören. Falls einer der Werte in eine höhere Stufe gehört als der andere, müssen Sie diese höhere Einteilung wählen. In Kapitel 2 finden Sie alle wichtigen Informationen zur Blutdruckmessung und der Bedeutung der Zahlen.

| Kategorie | Systolischer Blutdruck (mmHg) | Diastolischer Blutdruck (mmHg) |
|---|---|---|
| Optimal | < 120 | < 80 |
| Normal | < 130 | < 85 |
| »noch normal« | 130–139 | 85–89 |
| **Schweregrad 1** | **140–159** | **90–99** |
| **Schweregrad 2** | **160–179** | **100–109** |
| **Schweregrad 3** | **> 180** | **> 110** |

## Nächster Arztbesuch

Je nach Messwert (mmHg) ist nach Absprache mit Ihrem Arzt das folgende Vorgehen ratsam:

| Systolischer Wert | Diastolischer Wert | Vorgehen |
|---|---|---|
| < 130 | < 85 | Kontrolle in zwei Jahren |
| 130–139 | 85–89 | Kontrolle in einem Jahr, Lebensstil ändern |
| **140–159** | **90–99** | **Kontrolle in zwei Monaten, Lebensstil ändern** |
| **160–179** | **100–109** | **Therapie innerhalb eines Monats beginnen** |
| **> 180** | **> 110** | **Therapie innerhalb einer Woche** |

## Möglichkeiten, den Blutdruck zu senken

Wenn Sie zu den vielen Menschen gehören, die eine Hypertonie haben, dann nehmen Sie am besten folgende Gewohnheiten an, damit Ihr Blutdruck auf gesunde Werte sinkt. Damit können Sie die schwerwiegenden Folgen der Hypertonie verhindern:

- ✔ Sichern Sie zunächst die Diagnose (siehe Kapitel 2 und 17).
- ✔ Suchen Sie nach den Ursachen des Bluthochdrucks (siehe Kapitel 3).
- ✔ Reduzieren Sie den Salzgehalt Ihrer Nahrung (siehe Kapitel 10).
- ✔ Steigen Sie um auf die DASH-Diät (siehe Kapitel 9).
- ✔ Hören Sie auf zu rauchen (siehe Kapitel 11).
- ✔ Schränken Sie Ihren Alkoholkonsum ein (siehe Kapitel 11).
- ✔ Bewegen Sie sich mehr (siehe Kapitel 12).
- ✔ Bauen Sie Entspannungsübungen in Ihren Alltag ein (siehe Kapitel 12).
- ✔ Vermeiden Sie blutdrucksteigernde Medikamente (siehe Kapitel 17).
- ✔ Nehmen Sie Ihre Antihypertensiva regelmäßig und zuverlässig (siehe Kapitel 13).

Ernährung S 178

# Bluthochdruck für Dummies – Schummelseite

## Hinweise auf sekundären Bluthochdruck

In Kapitel 4 finden Sie ausführliche Informationen zum sekundären Hypertonus:

- ✔ Auftreten des Hypertonus vor dem 20. oder nach dem 50. Lebensjahr
- ✔ Schneller Herzschlag
- ✔ Starke Hitzeempfindlichkeit
- ✔ Sehr hohe Blutdruckwerte (höher als 180/120 mmHg)
- ✔ Schäden an Augen, Nieren oder Herz
- ✔ Plötzliche Anfälle von roter und überwärmter Haut
- ✔ Niedriger Kaliumwert im Blut
- ✔ Vorkommen von Nierenschädigungen in der Familie
- ✔ Schlechtes Ansprechen auf eine Therapie, die normalerweise gut wirkt
- ✔ Beim Abhören laute Geräusche im Bauchraum

## Substanzklassen der Bluthochdruckmedikamente

In Kapitel 13 finden Sie ausführliche Informationen zu den Medikamenten.

| Substanzklasse | Beispiel-Wirkstoff |
|---|---|
| Diuretikum | Hydrochlorothiazid |
| Betablocker | Metoprolol |
| ACE-Hemmer | Enalapril |
| Sartane | Candesartan, Hydrochlorothiazid |
| Kalziumantagonisten | Lercanidipin |